みてわかる薬学

図解
機能形態学

著者
杏林大学医学部教授　松村讓兒

南山堂

序

　本書は，おもに薬学生を対象として書かれた「人体の構造と機能」についての手引き書です．内容はできるだけシンプルにしてあります．将来「プロフェッショナル」となる薬学生には，学生時代に学ばねばならないことが山のようにあり，ここで扱われる「人体の構造と機能」だけに時間を割くことはできないからです．

　ただ，薬学は単に薬剤の性状や作用を扱っている領域ではありません．患者さんの全身状態を理解し，状態に応じて適切に対応することで医療の一翼を担う領域です．これは薬剤師であろうと研究者であろうと製薬会社の医薬情報担当者（MR）であろうと変わりません．薬に携わるすべての人が，それぞれの分野における医療従事者，つまり「プロフェッショナル」なのです．

　医療従事者にとって「人体の機能」の理解は必須です．そして，人体の機能を理解するためには「人体の構造」についての知識が必要となります．ですが「人体の構造についてどこまで知っていれば良いのか」となると，その答えは簡単ではありません．言葉で言えば「必要となった時に使える知識」ということになりますが，実際の医療現場では「何が必要になるかわからない」からです．

　ここに出てくるのが，よく叫ばれている「生涯学習」です．医療従事者という「プロフェッショナル」には「10分後，1時間後，明日，そしていつか必要になるかもしれない知識」を学びつづける姿勢（生涯学習）が求められます．そして，この「生涯学習」は卒業後に始まるのではなく，今この時点で始まっています．

　本書を手にとられた方は，今から「生涯学習」を始めてください．本書には，皆さんが知識や知恵をさらに積み重ねて行けるよう，ベースとなるイメージを盛り込んだつもりです．皆さんが得た知識や知恵を本書の余白に書き込み，皆さん自身がオリジナルの教科書を作成されることを願っております．

　最後になりましたが本書の執筆にあたって，多大なご協力を頂いた 株式会社 南山堂 編集部の齋藤代助氏に深く感謝申し上げます．

　2015年　新春

松村　讓兒

目次

◆ 薬学教育モデル・コアカリキュラム対応表 ………………………………………………… x

第1章 人体の構造と機能　1

1 身体のしくみ ……………………………… 2
- A 身体の構成成分と大きさ ……………… 2
- B 人体を構成する化学物質 ……………… 4
  1. 水　4
  2. 糖質（炭水化物）　4
  3. 脂質　4
  4. タンパク質　5
- C 植物機能と動物機能 …………………… 5
  1. 植物機能：生命維持に関わる機能　5
  2. 動物機能：身体運動と調節に関わる機能　8
  3. ホメオスタシス：体内環境調節機能　10

2 人体の区分と表記 ………………………… 12
- A 人体区分と各部の名称 ………………… 12
- B 位置・方向の表記 ……………………… 12

3 細胞について …………………………… 14
- A 体細胞と生殖細胞 ……………………… 14
- B 細胞分裂：体細胞分裂と減数分裂 …… 14
- C 細胞の構造 ……………………………… 16
  1. 細胞膜について　16
  2. 細胞核　16
  3. 細胞小器官と細胞骨格　19

4 組織と器官 ……………………………… 22
- A 器官の分類：臓性部と体性部 ………… 22
- B 器官をつくる組織 ……………………… 22
  1. 上皮組織　23
  2. 結合組織　23
  3. 筋組織　25
  4. 神経組織　25

第2章 脳・神経系　27

1 脳・神経系の構造と機能 ………………… 28
- Ⅰ 細胞間の情報伝達：伝達物質 ………… 28
- Ⅱ 神経系の構成：神経組織 ……………… 28
  - A 神経細胞について …………………… 30
    1. 神経細胞（ニューロン）　30
    2. シナプス（神経の連絡部）　31
    3. 中枢神経系　32
    4. 中枢神経系の構造と機能　32
    5. 脳の区分　33
  - B 脊髄について ………………………… 35
    1. 脊髄灰白質と白質　35
    2. 中枢としての脊髄　36
    3. 髄膜：中枢神経を包む膜　37
  - C 脳の血管系 …………………………… 38
    1. 脳に分布する動脈　38
    2. 皮質枝と穿通枝　39
    3. 血液脳関門　39
  - D 伝導路について ……………………… 40
    1. 上行性伝導路（求心路：感覚路）　40
    2. 下行性伝導路（遠心路：運動路）　40
    3. 伝導路と脳血管障害　41
  - E 末梢神経系について ………………… 42
    1. 脳神経　42
    2. 脊髄神経　42
    3. 自律神経系　43

第3章 循環器系　47

1 循環器系の概略 … 48
- A 心血管系について … 48
- B 体循環と肺循環 … 48

2 心臓の構造と機能 … 51
- A 心臓の外観と構造 … 51
    1. 心臓の位置と外観　51
    2. 心臓を栄養する血管　52
    3. 心臓の構造　53
- B 心臓の生理と機能 … 55
    1. 刺激（興奮）伝導系　55
    2. 心臓の神経支配　55
    3. 心臓の感覚　57
    4. 心臓のポンプ作用　57
    5. 心臓のホルモン　59

3 血管系の構造と機能 … 60
- A 血管の構造と機能 … 60
    1. 動脈の構造と機能　60
    2. 静脈の構造と機能　63
- B 血液循環の生理 … 64
    1. 肝門脈循環について　64
    2. 胎児循環　66
- C 薬の吸収・循環経路 … 66
    1. 経口投与　66
    2. 静脈注射　66
    3. 坐薬　67
    4. 舌下錠　67
- D 血圧について … 68
    1. 血圧の変動要因　68
    2. 血圧の調節機構　68

第4章 呼吸器系　71

1 呼吸器系の概略 … 72
- A 呼吸とエネルギー産生 … 72
- B 外呼吸と内呼吸 … 72
- C 呼吸器系の役割 … 73

2 呼吸器系の区分と構造 … 74
- A 上気道の構造と機能 … 74
    1. 鼻腔　74
    2. 咽頭　75
    3. 喉頭　76
- B 下気道の構造と機能 … 77
    1. 気管と気管支　77
- C 肺の構造と機能 … 79
    1. 肺胞の構造　79
    2. 肺小葉と肺細葉　80
    3. 肺実質と肺間質　80

3 呼吸器系の機能 … 81
- A 呼吸運動の機序 … 81
    1. 外呼吸と呼吸運動　81
    2. 吸息と呼息　81
- B 肺機能の測定 … 82
    1. 肺気量：スパイログラム　82
- C 肺胞内ガス組成 … 83
    1. ガス交換のしくみ　83
    2. ガス分圧と拡散　84
    3. 血液ガス組成　85
- D 呼吸運動の調節 … 85
    1. 化学受容器反射　86
- E 呼吸器系の感染防御システム … 88
    1. 反射による防御システム　88
    2. 異物排除システム　88
    3. 下気道の防御システム　88
    4. 肺胞の防御システム　88

第5章　消化器系　89

1 消化管の構造と機能　90
- **A 消化管の基本構造**　90
  1. 消化管の区分　90
  2. 消化管壁の構造　90
- **B 消化管各部のしくみ**　91
  1. 口腔〜食道　91
  2. 胃　92
  3. 小腸　92
  4. 大腸　92
  5. 肛門管　94
- **C 消化管の血管分布**　94
  1. 動脈分布　94
  2. 静脈分布　94
- **D 消化管の機能：消化管運動**　96
  1. 咀嚼　96
  2. 嚥下　96
  3. 消化管運動と神経支配　96
- **E 消化管の機能：栄養素の消化と吸収**　98
  1. 糖質（炭水化物）の消化と吸収　98
  2. 脂質の消化と吸収　98
  3. タンパク質の消化と吸収　98
  4. 水，電解質，ビタミンの吸収　98
- **F 消化管各部の生理機能**　100
  1. 胃の機能　100
  2. 小腸の機能　100
  3. 大腸の機能と腸内細菌叢　100
  4. 排便のメカニズム　101

2 肝臓・胆嚢の構造と機能　102
- **A 肝臓と胆嚢の構造**　102
  1. 肝臓の形態　102
  2. 肝臓の血管　102
  3. 肝臓の内部構造　103
  4. 胆嚢　103
- **B 肝臓と胆嚢の機能**　104
  1. 肝臓と代謝　105
  2. 肝臓の解毒と排泄機能　105
  3. 肝臓がもつその他の機能　105
- **C 胆汁の成分**　106

3 膵臓の構造と機能　107
- **A 膵臓の構造**　107
- **B 膵臓の機能**　108
  1. 膵臓の外分泌機能　108
  2. 膵臓の内分泌機能　108

第6章　骨格・筋系　109

1 骨・関節・筋の概略　110
- **A 骨の基本構造と機能**　110
  1. 組織としての骨　111
  2. 骨格系を構成する骨　112
  3. 体幹の骨格（軸骨格）　114
  4. 体肢の骨格　116
  5. 骨の成分と成長のしくみ　118
  6. 骨とカルシウム代謝　118
  7. 骨形成と骨吸収　118
- **B 関節の構造と機能**　120
  1. 骨の連結様式　120
  2. 関節の構造　120
  3. 関節の機能と負荷　121
- **C 筋系の構造と機能**　121
  1. 筋の種類と特徴　121
  2. 骨格筋とは　122
- **D 骨格筋の構造と機能**　123
  1. 骨格筋の収縮を伝えるしくみ　123
  2. 骨格筋の収縮機構　124
  3. 筋収縮のエネルギー　125

第7章 泌尿器系　127

1 泌尿器系の構造　128
- A 組織液の調節　128
- B 泌尿器系の全体像　128
  1. 腎臓の位置と形　130
  2. 腎臓の内部構造　130
  3. 尿路（尿管・膀胱・尿道）　132

2 泌尿器系の機能　134
- A 腎臓の機能　134
  1. 尿生成機能　134
  2. 糸球体濾過　135
  3. 尿細管の機能：再吸収と分泌　136
  4. 尿量の調節　138

第8章 生殖器系　141

1 生殖器と生殖細胞　142
- A 男性生殖器の構造　142
  1. 精巣（睾丸）　142
  2. 精路：精子の通路　144
  3. 精嚢・前立腺・尿道球腺（カウパー腺）　144
- B 男性生殖器の機能　145
  1. 精液　145
  2. 精子　146
  3. 精巣の生理機能　146
- C 女性生殖器の構造　147
  1. 卵巣　147
  2. 卵管　149
  3. 子宮　149
  4. 腟　149
  5. 外陰部　149
  6. 乳房　150
- D 生殖器系の生理機能：性周期　151
  1. 卵胞の成熟と卵巣周期　151
  2. 子宮内膜の周期的変化（月経周期）　152
  3. 受精と妊娠　154
  4. 分娩（出産）と産褥　156

第9章 代謝・内分泌系　157

1 代謝：異化と同化　158
I 三大栄養素　158
- A 糖質（炭水化物）　159
  1. 糖質の代謝　159
  2. 解糖系とTCA回路　159
- B 脂質（脂肪）　160
  1. 脂質の代謝　161
- C タンパク質　161
  1. タンパク質の代謝　162
- D 核酸の代謝　163

2 内分泌系　164
I 内分泌とホルモン　164
- A 内分泌腺　164
- B ホルモンによる情報伝達のしくみ　165
  1. 標的細胞の受容体　165
  2. 全身ホルモンと局所ホルモン　166
- C 内分泌系のフィードバック機構　166

II 内分泌腺の構造と機能　168
- A 視床下部　168
  1. 視床下部の構造　168
  2. 視床下部ホルモン　168
- B 下垂体　169
  1. 下垂体の構造　169
  2. 下垂体前葉ホルモン　170

3. 下垂体後葉ホルモン　171
C 甲状腺と副甲状腺　171
　1. 甲状腺・副甲状腺の構造　171
　2. 甲状腺・副甲状腺のホルモン　172
D 副　腎　173
　1. 副腎皮質　173
　2. 副腎髄質　174
　3. 副腎皮質ホルモン　174
　4. 副腎髄質ホルモン　175
E 膵島（ランゲルハンス島）　176
　1. 膵島ホルモン　177

Ⅲ 性腺の構造と性ホルモン　178
A 精巣と男性ホルモン　178
　1. 精巣の構造　178
　2. 男性ホルモン（アンドロゲン）　179
B 卵巣と女性ホルモン　179
　1. 卵巣の構造　179
　2. 女性ホルモン（エストロゲン，プロゲステロン）　179

Ⅳ その他の内分泌腺とホルモン　181
A 消化管ホルモン　181
B 腎臓ホルモン　182

第10章 血　液　185

1 体　液　186
A 体液とは　186
　1. 体液の区分：細胞内液と細胞外液　186
B 体液環境の調節　187
　1. 体液量の調節　187
　2. 浸透圧の調節　188
　3. pH（水素イオン濃度）の調節　189

2 血　液　190
A 血液の構成成分　190
　1. 血液の液体成分　190
　2. 血液の細胞成分　190
　3. 血小板　193
B 造血とそのしくみ　193
　1. 造血幹細胞　193
　2. 造血因子　194
C 血液の働き　194
　1. 物質輸送　195
　2. 生体防御（免疫）　195
　3. 血液凝固と線溶　195
　4. 体温調節　197
D 血液型　198
　1. ABO式血液型　198
　2. Rh式血液型　199
　3. ヒト白血球型抗原（主要組織適合抗原）　199

第11章 感覚器系　201

1 感　覚　202
Ⅰ 感覚とは　202
A 感覚の分類　203
B 感覚受容器の種類　203

2 皮膚の構造と機能　204
A 皮膚の構造　204
　1. 表皮　204
　2. 真皮　204
　3. 皮下組織　205
B 皮膚の感覚受容器　205
　1. 温度覚（温覚・冷覚）　206
　2. 触圧覚　206
　3. 痛覚　206
C 皮膚の機能　207

1. 身体保護作用　207
2. 体温調節機能　207
3. 感覚受容機能　207
4. ビタミンD生成　207

3 眼の構造と機能　208
- **A** 眼球の構造　208
- **B** 眼球壁　208
  1. 線維膜（強膜・角膜）　208
  2. ブドウ膜（脈絡膜・毛様体・虹彩）　209
  3. 網膜　209
- **C** 眼球の付属器　210
  1. 眼瞼　210
  2. 涙腺と涙液　210
  3. 外眼筋と眼球運動　210
  4. 眼房と眼房水　211
- **D** 眼の機能　212
  1. 視野と視力　212
  2. 遠近調節　212
  3. 明暗順応　214

4 耳の構造と機能　215
- **A** 外耳と中耳　215
  1. 外耳　215
  2. 中耳　216
- **B** 内耳　217
  1. 蝸牛　217
  2. 半規管　217
  3. 前庭　217

5 鼻の構造と機能　219
- **A** 嗅覚器の構造　219
  1. 嗅覚の特性　219
  2. 鼻腔の生体防御機構　219

6 感覚器としての舌　221
- **A** 味覚器の構造　221

第12章 リンパ系と免疫　223

1 リンパ系の構造と機能　224
- **I** リンパの循環　224
  1. 組織液（間質液）とリンパ　224
  2. 生体防御機構としてのリンパ系　224
  3. リンパ管系　225
- **II** 末梢リンパ組織の構造　226
  - **A** リンパ節　226
  - **B** 粘膜付属リンパ組織　226
- **III** 胸腺と脾臓　228
  - **A** 胸腺　228
  - **B** 脾臓　228
    1. 赤脾髄　228
    2. 白脾髄　229

2 免疫　230
- **A** 非特異的防御機構（自然免疫）　230
  1. 生体表面のバリア　230
  2. 貪食細胞と細胞傷害性物質　231
- **B** 特異的防御機構（獲得免疫）　232
  1. 免疫担当細胞とその役割　233
  2. 液性免疫とそのしくみ　233
  3. 細胞性免疫とそのしくみ　235
  4. 能動免疫と受動免疫　236
  5. 自己免疫疾患　236

3 アレルギー　237
- **A** アレルギーの分類　237
  1. I型アレルギー　237
  2. II型アレルギー　237
  3. III型アレルギー　239
  4. IV型アレルギー　239
  5. V型アレルギー　239

索　引　241

薬学教育モデル・コアカリキュラム対応表

目 次	モデル・コアカリキュラム
1章 人体の構造と機能	
1. 身体のしくみ	C7-(1) 人体の成り立ち
2. 人体の区分と表記	C7-(1)-③器官系概論
3. 細胞について	C6-(1)細胞の構造と機能, (4)-①概論, (7)細胞の分裂と死／C7-(1)-①遺伝
4. 組織と器官	C7-(1)-③器官系概論
2章 脳・神経系	
1. 細胞間の情報伝達（伝達物質）	C7-(2)-①神経による調節機構
2. 神経系の構成（神経組織）	C7-(1)-④神経系
3章 循環器系	
1. 循環器系の概略	C7-(1)-⑦循環器系
2. 心臓の構造と機能	C7-(1)-⑦循環器系／C7-(2)-①神経による調節機構
3. 血管系の構造と機能	C7-(1)-⑦循環器系／C7-(2)-⑤血圧の調節機構
4章 呼吸器系	
1. 呼吸器系の概略	C7-(1)-⑧呼吸器系
2. 呼吸器系の区分と構造	C7-(1)-⑧呼吸器系
3. 呼吸器系の機能	C7-(2)-①神経による調節機構
5章 消化器系	
1. 消化管の構造と機能	C7-(1)-⑨消化器系
2. 肝臓・胆嚢の構造と機能	C7-(1)-⑨消化器系
3. 膵臓の構造と機能	C7-(1)-⑨消化器系／C7-(2)-⑥血糖の調節機構
6章 骨格・筋系	
1. 骨の基本構造と機能	C7-(1)-⑤骨格系・筋肉系
2. 関節の構造と機能	C7-(1)-⑤骨格系・筋肉系
3. 筋系の構造と機能	C7-(1)-⑤骨格系・筋肉系
4. 骨格筋の構造と機能	C7-(1)-⑤骨格系・筋肉系
7章 泌尿器系	
1. 泌尿器系の構造	C7-(1)-⑩泌尿器系
2. 泌尿器系の機能	C7-(2)-⑦体液の調節機構
8章 生殖器系	
1. 生殖器と生殖細胞	C7-(1)-⑪生殖器系／C7-(2)-⑩性周期の調節
9章 代謝・内分泌系	
1. 代謝：異化と同化	C6-(2)生命現象を担う分子, (5)-①概論／D1-(3)-①栄養
2. 内分泌系	C7-(1)-⑫内分泌系／C7-(2)-②ホルモン・内分泌系による調節機構,③オータコイドによる調節機構
10章 血液	
1. 体液	C7-(2)-⑦体液の調節
2. 血液	C7-(1)-⑭血液・造血器系／C7-(2)-⑧体温の調節,⑨血液凝固・線溶系
11章 感覚器系	
1. 皮膚の構造と機能	C7-(1)-⑥皮膚
3. 眼の構造と機能	C7-(1)-⑬感覚器系
4. 耳の構造と機能	C7-(1)-⑬感覚器系
5. 鼻の構造と機能	C7-(1)-⑬感覚器系
6. 感覚器としての舌	C7-(1)-⑬感覚器系
12章 リンパ系と免疫	
1. リンパ系の構造と機能	C7-(1)-⑦循環器系／C7-(2)-④サイトカイン・増殖因子による調節機構

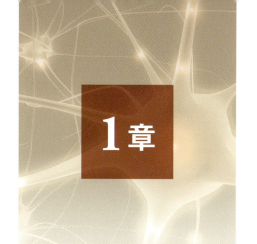

1章

人体の構造と機能

　古代エジプトの人々がミイラを残したことからもわかるように，人体の構造や機能がもたらす「生命の神秘」は，昔より畏怖や崇拝の対象でした．現在は遺伝子レベルまで解析が進み，すべて解決したような印象がありますが，単なる物質である遺伝子が「なぜ生命のしくみを動かせるのか」という疑問は，今でも完全に解明されているわけではありません．生命は今なお「神秘」なのです．

　中世ヨーロッパの医学において，解剖と外科は一体でした．外科解剖医たちの「体内を見たい」という意欲が，「見てはならない」という宗教観や倫理観を乗り越えて発達しました．その後の顕微鏡の発明，電子顕微鏡や原子間顕微鏡の出現も「見えないものを見たい」という熱意がもたらした結果です．

　現代の医学は，これら先人達が遺した「人体構造や機能に関する知識」のうえに成り立っている科学ですが「神秘の解明」という目標は今も昔も変わりません．本章では，受精卵という1つの細胞に始まり，組織・器官そして個体へと分化して営まれる「人生」を，これを包む「神秘」のベールをめくって見つめられればと考えています．

1 身体のしくみ

　ヒトは生物学的には**多細胞生物**であり，多くの細胞が集まって個体を形成している．しかしながら，ヒトのからだは単なる細胞の集合体ではなく，互いに情報連絡を行いながら全体（**個体**）として生命活動を営む社会的な細胞集団である．したがって，人体はその構造が精密なだけではなく，生命活動が支障なくスムーズに行われるよう機能や体内環境をコントロールするしくみを備えている．この点で，多数の細菌が集まった細菌巣とはまったく異なる．どんなに多くの細菌（**単細胞生物**）が集まっても全体で1つの個体をつくることはないからである．

A 身体の構成成分と大きさ

　ヒトのからだを構成する成分は，その機能や大きさから，個体・器官・組織・細胞などに区分される．生物としての基本単位は細胞であるが，細胞が集まって組織をつくり，何種類かの組織が器官を形づくる．さらに器官はその機能ごとに器官系（呼吸器系・消化器系など）を構成し，個体としての生物を形成する（**図1-1**）．一方，細胞はさまざまな構造（細胞膜・細胞小器官・核など）でできており，いずれも物質としての単位である分子からなる．このように，身体は細胞を中心にさまざまな大きさの構造で形成されているが，医療においては分子レベルから個体（身体全体）までのすべての構造と機能について理解しておく必要がある（**表1-1**）．

> **単位のはなし**
>
> 　医学生物学領域において，長さや重さを表記する際にはその単位としてメートル法が用いられることが多い．その単位表示は複雑に見えるが，基本的には「10進法を基本に10^3ごとに単位表記が変わる」という原則を理解しておくことが大切である．
> 　代表的な単位表示を大きい方から順に並べると，テラ（T；10^{12}）→ギガ（G；10^9）→メガ（M；10^6）→キロ（K；10^3）の順に1（10^0）に近づき，さらにミリ（m；10^{-3}）→マイクロ（μ；10^{-6}）→ナノ（n；10^{-9}）→ピコ（p；10^{-12}）となる．また，10^3ごとに単位表記が変わるという原則には当てはまらないが，ヘクト（h；10^2），デカ（D；10^1），デシ（d 10^{-1}），センチ（c；10^{-2}）などもよく用いられる．なお，これとは別に，長さの単位としてオングストローム（Å）という表記（1Å＝10^{-10} m＝0.1 nm＝100 pm）がある．細胞膜の厚さはおよそ60〜80Åと表記される．

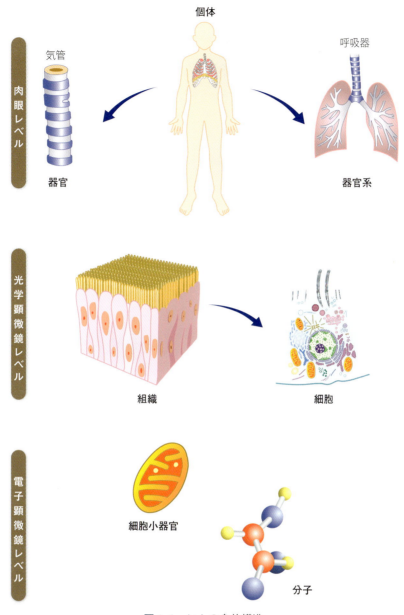

図 1-1 ヒトの身体構造

表 1-1 構成成分と大きさ

個体	身長 1〜2 m，体重 50〜100 kg（成人）
器官系	重さ数 kg 〜数十 kg
器官	大きさ数 cm 〜数十 cm，重さ数 g 〜数 kg
組織	器官を形づくる細胞の集合体
細胞	生物の最小単位．大きさ数 μm 〜100 μm，重さ 10 ng（1億分の1 g）
細胞小器官	細胞機能を分担する細胞内構造．数 nm 〜1 μm（1000 nm）
分子	生物の物質的最小単位．大きな分子である DNA などは数 nm に達する

B 人体を構成する化学物質

人体の基本的構成単位は細胞であるが，細胞やこれを構成する種々の構造もいくつかの化学物質で形成されている．すなわち，身体をつくっているものを細かく分ければ化学物質に行き当たる．通常，身体を構成する基本的な物質として，水・糖質・脂質・タンパク質がある．

1. 水

身体で最も多量に存在する物質は体重の60％を占める水である．生体内の化学反応（生命活動）はすべて水中で起こるため，水は生体にとって必要不可欠な物質だからである．また，水は比熱が大きく温度変化を起こしにくいため，化学反応を起こすための適正温度（体温）を維持しやすいという利点もある．すなわち，水は生命活動の環境維持（ホメオスタシスという）にとっても重要な物質である．

このように，水は生命活動に必須な物質であるが，生命維持のためには，そのエネルギー源となったり身体を形づくる物質が必要である．これに該当するのは糖質（炭水化物）・脂質・タンパク質の3種であり，通常，三大栄養素と呼ばれる．

2. 糖質（炭水化物）

糖質は細胞のエネルギー源として使われる重要な物質で，その構造から単糖類・二糖類・多糖類に区分される．

a) **単糖類**：糖質のうち最も小さく，摂取された糖質は最終的にこの形まで消化・分解される．グルコース（ブドウ糖），フルクトース（果糖），ガラクトースがあるが，エネルギー源として重要なのはグルコースである．

b) **二糖類**：単糖類が2つ結合したものをいい，いわゆる砂糖であるスクロース（ショ糖）やラクトース（乳糖）が代表的なものである．

c) **多糖類**：多数の単糖類が結合したものをいい，代表的なものとしてデンプン，グリコーゲン，セルロースなどがある．なお，2～20個ほどの単糖類が結合してできるものをオリゴ糖という．

3. 脂 質

身体に含まれる脂質としてはトリグリセリド（いわゆる中性脂肪）が最も多い．トリグリセリドは1分子のグリセリンと3分子の脂肪酸からなる物質で，エネルギー源として使われ，余剰分は肝臓や脂肪組織に貯えられる．また，細胞膜をつくるリン脂質はトリグリセリドの脂肪酸の1つがリン酸基に置き換えられたものである．

4. タンパク質

多数のアミノ酸が結合してできる高分子化合物で，酵素・受容体・ホルモン・細胞内線維・コラーゲン・抗体などの形で生体内のあらゆる場所に存在し，生命活動を支えている．体内では20種類のアミノ酸を結合して合成されるが，結合する順番と数は細胞のもつ遺伝情報で決まっている．なお，タンパク質を形づくっている単位構造をドメインといい，それぞれ固有の機能をもつ．

C 植物機能と動物機能

人体で営まれている生命活動（生理機能）は2つのグループに大別される．1つは，呼吸，血液循環，消化・吸収，代謝，内分泌など生命維持に関わる機能で，植物でもみられることから**植物機能**と呼ばれる．もう1つは，感覚や運動といった身体活動にあずかる動物特有の機能で，**動物機能**と呼ばれる．

植物機能は生命維持に必須の機能である．ヒトが生命を維持するには，外界から得た栄養素を分解してエネルギーを得る必要がある．また，これらの栄養素を全身の組織に分配したり，身体の内部環境を調節してすべての組織がスムーズに活動できる状況を保つこと（**恒常性：ホメオスタシス**という）が重要となる．人体にはこの植物機能を担う構造（器官系）が備わっており，一般に**内臓**（**臓性部**）と呼ばれる．したがって「内臓」という場合，**消化器系・呼吸器系・泌尿器系・生殖器系・循環器系**のいずれかあるいはすべてをさしている．

一方，**動物機能**は，外界からの情報を受け，これを統合処理して目的のある身体活動を起こすシステムである．動物機能に関わる構造を**体性部**といい，**骨格系・筋系**（合わせて**運動器系**という）・**感覚器系**そして両者の連携に働く**神経系**が含まれる．大まかにいえば，魚の干物になっている部分が動物機能を担う体性部であり，干物をつくる際に除かれた内臓が臓性部に相当する．

なお，身体の保護や種の保存と関連する機能を独立して扱うことがある．すなわち，外界の侵襲から身体を守る**皮膚**や**免疫系**，種族を保存するための**生殖器系**がこれに含まれる．

1. 植物機能：生命維持に関わる機能

植物機能は，呼吸・循環・消化・排泄などの生命維持に関わる機能で，無意識のうちに働く．植物機能を担う器官を内臓といい，**呼吸器系**（気管，肺）・**消化器系**（消化管，肝臓，膵臓）・**泌尿器系**（腎臓，膀胱）とこれらにエネルギーを運ぶ**循環器系**（心臓，血管），種族保存に働く**生殖器系**や身体防御の役割を担う**免疫系**などがある．このうち，呼吸器系・消化器系・泌尿器系は，外界との間で物質交換（栄養摂

取と排泄）を行う重要な器官系なので，大量の血流を受ける．

　植物機能を担う器官（内臓）に分布する神経を**臓性神経**（**内臓神経**）といい，心筋，平滑筋（内臓・血管など）および外分泌腺を支配する**自律神経**（**一般臓性神経**）と，顔面筋・咀嚼筋・咽頭筋などの内臓骨格筋を支配する**特殊臓性神経**に区分される．自律神経には，エネルギー消費（活動亢進）に働く**交感神経**と，エネルギー補充（安静）に働く**副交感神経**とがあり，内臓機能は両者のバランスで調節されている．

1) 呼吸器系（図1-2）

　鼻に始まり肺（胞）に至る**気道**と，血液との間でガス交換を行う**肺**からなる．外界の空気は呼吸運動（横隔膜や肋間筋による胸郭の拡大）で吸入され，肺の毛細血管との間で酸素と二酸化炭素が交換される．呼吸器系は，細胞がエネルギーをつくる際に必要な酸素を得るための器官系である．なお，気道の途中には発声器官の喉頭がある．

2) 消化器系（図1-3）

　口から肛門に至る**消化管**と肝臓や膵臓などの**付属腺**からなり，おもな機能である消化と栄養吸収は**小腸**で行われる．小腸の内面には**輪状ヒダ**や**腸絨毛**などの突出があり，小腸の吸収面積は約 200 m^2（体表面積の100倍）に達する．吸収された栄養は，**肝臓**でエネルギーとして利用可能なかたちに代謝される．**肝臓**には心拍出量の

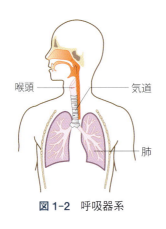

図1-2　呼吸器系

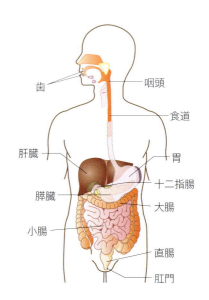

図1-3　消化器系

1/4の血液が集まるため「人体で最も熱い臓器」と呼ばれる．

3）泌尿器系（図1-4）

血液を濾過して尿をつくる**腎臓**と，尿を排出する**尿路**に区分される．腎臓は片側100 gほどであるが，心拍出量の約20％の血液が注ぐ．腎臓は，血液から老廃物（尿）を取り出して排泄することで体液の組成を一定に保ち，体内環境の**恒常性**（ホメオスタシス）維持に働く．

4）生殖器系（図1-5）

生殖器系は**生殖細胞**（配偶子）を生成，子孫を残す役割を担う．男性生殖器は，精子をつくる**精巣**とその通路である**精管**，分泌腺である**精嚢**と**前立腺**から構成される．一方，女性生殖器は卵子をつくる**卵巣**と**卵管・子宮・腟**などからなる．なお，精巣や卵巣は**性ホルモン**を分泌する内分泌器（性腺）としても働く．

5）免疫系（図1-6）

感染や腫瘍などの侵襲に対する防御機構で，リンパ組織や血液，組織液中の**リンパ球**，**白血球**，マクロファージなどの免疫細胞が中心となる．外界と連絡する呼吸

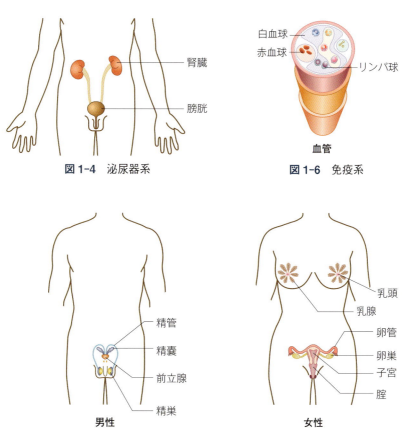

図1-4　泌尿器系

図1-6　免疫系

図1-5　生殖器系

器系や消化器系からは細菌などの異物も侵入しやすいため，気道や消化管周囲にはリンパ組織が発達する（咽頭周囲の**扁桃**，**気管・気管支周囲リンパ節**，消化管の**リンパ小節**など）．また，組織液を運ぶリンパ管の途中にもリンパ組織（**リンパ節**）があり，侵入異物が拡がるのを防ぐ．代表的免疫細胞のリンパ球は骨髄で生成され，胸腺やリンパ節で成熟して全身を巡る．リンパ球には癌細胞などを直接攻撃するものと，**抗体**（特定の異物と結びついて破壊する物質）を産生するものがある．

6）内分泌系（図1-7）

おもに内臓機能を調節する物質（ホルモン）を分泌する．脳下垂体，甲状腺，副腎，膵臓のランゲルハンス島などの内分泌腺と，腸などに散在する内分泌細胞がある．

7）循環器系（図1-8）

呼吸器・消化器・泌尿器と末梢組織の間で栄養や老廃物を輸送するしくみで，血液を流す**血管系**（**血液循環系**）とリンパ液を流す**リンパ管系**（**リンパ循環系**）がある．このうち，血管系は血流の原動力となる心臓と通路である血管からなり，血管は心臓から拍出された血液が通る**動脈**と，心臓に還る血液が通る**静脈**，両者の間の**毛細血管**に区分される．なお，リンパ管系は毛細血管に吸収されなかった組織液を回収して静脈に送る経路で，組織液の回収が不十分だと，細胞間質に組織液が貯留して**浮腫**（むくみ）を生じる．

2. 動物機能：身体運動と調節に関わる機能

温度覚や触覚などの感覚や身体運動に働くシステムをいい，動物に特有にみられる機能であることから**動物機能**と呼ばれる．動物機能の中心的役割を担うのは，皮膚感覚や骨格筋収縮を支配する神経系であり，脳・脊髄からなる**中枢神経系**と，そこから全身に広がる「神経」からなる**末梢神経系**とに区分される（図1-9）．

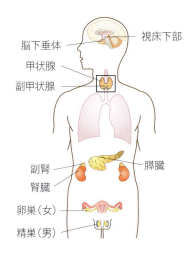

図1-7　内分泌系

1 身体のしくみ

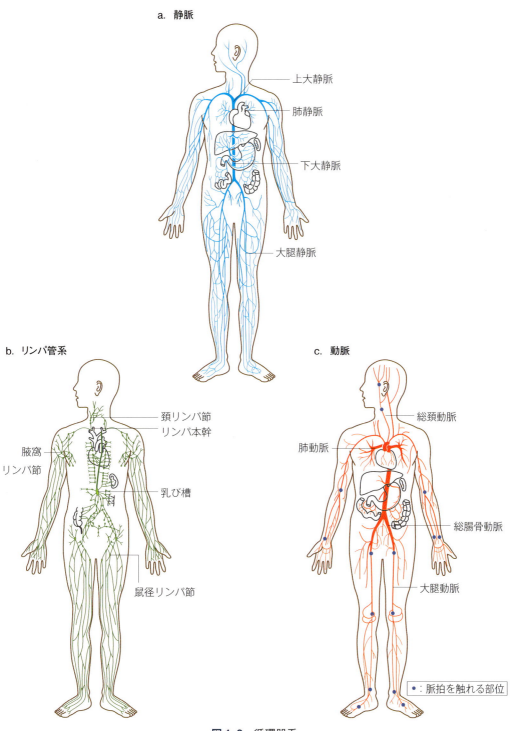

図1-8 循環器系

1) 中枢神経系

頭蓋腔内にある**脳**と脊柱管内の**脊髄**とからなる．**感覚神経**（求心性末梢神経）を通って入ってきた感覚情報を，身体活動指令に変えて**運動神経**（遠心性末梢神経）を通して送り出す役割を担う．とくに脳は複雑な情報処理を行っており，部位ごとに機能が細かく分かれているほか，いわゆる**高次機能**（認識・判断・記憶・情操など）にも働いている．一方，脊髄には脳と末梢神経との連絡路や，末梢神経どうしの連絡部が含まれる．すなわち，脊髄は脳への情報や末梢への指令を送る経路として働くほか，**脊髄反射**と呼ばれる簡単な情報処理も行っている．

2) 末梢神経系

脳および脊髄に出入りする神経線維の束を末梢神経といい，頭蓋の孔から出入りする**脳神経**と，脊柱の椎間孔を通る**脊髄神経**からなる．これらの末梢神経を構成する神経線維には，信号を脳に伝える**求心性線維**（感覚線維）と末梢に送る**遠心性線維**（運動線維）がある．皮膚や腱・関節などで感じ取られた感覚情報（温度覚・痛覚・触覚・振動覚など）は感覚神経線維によって中枢神経系に伝えられ，骨格筋収縮の指令は運動神経線維によって末梢へと送られる．

3) 運動器系（骨格・筋）（図1-10）

骨は身体を支える骨組みをつくったり内臓を保護するほか，関節運動にも働く．また，全身の細胞で利用されるカルシウムの貯蔵部位でもある．一方，**骨格筋**は脳からの指令によって収縮し，付着している骨を動かして身体運動に働く．これにより，上肢は物をつかんだり字を書いたりする運動，下肢は身体の支持や歩行に働く．

3. ホメオスタシス：体内環境調節機能

個体がその生命を維持するためには，細胞や組織がスムーズに活動できるよう，対内環境を一定の状態に保つ必要がある．これをホメオスタシス（恒常性）といい，環境に影響する因子が作用した際にはこれを打ち消す反応を起こす．

ホメオスタシスには，全身の器官系のうち，とくに神経系・内分泌系・免疫系が重要な役割を担う．これらの器官系は神経伝達物質・ホルモン・サイトカインなどの情報伝達物質によって連携し，体温や血圧の調節維持，体内の水分出納，体液の浸透圧やpH調節，損傷治癒機構，感染防御や異物排除などに働いて体内環境を正常に保つ．このため，何らかの原因でこれらの器官系のいずれかに機能障害が生じると，体内環境変化に対応できない状態を起こす（ホメオスタシスの破綻）．

たとえば，神経系の障害がある場合には疾病で生じる症状を知覚できず，内分泌系に障害がある場合には血圧や体液調節異常によって体内環境が大きく変動する．ホメオスタシスを破綻させる原因としては，高温・寒冷・放射線などの物理的因子，毒物などの化学的因子，細菌・ウイルスといった生物学的因子に加え，遺伝的要因や栄養障害・酸素欠乏，そして老化などがある．

1 身体のしくみ

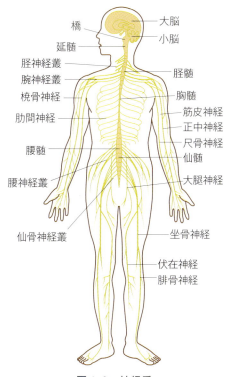

図 1-9　神経系

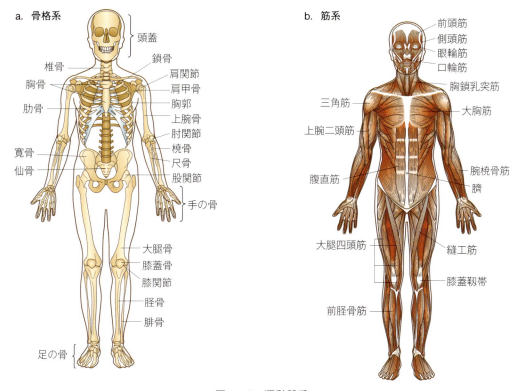

図 1-10　運動器系

2 人体の区分と表記

A 人体区分と各部の名称

ふだんの生活でも「頭が痛い」とか「肩が凝る」というように，人体の各部分にはそれぞれ名前がついている．これは医学領域でも同様で，人体はいくつかの部分に分けられ，それぞれ名称がつけられている．大まかにいえば，人体は**頭頚部・体幹・体肢**に分けられるが，頭頚部はさらに**頭**（狭義の頭＋顔）と**頚**（項を含む），体幹は**胸**（背を含む）と**腹**（腰，骨盤部を含む）*，そして体肢は**上肢**（肩・上腕・肘・前腕・手）と**下肢**（殿部・大腿・膝・下腿・足）とに区分される（**図 1-11**）．

B 位置・方向の表記

医学領域で人体について表現・記載する場合，そこには一定の決まりがある．各自が勝手な表現を用いると誤解が生じやすく，医療現場では大きなミスにつながりかねないからである．

たとえば，患者がどのような姿勢（体位）をとっていても，人体の位置や部分は決まった姿勢を基準として表現される．決まった姿勢とは，直立したまま手掌を開いて前に向けた状態をいい，**解剖学的正位**と呼ばれる．頻繁に用いられる**上・下**（**頭側・尾側**），**前・後**（**腹側・背側**）などの用語も解剖学的正位を基本としており，患者があお向け（医学領域では**背臥位・仰臥位**）や腹ばい（**腹臥位**）でも変わらない．次頁に人体の位置や方向を表す用語とその定義をあげる（**図 1-12**）．

＊：頭頚部を体幹に入れることも多い．

2 人体の区分と表記

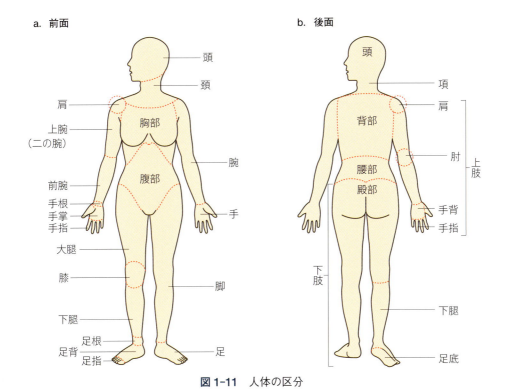

図 1-11　人体の区分

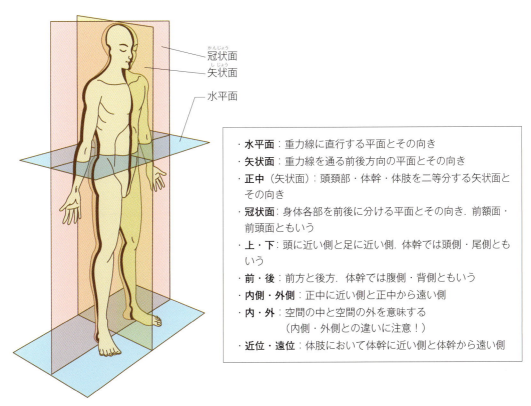

- **水平面**：重力線に直行する平面とその向き
- **矢状面**：重力線を通る前後方向の平面とその向き
- **正中（矢状面）**：頭頚部・体幹・体肢を二等分する矢状面とその向き
- **冠状面**：身体各部を前後に分ける平面とその向き．前額面・前頭面ともいう
- **上・下**：頭に近い側と足に近い側．体幹では頭側・尾側ともいう
- **前・後**：前方と後方．体幹では腹側・背側ともいう
- **内側・外側**：正中に近い側と正中から遠い側
- **内・外**：空間の中と空間の外を意味する（内側・外側との違いに注意！）
- **近位・遠位**：体肢において体幹に近い側と体幹から遠い側

図 1-12　身体の方向を示す面

3 細胞について

　ヒトの身体をつくっている細胞（体細胞）は60兆個ともいわれ，その種類は大まかに分類しても200種類に及ぶ．しかしながら，その始まりはたった1個の細胞（受精卵）であり，人体が営む多くの複雑な働きもその起源は「卵子と精子の出会い」すなわち受精にまでさかのぼることができる．

　このように1個の受精卵は身体を構成するすべての細胞を形成する能力（**多分化能**）をもっており，子宮内で細胞分裂をくり返すことで**胚子**（受精8週以前）そして**胎児**（受精9週〜出産）へと発育する．すなわち，1個の受精卵こそがすべての体細胞の母細胞であると同時に最初の体細胞ということになる．

A　体細胞と生殖細胞

　受精卵が分裂をくり返すにつれ，分裂で出現した細胞はそれぞれ役割の異なる体細胞へと変化する（この変化を分化という）．形成された体細胞は一定の役割ごとに集まって**組織**を形成し，さらに何種類かの組織が集まることで独立した形態と機能をもつ**器官**をつくる．たとえば，胃は1つの器官であるが，その壁は粘膜・筋層・外膜という3種類の組織で構成されており，それぞれの組織は粘膜上皮細胞，平滑筋細胞，外膜の上皮細胞などでできている．このように，分化した体細胞は必要に応じて集合し，互いに連携して身体をつくり上げる．

　身体を構成する体細胞に対して**遺伝情報**を次の世代に伝える細胞を**生殖細胞**（**配偶子**）といい，**精子**や**卵子**がこれに含まれる（**図1-13**）．一般に，細胞の核には遺伝情報を含む染色体（染色質）があり，ヒトの体細胞は46本の染色体をもつが，配偶子の染色体は体細胞の半分（23本）である．これは精子と卵子の染色体が合わさって受精卵が形成されるためで，両親から半分ずつの遺伝情報を受け取るしくみである．

B　細胞分裂：体細胞分裂と減数分裂

　受精卵に始まる体細胞の分裂様式を**体細胞分裂**といい，1個の細胞（母細胞）から同じ染色体（遺伝子）をもつ2個の細胞（娘細胞）ができる．体細胞分裂は核分裂と

細胞質分裂の2段階からなり,核分裂の段階で染色体が複製されて2倍になった後,細胞質分裂によって等分されるため,娘細胞は母細胞とまったく同じ染色体を与えられる.

　これに対し,生殖細胞（配偶子）の分裂様式を**減数分裂**といい,1個の細胞から染色体が半数だけの細胞が4個形成される.これは,減数分裂が連続した2回の細胞分裂（第1減数分裂と第2減数分裂）で構成されるためである.第1減数分裂では染色体の複製が起こるため,母細胞と同じ染色体をもつ2個の娘細胞がつくられるが,第2減数分裂では染色体の複製が起こらないため,分裂後の染色体数は半減する（**図1-14**）.

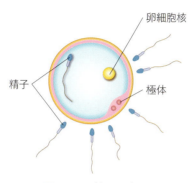

図1-13　精子と卵子

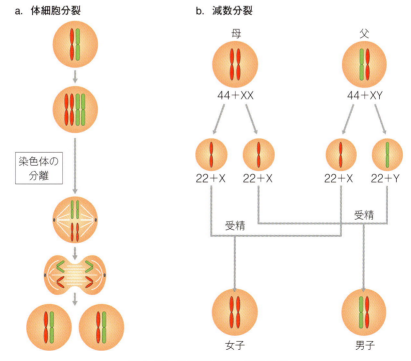

図1-14　体細胞分裂と減数分裂

C 細胞の構造

　身体を構成する細胞は，さまざまな役割から多様な大きさと形状を示す．ほとんどの細胞は直径 10 μm 前後であるが，卵子では約 200 μm の直径をもち，神経細胞には長さ数十 cm に及ぶ突起をもつものもある．また，その形も，多くの細胞はほぼ球形であるが，表皮の扁平上皮細胞や細長い骨格筋細胞（このため，骨格筋線維とも呼ばれる）などのように，独特の形を示すものも多い．

　細胞は脂質でできた**細胞膜**で包まれた袋のような形を示すが，内部には生命活動を営むうえで必要な種々の構造（**核**および**細胞小器官**）が含まれている．このうち，細胞膜は細胞内と細胞外とを隔てるための構造で，二重のリン脂質によって構成される．一方，核は生命活動に必要な物質の合成や次世代に伝える遺伝情報の保管に働く構造で，細胞によって異なる形状（球形～分葉形，多核など）示す．また，核を取り囲む**細胞質**には種々の**細胞小器官**や**細胞骨格**がみられる．細胞小器官の多くは細胞膜と同様の膜によって包まれている．

1. 細胞膜について

　細胞膜は二層のリン脂質によって構成されている．**リン脂質**には水となじみやすい親水性の部分と，水となじまない疎水性の部分があり，細胞膜では疎水性の部分を中にはさんで並ぶ二重層をつくる（**図1-15**）．すなわち，親水性の部分は細胞膜の外表面では細胞外液に，細胞膜内面では細胞内液に触れている．このため，水にも油にも溶けやすい酸素や電解質は細胞膜を自由に透過して細胞内外を行き来できるが，水には溶けても油に溶けない物質（ブドウ糖など）は細胞膜が障壁となって透過できない．細胞膜がもつこの性質を**選択的透過性**といい，細胞内外の環境を一定に保つのに役立っている．

　また，細胞膜には，海に浮かぶ島のように，リン脂質の二重層のところどころにタンパク質塊が認められ，**細胞膜タンパク質**と呼ばれる．細胞膜タンパク質は，その役割から細胞膜通過物質に結合してこれを運ぶ輸送体（輸送担体）・細胞外の情報物質と連結して，情報を細胞内に伝える受容体（レセプター）・そして酵素に分類される．

2. 細胞核

1）細胞核の内部構造と役割

　多くの場合，1個の細胞には1個の（**細胞**）**核**が備わっている．ほとんどの場合，核ほぼ球形であるが，白血球のようにクローバーのような分葉核をもつものもある．核の表面は内・外2葉の**核膜**で覆われており，ところどころに**核膜孔**と呼ばれる構造がある．核膜孔は核内と細胞質との間の物質輸送に関与するとされるが，そ

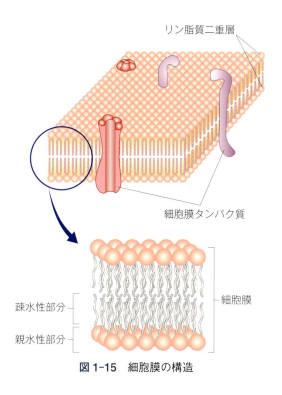

図1-15　細胞膜の構造

の細かいしくみについては不明な点も多い．一方，核の中には網状構造を示す球形の**核小体**と，遺伝情報を含む染色質が含まれる．核小体はタンパク質合成にあずかる細胞小器官リボソームを生成する部位とされ，通常1～数個認められる（**図1-18**参照）．

染色質には，細胞の設計図ともいわれる遺伝情報が**デオキシリボ核酸（DNA）**[*]の形で貯えられている．染色質内のDNAはヒストンというタンパク質と結合しており，通常は散在しているのでその姿は認められないが，細胞分裂時には凝集するため，染色質が棍棒状の塊を形成することで**染色体**として明瞭に区別できるようになる．DNAは糖（デオキシリボース）・リン酸・4種類の塩基〔**アデニン（A）・グアニン（G）・チミン（T）・シトシン（C）**〕からなる鎖状の構造で，通常2本のDNAが対になって結合し，ねじれた梯子のような**二重らせん**構造を呈する．

2) **染色体と遺伝子**（**図1-16，17**）

ヒトの体細胞の核には23対46本の染色体が含まれる．このうち，男女共通の22対44本を常染色体といい，大きさの順に1～22の番号が付されている．各組とも父由来と母由来の染色体のペアで相同染色体と呼ばれ，ほとんど同じ塩基配列を示す．これに対し，男女で異なる1対2本のものを性染色体といい，大きなX染色体と小さなY染色体からなる．これらの染色体が対をなすのは，受精時に精子と卵子

---

[*]：DNA：deoxyribonucleic acid

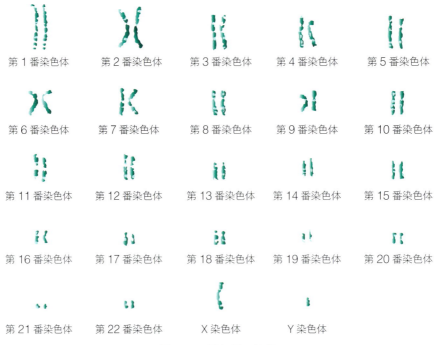

図1-16　遺伝子の基礎

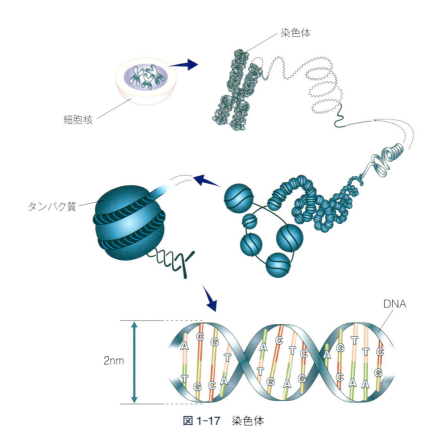

図1-17　染色体

から半分ずつ染色体を受け取るためである．

　それぞれの染色体は1本の長いDNAでできており，そこに遺伝子が含まれている．1個の細胞がもつ23対46本の染色体には，生命活動に必要なすべての遺伝子が2セット備わっており，このセットをゲノムという．1セットのゲノムをつくるDNAをつなぎ合わせた長さは1mに達する（細胞1つでは2m）．

　遺伝子とは，同種の生物がもつ基本的形質を親から子に伝える（遺伝）ための設計図に当たる物質であり，その具体的な役割は「細胞がタンパク質を合成する際にアミノ酸の配列を指定する」ことである．とくに，相同染色体の同じ位置にある遺伝子は同じ形質に対する遺伝情報を有するため，対立遺伝子と呼ばれる．対立遺伝子は同じタンパク質の合成に関わる設計図であるが，その塩基配列は微妙に異なり，どちらの設計図（遺伝子）が採用されるかで発現する形質が異なる．対立遺伝子の一方にあれば発現する形質を優性，両方になければ発現しない形質を劣性という．たとえば，右巻きのつむじは優性，左巻きは劣性といわれている．

3. 細胞小器官と細胞骨格

　細胞を形づくっている内容のうち，核を除いた残りを**細胞質**といい，サイトゾルと呼ばれる基質内に，さまざまな役割をもつ**細胞小器官**と細胞の形の保持などに働く**細胞骨格**が認められる．代表的な細胞小器官に以下のものがある（**図1-18**）．

1）小胞体

　さまざまな形（扁平状・小管状・小胞状など）の袋状構造で，互いに連絡しながら細胞質内に広がる．形態上の特徴から，表面に多数のリボソームが付着した**粗面小胞体**と，リボソームをもたない**滑面小胞体**に分類される．

a) **粗面小胞体**：糖タンパク質の合成に働く小器官．消化酵素を分泌する膵臓の腺房細胞や，コラーゲンを生成する線維芽細胞，免疫グロブリンを産生する抗体産生細胞（形質細胞）で発達する．

b) **滑面小胞体**：細胞膜のリン脂質を合成する小器官．同時に細胞ごとに特化した機能も有する．たとえば，副腎皮質細胞の滑面小胞体はステロイド合成に必要な酵素を含み，肝細胞のものはある種の毒物の解毒に働く酵素を含む．また，筋細胞にみられる小胞体（**筋小胞体**）はカルシウムイオン（Ca^{2+}）を貯蔵し，その放出を調節することで筋収縮に関与する．

2）リボソーム

　直径20〜30 nm（1 nm = 100万分の1 mm）の顆粒状を示す細胞小器官で，粗面小胞体に付着する**付着リボソーム**と，細胞質内で遊離している**遊離リボソーム**とがある．リボソームでは，核から遺伝情報を運んできたリボ核酸（RNA）[*]を鋳型としてタンパク質が合成される．大まかにいえば，粗面小胞体では細胞膜タンパク質や分

---

[*]：RNA：ribonucleic acid

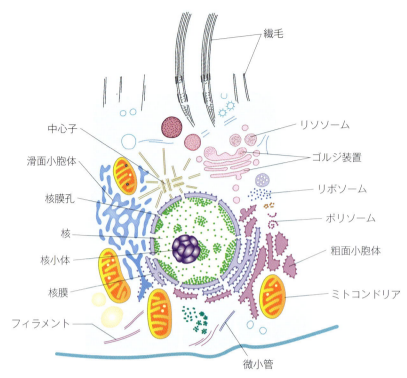

図 1-18 細胞の構成

泌物の合成が行われ，遊離リボソームでは細胞質内で使われるタンパク質が生成される．

3）ゴルジ装置

何層にも重なった扁平な嚢状構造と，これに付随する小胞からなる複合体で，核周囲領域に認められる．粗面小胞体で生成されたタンパク質に糖を付け加え，細胞表面に輸送する役割を担う．

4）中心小体

1対の中心子からなる．中心子は3本1組の微小管が9組集まってできており，短い円筒構造を示す．細胞分裂の際，中心小体は細胞の両極に分かれ，紡錘糸によって染色体を引き寄せる．中心子は細胞内の運動に関係する構造で，気管粘膜にある線毛の基部にも類似構造が認められる．

5）ミトコンドリア

0.5～1μmの球形〜糸状の小器官．電子顕微鏡で見ると二重の膜（内膜・外膜）でできた袋状構造を示し，内部には内膜がつくるヒダ（**クリスタ**）がみられる．ミトコンドリアには糖や脂肪を分解する酵素が含まれており，トリカルボン酸回路（TCA回路）＊や電子伝達系と呼ばれる代謝過程によって細胞エネルギーであるアデノシン

＊：TCA 回路：tricarboxylic acid cycle

三リン酸（**ATP**）*を産生する．なお，ミトコンドリアは独自のDNAを備えているが，すべて母親のミトコンドリアから受け継がれたものである．受精時に精子のミトコンドリアが卵子に進入できないため，父親の**ミトコンドリアDNA**が子に受け継がれることはないと考えられている．

6）リソーム

　球形の小体で，中に高分子物質を加水分解する酵素を含むことから**水解小体**とも呼ばれる．細胞内の老廃物や取り込まれた異物を分解処理する小器官で，貪食作用をもつマクロファージではとくに発達している．

7）**細胞骨格**

　細胞質内にはタンパク質でできた線維構造（**細胞内線維**）があり，細胞の形状保持や運動に関与することから細胞骨格と呼ばれる．代表的な細胞内線維として，アクチンからなる太さ約5 nmの**微細線維**（**マイクロフィラメント**），チューブリンがつくる径約25 nmの**微小管**，径10 nmほどの**中間径フィラメント**などがある．細胞の種類によって発達する細胞内線維が異なるため，それぞれの細胞特有の細胞骨格が形成される．たとえば，小腸粘膜細胞の微絨毛には微細線維が，卵管の線毛細胞には運動に関わる微小管が，筋細胞には**中間径フィラメント**が認められる．

タンパク質合成

　タンパク質は最も主要な生体構成物質であり，酵素やホルモンなど，生命活動において重要な役割を担う物質でもある．その合成は細胞に与えられた最も基本的な役割とされ，細胞核内のゲノム，すなわち遺伝子によって規定されている．すなわち，タンパク質は細胞核内にある遺伝子をもとに合成されるが，その際，アミノ酸の配列を決定する設計図となるのが遺伝子を構成するDNAの塩基配列である．

　実際にタンパク質が合成されるのは細胞質のリボソームであるが，ここに至るまでに2つの過程（転写・翻訳）を経る．まず，細胞核に含まれる遺伝子（DNA）の塩基配列がコピーされ（転写），不要部分が切り取られて必要な部分だけが情報（メッセンジャーRNA；mRNA）として細胞質に送られる．mRNAには遺伝子から転写された塩基配列が記されており，リボソームではこれに応じてアミノ酸が並べられ（翻訳），タンパク質の合成が起こる．

＊：ATP：adenosine triphosphate

4 組織と器官

　ヒトのからだは会社組織にたとえられることが多い．すなわち，会社には全体方針に沿って運営を分担する部（総務部・営業部・人事部など）があるが，ヒトのからだでは**器官系**（消化器系・呼吸器系など）に相当する．また，各部（器官系）はその中での役割によっていくつかの課（秘書課・経理課など）に区分され，それぞれプロジェクト担当・渉外担当などの係からなる．これらの部署は，人体では**器官**（心臓・肝臓・腎臓など）およびこれを構成する**組織**（筋組織・骨組織など）に当たる．そして，それぞれの係には役割分担された社員（**細胞**）が配されている．このように，会社組織における構成単位である社員に対し，細胞は「個体（生体）を構成する最小単位」として定義されている．

A　器官の分類：臓性部と体性部

　アジの干物は内臓を取り除かれた残りの部分である．すなわち，アジでもヒトでもからだは内臓と内臓以外の部分からできている．一般に**内臓**（**臓性部**）と呼ばれる器官群は**体腔**すなわち体内の空所（胸腔・腹腔・骨盤腔）に納まっており，この体腔を囲む壁をなす器官群を**体性部**（脳・神経・骨・骨格筋）という．これら体性部および臓性部（内臓）を支配する神経を，それぞれ**体性神経系**，**臓性神経系**と呼ぶが，機能的には体性神経系は「外界への対応」に働く神経であり，臓性神経系は「身体内部の調節」に働く神経を意味する．ただし，内臓と体壁は場所によって完全に分けられるものではなく，体壁内にあっても立毛筋や血管は内臓に分類される．

B　器官をつくる組織

　人体には，心臓・肺・肝臓・骨・筋などのように，肉眼で確認できる形をもち，からだの構成部品に相当する**器官**が数多くある．これらの器官は，臓性部にあるか体性部にあるかにかかわらず，いずれも何種類かの**組織**によって構成される．通常，組織は**上皮組織・結合組織・筋組織・神経組織**の4種類に分類され，それぞれ特徴的な構造を有するが，基本的には**細胞**と**細胞間質**（**細胞外基質**）によって構成される（**図 1-19**）．

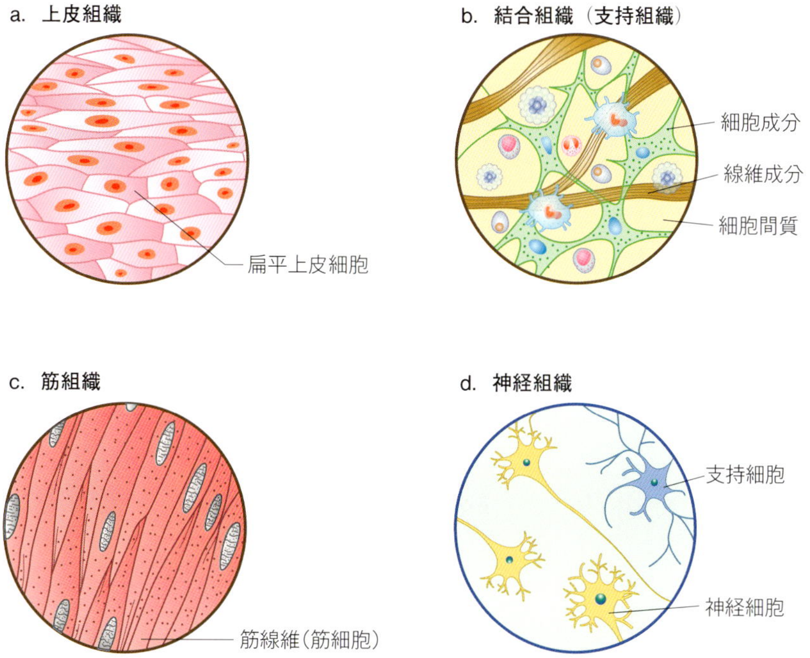

a. 上皮組織　　　　　　　　b. 結合組織（支持組織）

細胞成分
線維成分
細胞間質
扁平上皮細胞

c. 筋組織　　　　　　　　　d. 神経組織

支持細胞
神経細胞
筋線維（筋細胞）

図 1-19 器官を構成する4種類の組織

1. 上皮組織

　体表面や管腔臓器内膜および体腔内面を覆う組織．上皮組織では，細胞がシートのように並ぶほか，**腺上皮**と呼ばれる分泌細胞もみられ，単独で存在する**杯細胞**や集まって**分泌腺**を形成するものもある．通常，上皮組織は細胞の配列と形状から，**重層扁平上皮**（例：皮膚），**単層立方上皮**（例：甲状腺），**単層円柱上皮**（例：胃粘膜），**多列線毛上皮**（例：気管），**移行上皮**（例：膀胱・尿管）などに分類される（**図1-20**）．

2. 結合組織

　隣り合う組織を連結したり器官や身体を支える組織で，**支持組織**とも呼ばれる．狭義の結合組織・筋組織・軟骨組織・骨組織・血液などに分類される．他の組織に比べて細胞間質と線維（膠原線維・弾性線維など）に富み，その性状が結合組織の物理的性質（硬さ・弾力性など）に反映される．たとえば，**血液**の細胞間質が液状であるのに対し，**軟骨組織**ではゲル状，**骨組織**では固体である．また，腱は豊富な線維をもつが細胞間質は比較的少ない．

1）狭義の結合組織

　線維を産生する線維芽細胞を主体とする組織で全身に存在する．線維芽細胞に加え，アレルギーに関連するヒスタミンを遊離する肥満細胞や，免疫細胞であるマクロファージなども含まれる．

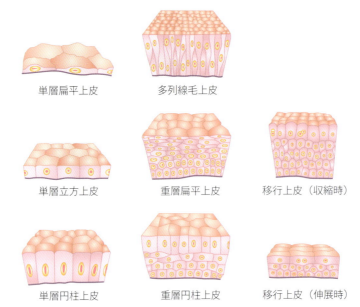

図 1-20 上皮組織の分類

a) **線維性結合組織**：豊富なコラーゲン線維を含む．腱・靱帯などはコラーゲンが密在するため**密性結合組織**と呼ばれる．
b) **疎性結合組織**：細胞間質が広く，間質液（組織液）を多量に含む．器官の間や皮下などにみられ，この中に脂肪細胞が集まったものはとくに**脂肪組織**と呼ばれる（例：皮下脂肪，眼窩脂肪など）．
c) **弾性組織**：弾性線維を豊富に含み弾力性に富む．弾性組織を主体とする壁をもつ大動脈は弾性動脈と呼ばれる．
d) **細網組織**：星形の細網細胞と細網線維がつくる網目構造をもつ結合組織．リンパ節・脾臓・骨髄などに存在する．網目の中にリンパ球や白血球などの自由結合組織細胞が納まっている．

2) **軟骨組織**

2〜3個ずつ軟骨小腔に納まった**軟骨細胞**と，ムコ多糖に富むゲル状基質とⅡ型コラーゲン線維により弾力性を示す細胞間質からなり，血管分布のない**無血管組織**であるため，損傷すると修復困難である．基質の成分により，硝子軟骨・弾性軟骨・線維軟骨に分類される．

a) **硝子軟骨**：70％が水分からなる半透明の基質をもつ．関節軟骨，骨端軟骨，気管支軟骨，肋軟骨など多くの軟骨がこれに属する．
b) **弾性軟骨**：弾性線維に富む基質で，黄色調を呈する．耳介軟骨，鼻軟骨，喉頭蓋軟骨などがこれに属する．
c) **線維軟骨**：少数の軟骨細胞とコラーゲン線維に富む基質をもつ．結合組織に近い軟骨組織．椎間円板，恥骨結合，関節半月，関節円板などをつくる．

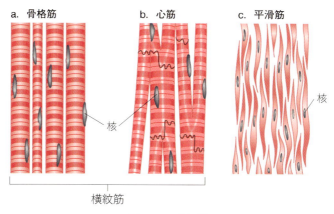

図 1-21 　筋組織

3）骨組織

Ⅰ型コラーゲンからなる線維に**リン酸カルシウム**が沈着した硬い基質をもつ．基質内には骨細胞が納まる**骨小腔**がみられる．骨組織には血管が進入しており，栄養供給やカルシウムの出し入れ，損傷時の修復に働く．なお，骨は**骨芽細胞**による骨形成と**破骨細胞**による骨吸収により，常に**リモデリング**（再改築）されている．

4）血液

血漿と呼ばれる液体の細胞間質をもつ特殊な結合組織．血漿の 90％は水であるが，フィブリノゲンやアルブミンなどのタンパク質を含む．血液の細胞成分は血球（赤血球・白血球・血小板）と呼ばれ，血球は血液の容積の約 45％を占める．

3. 筋組織（図 1-21）

収縮性をもつ細長い筋細胞（**筋線維**）からなる組織．収縮装置は，細胞内線維であるアクチンフィラメントおよびミオシンフィラメントからなる．骨格を動かす骨格筋，心拍動に働く心筋，内臓や血管壁の平滑筋に大別され，骨格筋と心筋は筋線維にみられる縞模様から**横紋筋**と呼ばれる．また，体性運動神経の骨格筋は意識的に収縮できる**随意筋**であるが，自律神経支配の心筋と**平滑筋**は意識的に収縮できない**不随意筋**に属する．

4. 神経組織

脳や脊髄の組織で，細胞成分として**神経細胞**や**グリア細胞**（**神経膠細胞**）を含む．神経細胞は細胞体とそこから伸びる神経突起からなり，とくに長いものは軸索と呼ばれる．神経細胞の形状はさまざまで，細胞体は直径数 μm 〜100 μm，神経突起の長さは数 μm 〜 1 m にも達する．一方，グリア細胞は神経組織の支持や栄養に働く細胞で，神経細胞を栄養するアストログリア（星状膠細胞），軸索の鞘をつくるオリゴデンドログリア（希突起膠細胞），異物を貪食するミクログリア（小膠細胞）などがある．

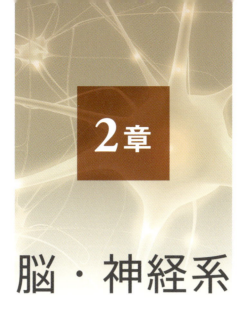

2章

脳・神経系

　脳・神経系というと「複雑なしくみ」という印象が強いかもしれませんが，一言でいえば「体内の伝言ゲーム」のようなものです．体内に張り巡らされた神経のネットワークによる情報伝達は，最初の人から次の人に情報を伝えたり，指示を送ったりする「伝言ゲーム」のしくみとまったく変わりません．ただ，ヒトの神経系には，情報を受けて伝えるだけでなく，情報を解釈・判断し，指示を送り出す「リーダー（ブレイン）」が存在します．これが神経系における「脳（ブレイン）」なのです．

　脳はいろいろな情報を受けて処理しなければならないので，忙しく疲れやすい損な役回りです．そのため，脳にとってエネルギーとなる栄養や酸素の補給は欠かせません．身体が休んでいるときも，激しく運動しているときも，脳には豊富な血液が供給され続けており，その量は 1 分間に約 1 L（安静時心拍出量の 20％）にも達します．

　しかし，血液中には，脳にとって不必要な物質や有害な物質も含まれています．そのため，血液と脳との間には血液脳関門という名のフィルターがあり，脳内部に有害物質が入り込まないようになっています．「伝言ゲーム」のとき，周りのおしゃべりに邪魔されないように静かな部屋で行うのと同じです．

　本章では，一見，複雑な「脳・神経系」を「伝言ゲーム」に見立て，身近なイメージとして理解していただこうと思います．

1 脳・神経系の構造と機能

I 細胞間の情報伝達：伝達物質

　単細胞生物はそれ自体が個体なので，外からの情報を受けるのも，その情報に反応するのも同じ細胞である．これに対し，多細胞生物では情報を受ける細胞（受容器）と反応する細胞（効果器）は別の細胞であるため，両者は何らかの方法で情報伝達をしなければならない．このため，細胞どうしはもともと特定の物質（情報伝達物質：ホルモン）のやりとりで情報を伝えていた．その後，進化とともに組織や器官が発達するのに伴い，情報を伝える相手の細胞（標的細胞）が離れて位置するようになると，速やかに情報を伝える特殊な細胞が出現することになった．これが神経細胞である．神経細胞は突起を標的細胞まで伸ばし，その先端から物質（神経伝達物質）を放出することで情報を伝えるように変化した．その後の進化とともに，神経細胞どうしが互いに連絡するようになり，集合して神経系を形成するに至る．

II 神経系の構成：神経組織

　神経系というと脳や脊髄を思い浮かべるが，これは中枢神経系と呼ばれる部分であり，この脳や脊髄に出入りする神経線維の束からなる構造（いわゆる神経）をさして末梢神経系という．中枢神経系と末梢神経系とは，形や構成は異なるが同じ神経組織によってつくられている．

　神経組織は，おもに**神経細胞**と**グリア細胞**（神経膠細胞）という支持細胞から構成されている．神経細胞は情報伝達を行う神経組織の主役で，細胞体とそこから伸びる神経突起（いわゆる神経線維）からなる．神経細胞の大きさや形はさまざまで，細胞体は直径数μm～100 μm，神経突起の長さは数μm～1 mにも達するものまである（1 μmは1/1000 mmである）．一方，神経組織には神経細胞の支持や栄養に働く数種類の細胞があり，グリア細胞（神経膠細胞）と呼ばれる（**図2-1**）．

1 脳・神経系の構造と機能

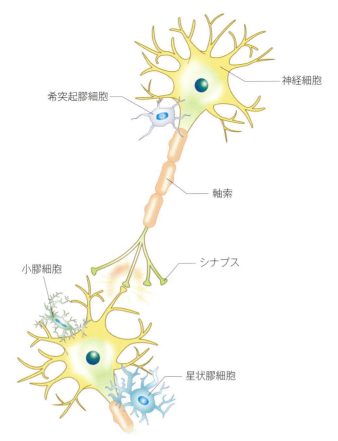

図 2-1　神経組織

3つのグリア細胞（神経膠細胞）

　脳には星状膠細胞（アストログリア），希突起膠細胞（オリゴデンドログリア），小膠細胞（ミクログリア）の3種類がある．このうち星状膠細胞は毛細血管と神経細胞の間をとりもち，物質交換に働くとともに有害な物質が神経細胞に浸入するのを防ぐ役割ももっている（血液脳関門）．また，希突起膠細胞は神経突起を包む髄鞘を形成し，神経突起内を伝わる情報（電気信号）が漏れないように絶縁体の働きを示す．3つめの小膠細胞は入り込んできた異物を貪食して神経細胞を守る警備隊のような細胞である．なお，末梢神経の髄鞘は希突起膠細胞ではなく，シュワン細胞という細胞で形成される．

A 神経細胞について

1. 神経細胞（ニューロン）

神経細胞は，神経系の基本的な構成単位であることから**ニューロン**とも呼ばれる（**図 2-2**）．ニューロンは外からの刺激（情報）を受けると電気的に興奮し（活動電位），この興奮が神経突起の先端に伝わると伝達物質が放出され，次のニューロンがこれを受け取ることで情報が伝達される．

神経突起は情報を細胞体へと送る**樹状突起**と，細胞体の興奮を末端に伝える**軸索**とに区別され，髄鞘に包まれた軸索をもつものを有髄神経線維，髄鞘をもたない軸索を備えるものを無髄神経線維と呼ぶ．

有髄神経線維を包む髄鞘は，いくつかが縦に並んで1本の軸索を包んでいるため，髄鞘は1mmほどの間隔で切れ目をもつ．この切れ目は**ランビエの絞輪**と呼ばれ，電気的興奮は絞輪ごとにジャンプするように伝わる（**跳躍伝導**）．

一般に，有髄神経線維の伝導速度は最高で100 m/秒とされ，髄鞘をもたない**無髄神経線維**の伝導速度（**電気伝導**）（約1 m/秒）に比べて100倍の速さで情報を伝える（**図 2-3**）．

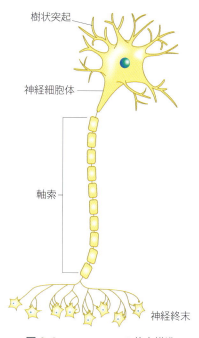

図 2-2 ニューロンの基本構造

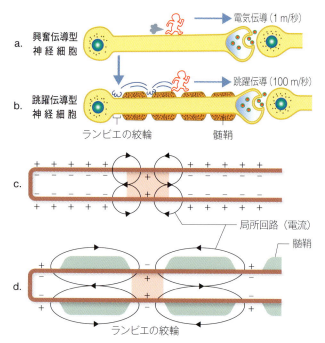

図 2-3 神経の興奮伝導
ヒトの神経系はいくつかの情報伝導形式を備えており，目的や必要に応じて使い分けている．

> **跳躍伝導のしくみ**
>
> 　刺激を受けたニューロンに電気的興奮（活動電位）が起こると軸索に局所電流が発生し，隣接部位にも電気的興奮を生じる．このくり返しにより，電気的興奮は軸索を移動（伝導）することになる．この際，無髄神経線維では隣接部位との間に局所電流を生じるのに対し，有髄神経線維の軸索は絶縁体（髄鞘）で包まれているため，隣接部位よりも離れたランビエの絞輪との間で局所電流を生じることになる．すなわち，有髄神経線維では電気的興奮は絞輪から絞輪へ跳躍するように伝わる．
>
> 　このように，跳躍伝導は髄鞘を備えているからこそ可能になる．髄鞘が変性脱落する病態（脱髄疾患）では軸索の途中で電気的興奮が漏れるため，活動電位は減衰して興奮伝導が障害される．脱髄が起こる部位によって異なるが，視力障害や運動障害をはじめとするさまざまな症状がみられる．

2. シナプス（神経の連絡部）

　軸索の先端部分を**神経終末**といい，次のニューロンとの間に**シナプス**（神経連絡部）を形成する．神経終末と次のニューロンとの間には**シナプス間隙**と呼ばれる隙間があり，神経終末から**表2-1**のような**化学伝達物質**を放出することで情報が伝達される（**図2-4**）．

　シナプスでは，情報は神経終末から次のニューロンに向かって一方向に伝達される．神経終末内には伝達物質を含む**シナプス小胞**があり，伝わってきた電気的興奮

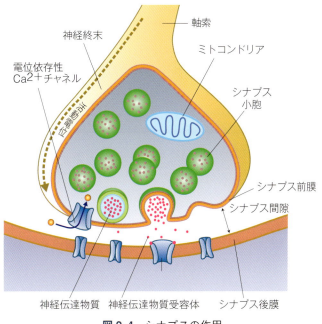

図2-4　シナプスの作用

表 2-1　神経から放出されるおもな化学伝達物質

アミノ酸	グルタミン酸，γ-アミノ酪酸，アスパラギン酸，グリシンなど
ペプチド類	バゾプレッシン，ソマトスタチン，ニューロテンシンなど
モノアミン類	ノルアドレナリン，ドパミン，セロトニン
アセチルコリン	—

によって終末内にカルシウムイオン（Ca^{2+}）が流入，これにより小胞内の化学伝達物質がシナプス間隙に放出される．伝達物質は次のニューロンの細胞膜にある**受容体**と結合し，細胞膜のイオン透過性を変化させることでニューロンに電気的興奮を発生させる．このように，シナプスではニューロンの電気的興奮を化学物質のかたちで次のニューロンに伝え，新たな電気的興奮を起こす．

3. 中枢神経系

脳と脊髄を合わせて**中枢神経系**という．中枢神経系は，大まかには感覚情報を運動指令に変換するシナプスの集合とみなされるが，ここにさまざまなニューロンが組み合わさってネットワークをつくることで，情報は綿密に制御された指令となって送り出される．中枢神経系は，生命活動の観点から，①**生命維持に関わる領域**，②**本能や情動に関わる領域**，③**運動・感覚および高次機能（理解・判断など）に関わる領域**，の3つに大別される（**図 2-5**）．

1）生命維持に関わる領域

呼吸や心拍といった生命維持機能に関わる中枢をもつほか，「熱い鍋に触れた瞬間に手を引っ込める」といった外部からの侵襲を回避する反射に関わる中枢をもつ領域で，**脊髄**と**脳幹**（中脳・橋・延髄）がこれに相当する．

2）本能や情動に関わる領域

本能（摂食・繁殖）や恐怖・快感などの情動に関わる領域で，**間脳**や大脳の古い皮質（**大脳辺縁系**など）が含まれる．

3）運動・感覚・高次機能に関わる領域

系統発生上最も新しく発達した領域で，ヒトでは大脳皮質の大部分を占める**新皮質**に相当する．運動や感覚の中枢を備えるが，大部分は理解・判断・記憶・情操などの高次機能を司る**連合野**からなる．

4. 中枢神経系の構造と機能

神経系のうち，頭蓋と脊柱で囲まれている部分が**中枢神経系**であり，頭蓋腔の中にある**脳**と脊柱管内の**脊髄**からなる．さらに中枢神経系は，神経細胞体が集まって薄い灰色を示す**灰白質**と，神経線維が多く走る**白質**に区別される．白質が白く見えるのは，神経線維を包む髄鞘が**ミエリン**という脂質を豊富に含むためである．

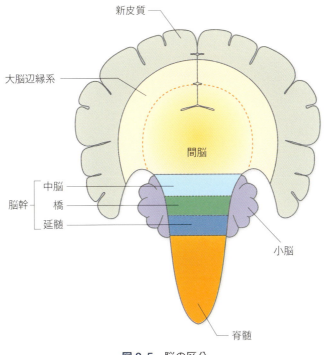

図 2-5 脳の区分

5. 脳の区分

　脳は**終脳**（**大脳**），**間脳**，**小脳**，**脳幹**（**中脳・橋・延髄**）からなる．厳密には終脳と間脳を合わせて**大脳**というが，終脳を**大脳**と呼ぶことが多いので，ここでは同じものと考えておいてよい（**図 2-6**）．

1）大脳（終脳）

a）大脳皮質：大脳は脳の大部分を占め，左右の**大脳半球**からなる．前後径は 16〜18 cm，左右径 12〜14 cm，重さ 1200 g ほどである．表面は神経細胞体が集まる厚さ数 mm の灰白質からなり，**大脳皮質**と呼ばれる．大脳皮質の表面には**脳溝**と呼ばれる多数の溝があり，その中の明瞭な溝（**中心溝・外側溝**など）によって**前頭葉・頭頂葉・側頭葉・後頭葉**などに分けられる．

　脳溝は大脳表面をヒダ状にすることで大脳皮質の面積を拡大しており，広げると大脳皮質の広さは新聞紙 1 面分（約 2400 cm^2）に達する．大脳皮質の大部分は**新皮質**と呼ばれ，領域によって手足の運動や感覚，視覚，聴覚などの異なる機能を分担（**機能局在**）しているほか，理解・判断・記憶・言語などの**高次機能**を営む．なお，内側面の一部は**大脳辺縁系**に属する旧皮質であり，本能や情動と関連する．

b）大脳髄質：大脳皮質の深層には主として神経線維からなる白質があり，さらに深部には**大脳基底核**と呼ばれる灰白質塊を含む．大脳基底核は運動の調節に働く神経細胞体の集合部で，ここが障害されると手足が勝手に動いたり，足が前に出せな

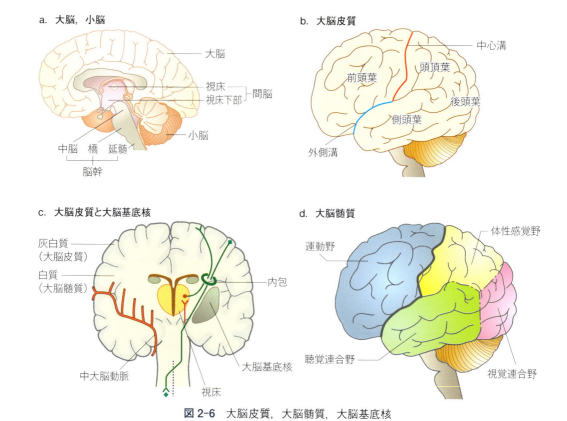

図 2-6 大脳皮質，大脳髄質，大脳基底核

いなどの**調節運動障害**を生じる（例：ハンチントン舞踏病，パーキンソン病）．一方，白質は大脳内または大脳と脊髄などの下位中枢を連絡する神経線維からなる．とくに大脳基底核と視床にはさまれた部分は**内包**と呼ばれ，大部分の運動ニューロンや感覚ニューロンの通路となっている（運動路，感覚路）．このため，ここに分布する中大脳動脈に出血や梗塞が起こると反対側半身の運動麻痺や感覚障害を起こす．

大脳皮質の機能局在と連合野（図 2-6d）

　大脳皮質は部位による役割分担をしており，これを機能局在という．大まかにいうと，中心溝をはさんで前頭葉の後縁には運動の中枢（一次運動野），頭頂葉の前縁には皮膚感覚などの中枢（一次体性感覚野）が位置する．また，側頭葉上部には聴覚中枢，後頭葉後部には視覚中枢がある．

　また，大脳皮質の大部分は，一次運動野や感覚中枢以外の領域である．この領域は連合野と呼ばれ，理解・判断・情操・記憶・言語などの高次機能を営む．すなわち，感覚中枢に入ってくる情報を統合・整理する役割を担っている．

2）間脳

左右の大脳半球にはさまれて位置する部分で，**視床**と**視床下部**から構成される．視床は間脳の大部分を占める部分でほとんどの感覚を中継する．また，視床下部は視床の前下部に位置し，自律神経の中枢として働くとともにホルモンの調節にも関与している．なお，視床下部の前下端には内分泌腺である**下垂体**がみられる．

3）小脳

小脳は脳幹の後方で後頭葉の下面に接して位置する重さ120gほどの部分である．小脳は，①左右の**小脳半球**，②正中の**虫部**，③脳幹に接して位置する**片葉小節葉**に区分され，それぞれ運動の円滑化と熟練，平衡感覚に基づく姿勢保持や身体バランスに関与する．

4）脳幹

中脳・橋・延髄を合わせて**脳幹**という．脳幹は脊髄と上位中枢を結ぶ神経線維の通り道（伝導路）を含むほか，第Ⅲ脳神経（動眼神経）〜第Ⅻ脳神経（舌下神経）の脳神経核を備える．また，脳幹内の白質と灰白質が入り混じった脳幹網様体内には，生命維持に必須の中枢（呼吸・循環）が備わっている．脳死判定の際に脳幹機能の検査を行うのは，生命維持中枢の障害を確認するためである．

> **神経核とは**
>
> 中枢神経系内部に存在する神経細胞体の集合部．通常，機能の関連する神経細胞が集まっている．大脳深部にある基底核や，脳幹の脳神経核がこれに含まれる．

B 脊髄について

脊髄は延髄の下につながる径1cm，長さ約40cmの円柱状構造で，脊柱に比べて短く，その先端は筆尖のように次第に細くなり，成人ではほぼ**第1腰椎**の高さで終わっている．脊髄は上肢・下肢に分布する神経を出す頸髄と腰髄でやや太くなっている（**図2-7**）．

1. 脊髄灰白質と白質

脊髄には皮質に相当する部分はなく，**中心管**と呼ばれる管を囲む灰白質と，その周囲をうめる白質からなる（**図2-8**）．

白質はおもに神経線維によって構成される部分で，線維を包む髄鞘の主成分であるミエリン脂質により白く見える．脊髄白質は前索・側索・後索に大別され，それぞれいくつかの伝導路（神経の通り道）で構成される．

一方，灰白質は神経細胞体によって構成されるH字形の断面をもち，通常，運動

ニューロンの細胞体からなる**前角**と感覚ニューロンからなる**後角**に区分される．なお，胸髄では中間質外側に**側角**があり，交感神経ニューロンの細胞体が位置する．

このように，脊髄の灰白質は末梢神経系と中枢神経系との連絡部からなり，末梢神経によって送られてくる感覚情報を中枢神経内のニューロンに伝えると同時に，上位中枢からの運動指令を末梢運動ニューロンの起始細胞に伝達している．

2. 中枢としての脊髄（図2-9）

脊髄には反射中枢としての役割がある．反射とは，中枢神経系に入った感覚刺激に対して決まったパターンの運動指令を発するしくみで，反射中枢が脊髄にあるも

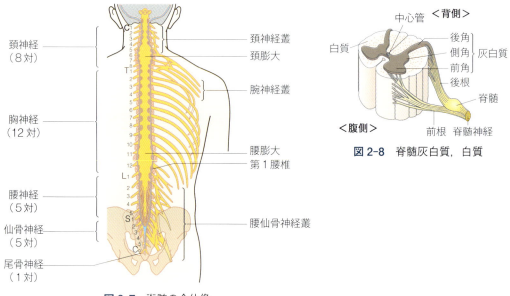

図 2-7　脊髄の全体像

図 2-8　脊髄灰白質，白質

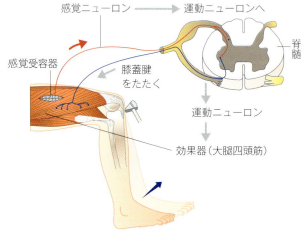

図 2-9　脊髄反射

のを**脊髄反射**という．反射に関与するニューロンの連絡経路は**反射弓**と呼ばれ，そのうち末梢から感覚情報を反射中枢に送る部分を**求心路**，反射中枢から運動指令を送るニューロンを**遠心路**という．

3. 髄膜：中枢神経を包む膜

脳・脊髄は3層からなる**髄膜（硬膜・クモ膜・軟膜）**によって包まれている（**図2-10**）．このうち硬膜やクモ膜には感覚神経が分布しているため，痛みを感じる．

1) 硬膜

最も外層に位置する髄膜．脳硬膜内部には**硬膜静脈洞**があり，脳からの静脈血を心臓へ還流する経路となっている．また，脳硬膜は頭蓋腔内で中隔を形成し，脳が揺れ動かないように保持する役割をもつ．

2) クモ膜

硬膜の下にあるオブラートのような膜．クモ膜の下は**クモ膜下腔**と呼ばれ，脳～脊髄全体を覆うように位置し，脳脊髄液（髄液）で満たされる．クモ膜下腔に起こった出血は脳脊髄液と混じるため，血腫を形成せずに全体に広がる．髄液中に出血して時間が経つと，血液のヘモグロビンが分解されて生じるビリルビンにより，黄色

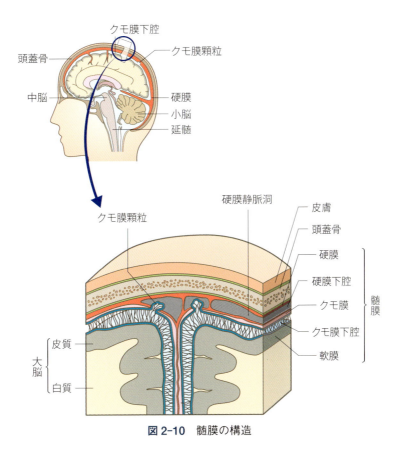

図 2-10　髄膜の構造

調（キサントクロミー）を示す．このため，髄液検査は「くも膜下出血」の鑑別診断に使われる．

3）軟膜

脳および脊髄の表面に密着する髄膜．脳深部に向かう血管とともに脳実質に進入し，**血管周囲腔**（ウィルヒョウ・ロバン腔）をつくる．

C 脳の血管系

安静時，脳には**心拍出量**の約15％（強運動時は約4％）の血液が送られている．その割合は，安静時に比べて強運動時に減少するが，心拍出量が約5倍に増加するため，運動時でも実質的な血液供給量が減ることはない．

1. 脳に分布する動脈

脳は，左右の**内頸動脈**と**椎骨動脈**によって血流を受ける（**図2-11，12**）．大後頭孔から頭蓋腔に入った左右の椎骨動脈は合流して**脳底動脈**となり，頸動脈管から入ってくる左右内頸動脈との間に輪状の交通路（**ウィリス動脈輪**）をつくる．ウィリス動脈輪からは**前大脳動脈・中大脳動脈・後大脳動脈**が分岐し，分担して大脳に血液を供給する．

ウィリス動脈輪とその枝は脳内に向かって細い枝を多数出すため，分岐部に弱いところが生じる．このため，高血圧などで動脈瘤が形成されやすく，破裂すると「**くも膜下出血**」を起こす．

一方，脳底動脈は脳幹および小脳に枝を送った後，左右の後大脳動脈となってウィリス動脈輪に連絡する．

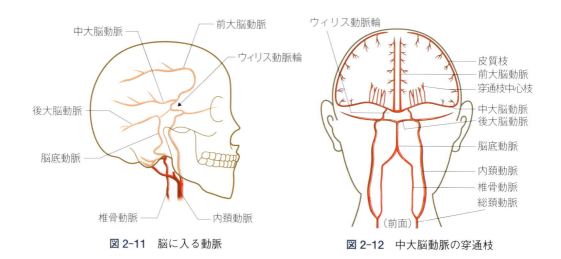

図2-11　脳に入る動脈　　　図2-12　中大脳動脈の穿通枝

2. 皮質枝と穿通枝

　脳に達した動脈からは，脳表面に分布する**皮質枝**と脳深部に分布する**穿通枝**（中心枝）が分岐する（**図2-12**）．皮質枝はクモ膜下腔を走って脳表面に広がり，大脳皮質を中心に血流を送る．皮質枝が閉塞すると分布域の血液供給が絶たれて梗塞を起こす．たとえば，**中大脳動脈**の皮質枝は上半身の運動中枢や感覚中枢領域に分布するため，閉塞すると顔面や上肢の麻痺や感覚異常を生じる．また，後大脳動脈の皮質枝は視覚中枢を含む後頭葉に分布するため，閉塞により視覚障害を生じる．

　これに対し，穿通枝はおもに脳底面から深部へと進入する．穿通枝は**視床**や**大脳基底核**および両者の間（**内包**という）を通る運動路や感覚路に血流を送っており，出血すると麻痺や感覚異常を引き起こす．

> **脳からの静脈**
> 　脳を巡った血液の大部分は近傍の静脈から脳表面の静脈を経て硬膜静脈洞に注ぎ，S状静脈洞から内頸静脈を通って心臓へ還る．

3. 血液脳関門（図 2-13）

　脳は常に活動しているので大量のエネルギーを必要とし，毎分1L近い血液が供給されている．しかし，血液中には脳にとっての有害物質も含まれているため，これが脳に侵入するのを防がなければならない．その防御機構として脳実質と毛細血管との間には**血液脳関門**（BBB）*があり，「必要な物質を取り込み，不要な物質を排

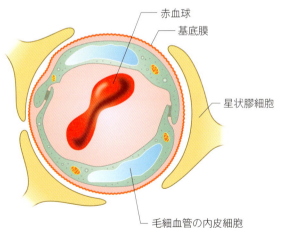

図 2-13　血液脳関門

＊：BBB：blood-brain barrier

除する機構」として働いている．

血液脳関門は，①毛細血管の内皮細胞，②血管を取り囲む基底膜，③星状膠細胞の3つを基本構造としている．中でも内皮細胞は他の毛細血管内皮のような窓構造をもたず，隣接する細胞と強く結合することで物質が通り抜けるのを防いでいる．

D 伝導路について

神経系において，ニューロンの連絡によって形成される経路を**神経路**といい，とくに中枢神経系の中にある神経路を**伝導路**という．伝導路には，感覚情報を脳に送る**上行性伝導路**と，末梢の骨格筋などに運動指令を送る**下行性伝導路**がある（図2-14）．

1. 上行性伝導路（求心路；感覚路）

末梢の感覚器で感受された外界の情報を脳に伝える経路．一般に**感覚路**と呼ばれ，**触圧覚**や**温痛覚**など，感覚の種類によって異なる伝導路を通る．通常，末梢から**大脳皮質**（体性感覚野）まで3つのニューロンで伝えられる．

1）触圧覚

物の手触りなどの感覚．末梢の感覚ニューロンは後根から脊髄に入り，同側の**後索**を延髄まで上行した後，ニューロンを代えて反対側に交叉し，**視床**を経由して大脳皮質に至る．末梢ニューロンがそのまま後索を通ることから**長後索路**と呼ばれる．

2）温痛覚

温度と痛みの感覚．末梢のニューロンは後根から脊髄に入り，後角でニューロンを代えた後，反対側の**脊髄側索**を上行，視床を経て大脳皮質に至る．脊髄から視床に向かうニューロンが中心となるため，**脊髄視床路**と呼ばれる．

2. 下行性伝導路（遠心路；運動路）

おもに骨格筋に中枢からの運動指令を送る経路．一般に**運動路**と呼ばれ，代表的なものとして脳神経核や脊髄前角の運動ニューロンに連絡する**錐体路**（**皮質核路・皮質脊髄路**）がある．通常，**大脳皮質**（運動野）から骨格筋まで2つのニューロンで伝えられ，最初のニューロンが反対側に交叉する．

1）皮質核路

大脳皮質から**内包**を通り，脳幹の**運動性脳神経核**に連絡する経路．おもに反対側の眼球を動かす筋や顔面の筋，舌筋などを支配する．

2）皮質脊髄路

大脳皮質から内包を通って脊髄まで下行し，前角の運動ニューロンに連絡する経

路．途中，延髄の錐体で大部分が反対側に交叉するため錐体路と呼ばれる．また，脊髄ではほとんどが側索を通るため脊髄側索路とも呼ばれる．

3. 伝導路と脳血管障害

　脳と末梢を結ぶ伝導路の多くは，中枢神経内で交叉する．たとえば，右手や右足の感覚は左大脳半球の体性感覚野に伝えられ，同様に，右半身の骨格筋には左の一次運動野から収縮指令が送られる．このため，脳卒中などによる障害部位が伝導路の交叉より上か下かで，症状の現れる側が反対になる．多くの伝導路では，交叉部位は脳幹より下なので，大脳に分布する動脈の障害では症状は反対側に出る．

　これに対し，視覚路は左右の内側半分だけが交叉するため，障害部位によって特徴的な症状を示す．視覚路は，網膜から後頭葉（視覚中枢）に至るまで複数の血管支配を受け，どの血管による障害かで症状（視野欠損）が変わる．このため，視野欠損の違いから障害部位を推定することができる．

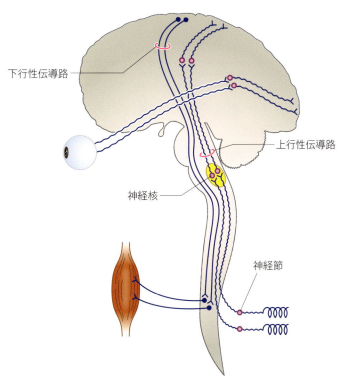

図 2-14　伝導路の区分
下行性伝導路：①錐体路系（随意運動），②錐体外路系（運動調節）
上行性伝導路：①体性感覚の伝導路，②深部感覚の伝導路，
　　　　　　　③その他の感覚の伝導路（視覚・嗅覚・聴覚など）

E 末梢神経系について

　神経系において，中枢神経系（脳・脊髄）を除外した部分を**末梢神経系**といい，中枢神経系の外にあるニューロンで構成される．中枢神経系が感覚情報の統合や反応の決定に働くのに対し，末梢神経は外界からの情報入力や効果器への指令出力の経路として働く．肉眼的には頭蓋の孔を通る**脳神経**と脊柱の孔から出入りする**脊髄神経**に分けられるが，機能的には身体の感覚・運動を制御する**体性神経**と，内臓機能の調節に働く**臓性神経**に分けられ，とくに「心筋・平滑筋・分泌腺を支配する臓性神経」を**自律神経**と呼ぶ．

1. 脳神経

　頭蓋の孔や管を通って出入りする12種類の末梢神経をいい，鼻・眼・耳の感覚，眼球・舌，嚥下などの運動を支配する．嗅神経（第Ⅰ）と視神経（第Ⅱ）以外の脳神経核は脳幹に位置する．脳神経は，**頭部の特殊感覚器の神経，脊髄前根に相当する神経，鰓弓神経**の3群に分けられる（**表2-2**）．

2. 脊髄神経

　末梢神経のうち，脊髄から分かれて脊柱の椎間孔から出入りするものを**脊髄神経**といい，**頚神経**8対（C1〜C8），**胸神経**12対（T1〜T12），**腰神経**5対（L1〜L5），**仙骨神経**5対（S1〜S5），**尾骨神経**1対（Co）の計31対がある．脊髄神経は脊髄の前外側から出る**前根**と，後外側から出る**後根**が合流することで形成され，前根は**遠心性（運動）線維**，後根は**求心性（感覚）線維**からなる．通常，脳神経は（迷走神経を除いて）頭頚部に限局して分布するため，体幹・体肢は基本的には脊髄神経に支配される．なお，胸髄〜上部腰髄から出る前根には**交感神経**の節前ニューロン，仙髄から出る前根には副交感神経の節前ニューロンが含まれる（いずれも脊髄側角から起こる）．

1）脊髄神経叢とその末梢枝

　おもに上肢・下肢およびその基部に分布する**脊髄神経前枝**がつくる神経線維のネットワークをいう．複雑な筋運動を行う上肢や下肢では，神経どうしの協調が必要なために発達したと考えられる．脊髄神経叢は，その部位により**頚神経叢**（C1〜C4），**腕神経叢**（C5〜T1），**腰神経叢**（L1〜L4），**仙骨神経叢**（L4〜L3）に区別される．項〜背部に分布する後枝は神経叢を形成せず，胸神経前枝も**肋間神経**となって分節状に分布するため，神経叢の形成にはあずからない．各神経叢から出る神経の分布先を**表2-3**に示す．

表 2-2 脳神経の3群

頭部の特殊感覚器の神経	・嗅神経（Ⅰ）：鼻腔の天井部から嗅覚情報を伝える ・視神経（Ⅱ）：網膜で感受した視覚情報を伝える ・内耳神経（Ⅷ）：蝸牛および前庭半規管からの聴覚・平衡覚情報を伝える
脊髄前根に相当する神経*1	・動眼神経（Ⅲ）：大部分の外眼筋を支配し，眼球運動に働く ・滑車神経（Ⅳ）：外眼筋の一つである下斜筋を支配する ・外転神経（Ⅵ）：外眼筋の一つである外側直筋を支配する ・舌下神経（Ⅻ）：舌の運動を支配する
鰓弓神経*2	・三叉神経（Ⅴ）：顔面の感覚や咀嚼筋の運動を支配する ・顔面神経（Ⅶ）：顔面筋の運動や涙腺・顎下腺・舌下腺の分泌に働く ・舌咽神経（Ⅸ）：舌〜咽頭の味覚や感覚を支配する ・迷走神経（Ⅹ）：頸部〜腹部の内臓の機能に働く ・副神経（Ⅺ）：僧帽筋，胸鎖乳突筋を支配する

＊1：骨格筋を支配する脳神経
＊2：咽頭の器官などを支配する脳神経

表 2-3 神経叢から出る末梢枝

腕神経叢から出る主な神経	・筋皮神経：上腕二頭筋（力こぶの筋）などを支配する ・正中神経：前腕や母指の筋を支配する．肘や前腕の掌側で圧迫されると麻痺を起こし「錠剤をつまめない」などの症状を起こす（例：手根管症候群など） ・尺骨神経：母指以外の手指の筋を支配する．小指が大事な楽器演奏者にとって重要な神経なので musician's nerve とも呼ばれる ・橈骨神経：上肢の伸筋をすべて支配する．上肢で最も太く，上腕骨に接して走るので，酔って腕枕などをすると頭の重みで麻痺することがある ・腋窩神経：上腕を持ち上げる三角筋などを支配する
腰神経叢から出る神経	・大腿神経：大腿四頭筋（膝関節の伸筋）などを支配する ・閉鎖神経：内転筋群（脚を閉じる筋）を支配する
仙骨神経叢から出る神経	・坐骨神経：人体最大の末梢神経．大腿後面の筋（ハムストリングス）および膝から下の筋をすべて支配する．L4〜S3 の神経線維を含むので腰椎椎間板ヘルニアで圧迫されることが多く，坐骨神経痛の原因となる

3. 自律神経系（図 2-15, 16）

平滑筋と**心筋**および**分泌腺**を支配する神経を**自律神経**という．すなわち，内臓や血管の平滑筋，心臓，消化腺などに働き，身体の内部環境（呼吸・循環・消化など）を調節する神経系である．自律神経系の最高中枢は**視床下部**にあるが，末梢のニューロンは脳神経核や脊髄側角から起こるため，これらの部を**下位中枢**ともいう．このように，本来の自律神経は内臓を調節する「遠心性」の神経を意味するが，通常は内臓からの求心性（感覚）線維も含めて自律神経と呼ぶことが多い（自律神経の感覚線維）．

1）交感神経と副交感神経

自律神経系は交感神経と副交感神経に区分される．その作用は多様だが，いずれも内臓機能調節に働く神経系であり，通常は2つの神経系がバランスをとりながら働いている．身体は必要に応じて片方の作用を強め，内部環境を保持している．それぞれの作用は以下のようにまとめることができる．

a）交感神経

エネルギー消費を伴う身体活動の際に働く自律神経．すなわち，闘争（逃走）状態 Fight or Flight の際に優位となる．

末梢の交感神経ニューロンは，胸・腰髄（T1〜L3）の**側角**に始まる．脊髄を出た交感神経ニューロンは，脊柱の両側にある**交感神経幹**あるいは大動脈付近にある**神経節**で次のニューロンに交代して末梢に向かう．このように，末梢の交感神経系は神経節前後の2つのニューロンからなるため，それぞれ**節前ニューロン**，**節後ニューロン**と呼ばれる．なお，交感神経幹は脊柱の傍を縦に走り，交感神経ニューロンはここを通って全身に分布する．

b）副交感神経

次の身体活動（エネルギー消費）の準備に働く自律神経．すなわち，安静とエネルギー補充 Relax and Refill の際に優位となる．

副交感神経ニューロンは，脳幹から起こる第Ⅲ，第Ⅶ，第Ⅸ，第Ⅹ脳神経および仙髄（S2〜S4）側角に始まる**骨盤内臓神経**に含まれる．交感神経と同様，副交感神経も神経節で**節前ニューロン**から**節後ニューロン**に連絡するが，神経節は末梢臓器の近傍もしくは臓器内部に位置することが多い．

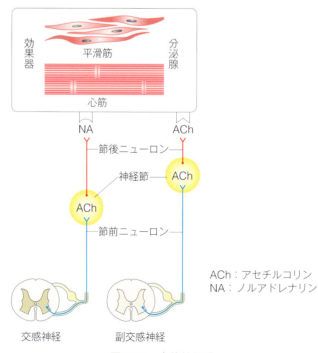

図 2-15　自律神経系

1 脳・神経系の構造と機能

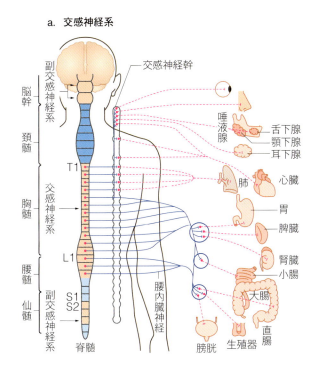

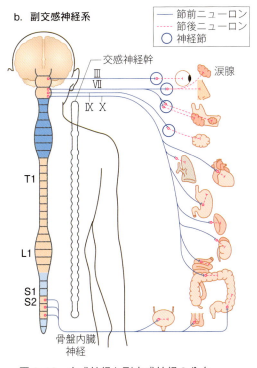

図2-16　交感神経と副交感神経の分布

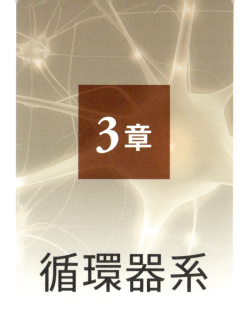

3章

循環器系

　手を降ろしたまま上腕をきつく縛ってみてください．前腕や手の静脈が浮き出し，手を上にあげても元に戻りません．心臓から手に流れてきた血液が静脈経由で心臓に還ろうとしても，縛られた部位で止められ，還ることができないためです．ですから，縛ったところをゆるめると，浮き出ていた静脈はすっと見えなくなります．

　今なら，誰もが「血液は心臓から動脈を通って身体中に送られ，静脈経由で心臓に還る」ことを知っています．でも，この「血液循環説」を初めて明らかにしたのはハーヴェイ（1628年）で，それ以前は，ガレノス（紀元2世紀）の「食物から栄養を吸収し，肝臓で造られた血液は心臓に入り，肺からの空気とともに鮮紅色の"精気"となって全身に送られて使い切られる」という説が信じられていました．当時は，動脈と静脈の区別もなく「血液が心臓へ還る」ことさえ知られていなかったのです．

　今なら当たり前の「血液循環」を証明したハーヴェイですが，実は「動脈と静脈の連絡」までは発見していません．毛細血管が発見されるには，顕微鏡によるマルピギー（1661年）の観察を待たなければなりませんでした．

　本章では17世紀から現代までの長い間に積み重ねられてきた「血液循環」の事実を少しずつ（かなり急ぎ足ですが）確認してみることにしましょう．

1 循環器系の概略

　ゾウリムシなどの単細胞生物は水中に生活し，水中から栄養を取り込むとともに，老廃物（代謝産物）を水中に排泄している．つまり，細胞にとって周囲の水は大切な生活環境である．これはヒトなどの多細胞生物でも同様で，細胞は体内の**細胞間質液（組織液）**という水中にあり，この水との間で物質をやりとりしている．しかし，単細胞生物が暮らす水中に比べて組織液は少ないため，中の栄養はすぐに枯渇し，排泄された老廃物で一杯になってしまう．このため，多細胞生物では組織液の性状を一定に保つために栄養を補給し，老廃物を取り除くしくみが必要となる．このために備わったのが**循環器系**で，摂取した栄養を組織液に届け，細胞から出た老廃物を排泄器官（肺・腎臓など）に運ぶ役割を担っている．たとえるなら，循環器系は離れ島に生活物資を届ける連絡船であり，航路に当たるのが**血管**，船（**血液**）を動かす動力が**心臓**ということになる．

A　心血管系について

　循環器系は，血液の流れる**心血管系**とリンパの流れる**リンパ系**とに分けられる．**心血管系**は血液を全身に送るシステムで，その原動力である**心臓**と，血液の通路である**血管**から構成される．血管には，血液を心臓から末梢組織に届ける**動脈**（大動脈・動脈・細動脈）と末梢組織から心臓に戻す**静脈**（細静脈・静脈・大静脈），そして血液と組織液との間での物質交換を行う**毛細血管**がある．
　血管内を流れる血液は細胞成分（**血球**）と液性成分（**血漿**）からなる．血球は造血器官（成人では**骨髄**）で造られ，酸素の輸送（赤血球）や免疫機能（白血球）そして止血（血小板）などに働く．一方，血漿は栄養や老廃物のほか，薬物やホルモンの輸送も担っている．すなわち，心血管系は薬剤を体内に配るシステムでもある．なお，リンパ管系は物質輸送路として心血管系の補助的役割をもつと同時に，免疫や感染防御に重要な役割を担っている．

B　体循環と肺循環（図3-1, 2）

　心血管系は，心臓から肺に至ってガス交換（呼吸）にあずかる**肺循環**（肺動脈→肺

1 循環器系の概略

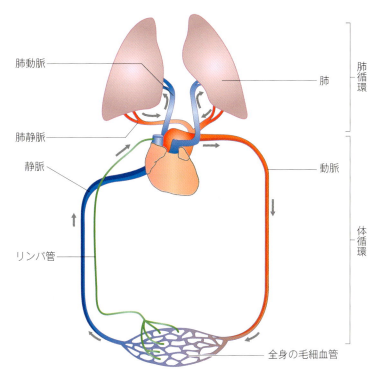

図 3-1 体循環と肺循環

血液循環系には，心臓から出て全身を巡る体循環と，肺を巡る肺循環の 2 経路がある．それぞれ左心室，右心室から拍出されるため，体循環を左心系，肺循環を右心系ともいう．心臓から出た血液は，動脈を通って各器官に向かい，毛細血管を通り抜けたあと，静脈から心臓に戻る（静脈還流）．毛細血管で間質にしみ出た液の一部は，リンパ管を通って静脈に戻る．

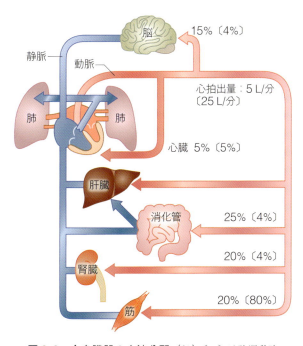

図 3-2 全身臓器の血液分配（%）〔 〕は強運動時

毛細血管→肺静脈）と，全身の器官に酸素や栄養を運んで老廃物を回収する**体循環**（大動脈→動脈→毛細血管→静脈→大静脈）に区分される．

　肺循環は右心室から送り出され，体循環は左心室から送り出される循環路であるため，それぞれ**右心系**，**左心系**とも呼ばれる．通常，体循環を一周するのにかかる時間は約55秒，肺循環を一周するのにかかる時間は5秒である．

　安静時の心臓は1回の収縮で約70 mL，1分間で約5 Lの血液を拍出する．拍出された血液は全身に分配されるが，その割合は器官ごとにほぼ決まっており，通常は脳に15％，肝臓・胃腸に25％，腎臓に20％，骨格筋に20％，皮膚に5％，心臓に5％，その他に10％の血液が流れる．強運動時には心拍出量の80％が骨格筋や皮膚に送られるため，脳への血流は約4％となるが，心拍出量も毎分約25 Lに増加するため，供給血流量は減少しない．また，運動を支える心臓への血流も減ることはない．

2 心臓の構造と機能

　心臓は「心」という字にも現れているように，4つの部屋（**右心房・右心室・左心房・左心室**）をもち，それぞれに血管が出入りしている．このうち心房の前端は心臓を前面から見たときに垂れた犬の耳のように見えるため，**右心耳・左心耳**と呼ばれる．また，表面の心外膜下には心臓自体を栄養する**冠状血管**が走っている．冠血管という名称は，心房と心室の境を走る様子を月桂冠に見たてて命名された．

A 心臓の外観と構造

1. 心臓の位置と外観（図3-3）

　心臓は循環器系の動力部をなす重さ200～300gの筋性器官で，胸腔内（胸骨のすぐ後ろ）で左右の肺にはさまれて位置する．心臓は蓮の実あるいは大きなドングリのような形で，**心尖**と呼ばれる先端を左前下方に向けて横隔膜上に乗っている．すなわち，心臓は胸腔内で右後上方から左前下方に向かって寝ころんだように位置し，正面からみるとその2/3が正中線の左側にある．心尖は左乳頭付近の前胸壁内面に接するため，やせ型の人ではその拍動（**心尖拍動**）を体表から確認することができる．なお，心尖に対して心臓の後面は**心底**（**心基部**）と呼ばれ，ほぼ左心房に相当する．

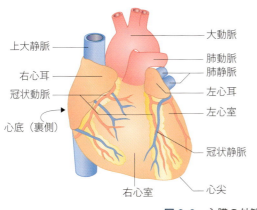

右心耳，左心耳は犬の耳に似ている

図3-3　心臓の外観

2. 心臓を栄養する血管

　心臓は拍動機能をもつ血管ともいえるが、栄養はその表面を走る別の血管によって供給される。心臓に分布するこの栄養血管を**冠状血管**といい、**冠状動脈**と**冠状静脈**からなる（**図3-4**）。冠動脈は左右1対あり、心臓壁に供給される血流量は安静時で250 mL/分（心拍出量の約5％）である。

　左右の冠状動脈は、いずれも大動脈の根元にある**大動脈洞**から起こる。**左冠状動脈**はおもに心室中隔や心室前部に分布する**前下行枝**（前室間枝）と、左心房〜左心室側壁を栄養する**回旋枝**および**左外縁枝**などに分かれる。これに対し、右冠状動脈はおもに心臓の右側〜後半分を栄養する動脈で、心臓の右側面に分布する**右外縁枝**、右心房や心室後部を栄養する**後下行枝**（後室間枝）が出るほか、約60％の例で**洞房結**

a. 冠状動脈

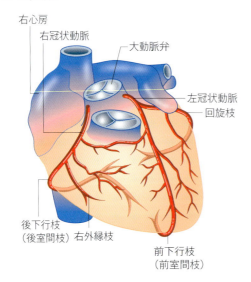

b. 冠状静脈

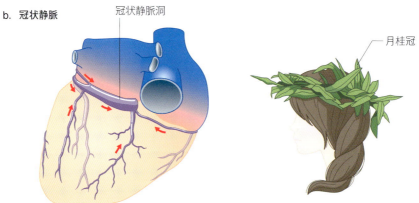

図 3-4　冠状動脈と冠状静脈

節（ペースメーカー）に血液を供給している．なお，房室結節は約90％の例で右冠動脈の房室結節枝から血流を受ける．

一方，心臓を灌流した血液の約70％が臓後面の**冠状静脈洞**に注ぐ．冠状静脈洞は心臓後面の冠状溝に沿った短く太い静脈で，**冠状静脈口**によって右心房に開口する．なお，一部の細い静脈は直に右心房に注ぐ．

> **心拍出量と血流の関係**
>
> 激しい運動によって心拍出量が5倍になると冠動脈の血流も約5倍に増加する．しかし，心拍出量に対する冠動脈血流量の割合は，安静時も運動時も約5％とほとんど変わることはない．

3. 心臓の構造

心臓は心房と心室からなり，**心房中隔**および**心室中隔**によって**左心房・右心房・左心室・右心室**に区分される．心房と心室の間に位置する弁を**房室弁**といい，右房室弁は**三尖弁**，左房室弁は**僧帽弁**とも呼ばれる．房室弁の各弁の尖端は**腱索**と呼ばれるヒモ状構造によって心室壁の**乳頭筋**につながっており，拍出時（心収縮期）に房室弁が反転するのを防いでいる．一方，右心室から出る肺動脈の基部には**肺動脈弁**，左心室から出る**大動脈**の基部には**大動脈弁**がある．動脈弁はポケット状の3枚の**半月弁**からなり，心拡張期における動脈からの血液逆流を防ぐ（**図3-5**）．

1）右心房

前面から見たとき心臓の右側を占める部分で，胸部X線正面像では心陰影の右縁下半部をなす．右心房には上方から**上大静脈**（おもに頭頸部〜上肢の静脈血が集まる），下方から**下大静脈**（おもに腹部〜下肢の静脈血が流れ込む）が開口し，下大静脈口の内側には**冠状静脈洞**（心臓の栄養下血液が還ってくる）が開く．

2）右心室

心臓の前面に位置するので，胸部X線正面像では心陰影内に隠れる．右心房から注ぐ静脈血を肺動脈へと送り出す．右心室には三尖弁の各弁尖と腱索で連絡する乳頭筋が3つみられる（**前・中・後乳頭筋**）．

3）左心房

心臓の後上方で**心底**をなす．左右の肺から各2本の肺静脈が注ぐ．左心房の下端には僧帽弁を備える左房室口があり，左心室へとつづく．僧帽弁は2枚の弁尖からなる二尖弁で，形がカトリックの司教の被るミトラに似ることから名づけられた．

4）左心室

心臓の左側部を占め，その筋層は心臓で最も厚い．胸部X線正面像では心陰影の左縁下部をなす．左房室口を介して左心房から血液を受け，大動脈から全身に血液を送り出す．

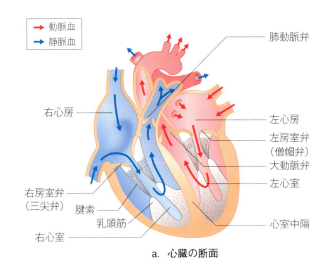
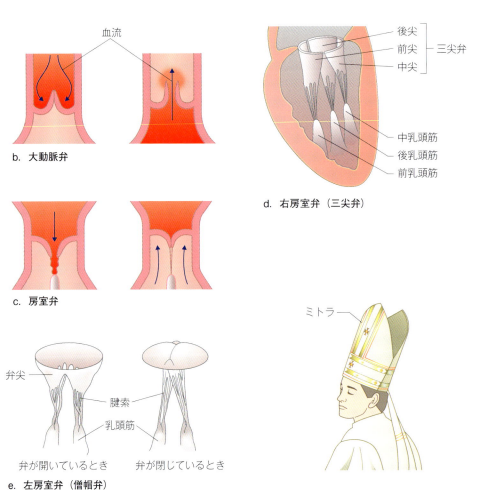

図 3-5　心臓の断面と弁

B　心臓の生理と機能

1. 刺激（興奮）伝導系

　　心臓は血液を全身に送り出すポンプとして周期的に拍動するが，その拍動は心筋を収縮させる電気的興奮がいっせいに伝わることで起こる．このとき，興奮を発生させて心臓全体に伝える経路を**刺激（興奮）伝導系**といい，**特殊心筋**と呼ばれる特別な筋線維からなる．このうち興奮の発生源となる部分は，上大静脈口の前方に位置する**洞（房）結節**で，およそ70回/分のペースで自律的に興奮する．洞房結節で生じた興奮は心房壁を0.5～1 m/秒の速さで伝わり（このときに心房が収縮する），冠状動脈口上方の**房室結節**を興奮させた後，**ヒス束**を通って心室に至る．房室結節は興奮の伝導速度が刺激伝導系の中でも遅い（0.05～0.1 m/秒）ため，心室は心房より0.12～0.18秒遅れて興奮する．これにより，心室を満たした血液は心房の後に収縮する心室から拍出される．ヒス束を通った興奮は，心室中隔両側の心内膜下を走る**左脚**と**右脚**を経由し，**プルキンエ線維**と呼ばれる筋線維束により心室全体に送られる．プルキンエ線維の興奮伝導速度はきわめて速いため，興奮は速やかに心室に拡がり心室筋はいっせいに収縮する（**図3-6**）．

　　洞房結節とは別に，房室結節も40回/分の自律的興奮能をもつが，洞房結節から伝わる興奮の頻度がこれを上回るため，心臓の興奮は洞房結節のリズム（**洞調律**）で起こる．すなわち，通常，房室結節は心室への興奮伝導の中継点として働く．また，正常ではヒス束を除いて心房と心室とは電気的に絶縁されており，刺激伝導系以外の経路で興奮が心室に伝わることはないが，時に絶縁されていない部位（**副伝導路**）が生じることがあり，異常な興奮が心室に及んで**不整脈**を起こすことがある．なお，房室結節はヒス束とともに右冠動脈で栄養されることが多いため，右冠動脈の閉塞で**房室ブロック**を生じやすい．

2. 心臓の神経支配（図3-7）

　　心臓は心臓神経叢を介して**自律神経**（交感神経および副交感神経）によって支配されており，**交感神経**は心臓の機能（心拍数・心収縮力・興奮伝導など）に対して促進的に，**副交感神経**は抑制的に働く．交感神経は身体活動に際して血液供給を増加するように働き，副交感神経は次の身体活動に備えて身体を休める際に働くためである．このように，心臓に対する交感神経と副交感神経の作用は拮抗し，かつ互いにバランスを維持するように働いている．自律神経の最上位中枢は視床下部であるが，心機能に直接関わる中枢（**心臓抑制中枢・心臓促進中枢**）は**延髄**にあり，末梢の循環状態を感知して反射的に調節している．

　　交感神経は神経末端から**ノルアドレナリン**を放出し，これが受容体に結合するこ

とで目的の臓器に作用する．各臓器にはノルアドレナリンと結合する受容体が備わっているが，心臓における交感神経受容体は**β受容体**とくにβ_1受容体と呼ばれるタイプが中心である．ノルアドレナリンが心臓のβ_1受容体と結合すると洞房結節に作用して心拍を促進するほか，収縮力増強や伝導速度促進にも関与する．このため，心臓の過剰興奮で生じた不整脈や高血圧には**β遮断薬**（βブロッカー）が用いられる．β遮断薬によってβ_1受容体がブロックされ，心臓の収縮力低下や脈拍減少を起こすことで心拍出量や血圧を下げるからである．

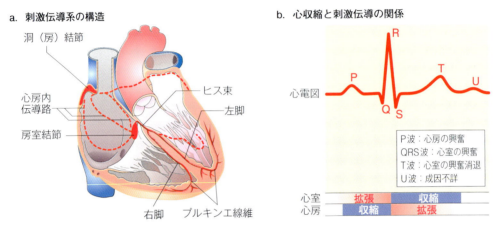

図 3-6 刺激伝導系

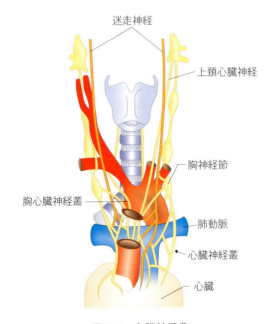

図 3-7 心臓神経叢

ちなみに，いくつかの競技ではβ遮断薬はドーピング禁止薬物とされている．アーチェリーや射撃では心拍の影響を避け，拍動の間で射つため，心拍を遅くする薬物がドーピングに当たる．

これに対し，副交感神経は心臓の仕事量を抑えるように働く．心臓に分布する副交感神経は迷走神経由来であり，心房（洞房結節や房室結節など）には分布するが心室には至らない．このため，副交感神経から放出される伝達物質**アセチルコリン**の作用により心拍数減少（洞房結節の抑制）や房室伝導時間の延長が起こるが，心臓の収縮力はほとんど影響されない．

3. 心臓の感覚

心臓に分布する神経のうち，痛覚は交感神経に含まれている感覚線維によって伝えられる．心臓からの感覚線維は第1〜4胸髄（T1〜T4）に入るが，この高さの脊髄はT1〜T4が支配する皮膚領域（上胸部〜上肢内側）からも入力を受ける．一般に内臓感覚には位置情報が含まれないため，心臓の痛みは相当する皮膚領域の痛みとして脳に伝えられる（**関連痛**）．一方，心臓を包む心膜には**横隔神経**（C3〜C5）が分布している（**図3-8**）．このため，病変が心膜に波及すると横隔神経の感覚線維が刺激され，痛みが第3〜5頸髄に送られる．ここでも同様の機序により，C3〜C5が支配する皮膚領域（肩甲部）に関連痛が生じる．心筋梗塞などで上胸部〜上肢内側や肩甲部に疼痛を訴えるのはこのような理由による．一般に，心筋梗塞による関連痛は左に多いが，これは心筋梗塞が心臓の左側に多いためと考えられている．

4. 心臓のポンプ作用

心臓の血液拍出は心筋とくに心室筋の収縮を原動力として起こる．心室筋の収縮によって血液を拍出する時期を（心室）**収縮期**，拍出後に心室筋が弛緩する時期を（心室）**拡張期**といい，くり返し起こる収縮期と拡張期を合わせて**心臓周期**という．

1）心拍出量

心臓周期は洞房結節の自律的興奮によって形成されるリズムで，1分間に生じる心臓周期の頻度が心拍数である．また，心臓（とくに左心室）から1分間に送り出される血液量を**心拍出量**という*．

2）心音

正常の心臓周期において生じる音を**心音**といい，通常はⅠ音とⅡ音が聴取される．Ⅰ音はおもに左右の**房室弁**（僧帽弁・三尖弁）の閉鎖音からなり，Ⅱ音は**動脈弁**（大動脈弁・肺動脈弁）の閉鎖音で形成されるので，Ⅰ音からⅡ音までの間が収縮期，Ⅱ音から次のⅠ音までの間が拡張期に相当する．このため，**脈拍**（心収縮）を振れながら聴診するとⅠ音・脈拍・Ⅱ音の順に確認される（**図3-9**）．

＊：1回の収縮で拍出される血液量を**1回拍出量**という．

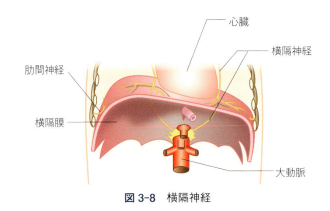

図 3-8　横隔神経

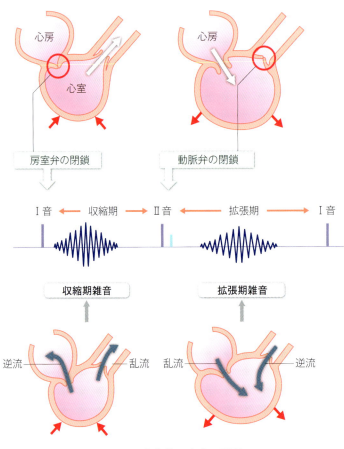

図 3-9　心収縮と心音の関係

3）心雑音

　心臓・大血管の血流に乱れが生じると**心雑音**が聴こえる．とくに弁の閉鎖不全や狭窄が起こると，血液の逆流や乱流による雑音が認められるようになる．心雑音は，心臓周期がいつ聞こえるかによって**収縮期雑音**や**拡張期雑音**に大別され，乱流の方向により**駆出性雑音**や**逆流性雑音**などに区別される．

　心室が収縮しているときに発生する雑音を**収縮期雑音**という．房室弁の閉鎖不全では心室から心房への逆流による**逆流性収縮期雑音**が，大動脈弁や肺動脈弁の狭窄では拍出血の乱流による**駆出性収縮期雑音**が生じる．

　心室が拡張しているときに発生する雑音を**拡張期雑音**という．房室弁の狭窄では心房から心室への血液の乱流による**心室充満性雑音**が，大動脈弁や肺動脈弁の閉鎖不全では動脈から心室への逆流による**逆流性拡張期雑音**が生じる．

5. 心臓のホルモン

　心臓壁の伸展を刺激として分泌されるホルモンがあり，腎臓におけるナトリウム排泄を促進して循環血液量を減少する役割をもつ．これをナトリウム利尿ペプチドといい，以下の2種類が知られている．これらのホルモンは心臓への負荷に反応しておもに心臓から血液中に分泌されるため，心機能検査のマーカーとしても用いられる．

1）心房性ナトリウム利尿ペプチド（ANP[*1]）

　静脈還流量の増加によって右心房が伸展すると，受容装置が刺激されて心房から分泌される．心房性ナトリウム利尿ペプチド（ANP）は腎臓のナトリウム排泄を促進することで体液を減少させるほか，血管拡張作用や交感神経およびレニン・アンジオテンシン抑制により血圧低下に働く．

2）脳性ナトリウム利尿ペプチド（BNP[*2]）

　心室に負荷がかかって心室が伸展すると，脳性ナトリウム利尿ペプチド（BNP）が心室筋から分泌される．ANPに似たホルモンで，強力なナトリウム利尿作用に加え，交感神経およびレニン・アンジオテンシン抑制作用をもつ．心不全で血中濃度が上昇する．

＊1：ANP：atrial natriuretic peptide
＊2：BNP：brain natriuretic peptide

3 血管系の構造と機能

　心臓は，全身の動脈に血液を送るために毎分70回ほど収縮し，これにより1分間に約5Lの血液が拍出される．血液が拍出されるたびに起こる心臓の拍動は振動となって動脈壁を伝わり，末梢動脈で脈拍として触知される．通常，動脈壁は心拍動と同じリズムで振動するため，脈拍数＝心拍数であり，心拍動が洞調律であれば脈も規則正しい整脈として触れる．これは心臓からつづく動脈の壁が弾力性に富み，振動を伝えやすいからにほかならない．しかし，心房細動などで心収縮が弱いと振動は末梢の動脈まで伝わらないため，脈拍欠損（脈が跳ぶ現象）が起こる．

A 血管の構造と機能

　血管壁は一般に**内膜・中膜・外膜**の三層構造を示し，内膜は**内皮**と**内弾性板**，中膜は**平滑筋＋弾性線維**の混合層と**外弾性板**，外膜は結合組織から構成される．最も基本的な壁構造は**毛細血管**にみられ，物質交感にあずかるため一層の内皮細胞のみからなる．血管壁は太い血管ほど厚く，とくに中膜が発達する．一般に，**細～中動脈**では**平滑筋**に富む中膜をもつが，これは細～中動脈が自律神経支配のもとに血流や血圧調節に働くためである．これに対し，**大動脈**の中膜は**弾性線維**に富むが，これは心拍出に際して容量を拡大し，血圧や血液量の変化を緩衝する役割を反映している（図3-10）．なお，**静脈**も基本構造は同様だが，壁は薄く平滑筋や弾性線維は乏しいため，血管抵抗は低い（図3-13参照）．

1. 動脈の構造と機能（図3-11）

　心臓から拍出された血液は，動脈によって全身の毛細血管に送られる．動脈は心臓につづく太い**大動脈**に始まり，分枝しながら細くなり，毛細血管の直前では毛髪ほどの**細動脈**となる．動脈には高い圧がかかるため全体に厚い壁を備えるが，大動脈と細動脈では壁の構造も機能も異なる．

1）大動脈

　左心室につづく太い動脈を**大動脈**といい，**上行大動脈**として数cm上行した後，胸骨角（第4～5胸椎）の高さで**大動脈弓**に移行，後方に逆U字を描いて反回し，脊柱の左側で**下行大動脈**となる．下行大動脈は脊柱に沿って胸腔～腹腔を下行し，第4腰椎の高さで左右の**総腸骨動脈**に分かれる．下行大動脈は，横隔膜の大動脈裂孔

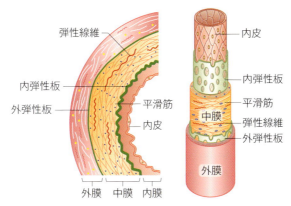

図 3-10 動脈血管壁の基本構造

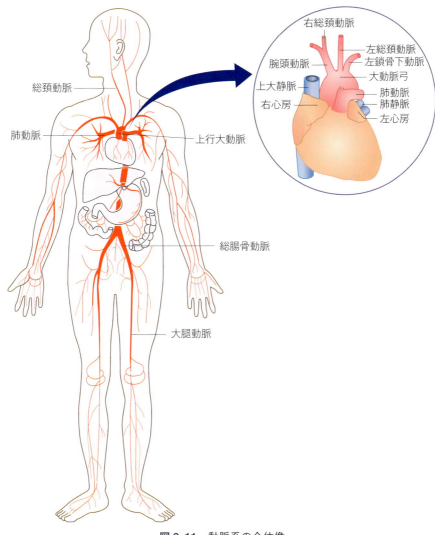

図 3-11 動脈系の全体像

を境として**胸大動脈**と**腹大動脈**とに区分される．

なお，大動脈の各部から分かれる枝の分布先には次のような原則がみられる．

- **上行大動脈**の枝：心臓（左右の冠動脈）に分布する．
- **大動脈弓**の枝：頭頸部（総頸動脈）および上肢（鎖骨下動脈）に向かう．
- **胸大動脈**の枝：心臓以外の胸部臓器（気管支動脈／食道動脈）や胸壁（肋間動脈）に分布する．
- **腹大動脈**の枝：腹部臓器（腹腔動脈／上・下腸間膜動脈／腎動脈／性腺動脈）や腹壁（腰動脈）に分布する．
- **総腸骨動脈**の枝：総腸骨動脈は大動脈ではないが，その枝は骨盤臓器（内腸骨動脈）や下肢（外腸骨動脈）に分布する．

大動脈の壁内には伸縮性を示す弾性線維が豊富に含まれており，この特徴から**弾性動脈**とも呼ばれる．大動脈は心臓から断続的に拍出される血液を一時的に貯留し，末梢に向けて持続的な血流に変える働きがあり，その結果，心室内では収縮期と拡張期で 120〜0 mmHg の間で変動する血圧を 120〜80 mmHg に維持する．

2）中〜細動脈

大動脈から分枝するにつれ，動脈壁の弾性線維は減少し，代わって平滑筋細胞が増加する．この特徴から中〜細動脈は**筋性動脈**ともいわれ，動脈を取り巻くように走る平滑筋の緊張により血管の太さを変えて血管抵抗の調節に働く．このように，筋性動脈は血管抵抗を調節し，血流の分配に働くとともに末梢血圧の保持に関与しているため**抵抗血管**とも呼ばれる．

筋性動脈における血管抵抗の調節機構はさまざまだが，代表的なものとして血管平滑筋を支配する交感神経調節がある．運動時には交感神経からノルアドレナリンが分泌され，皮膚や内臓血管の壁に位置する**α受容体**に結合して収縮を起こす．しかし，骨格筋に分布する動脈や冠動脈では**β₂受容体**が優位であるため，交感神経

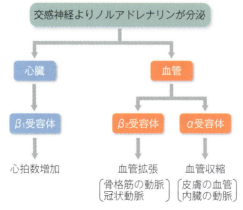

図 3-12　ノルアドレナリンの作用

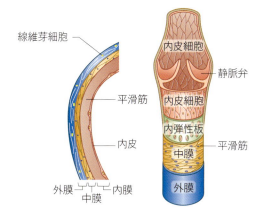

図 3-13　静脈の血管壁の基本構造

刺激によって血管拡張が起こる．運動時には，このようにして内臓への血流が減少し，骨格筋や冠動脈に向かう血流が増加することで激しい運動に備える．なお，このほかに腎臓から分泌されるレニンや血管内皮細胞から放出される平滑筋収縮物質（ノルアドレナリン）も，全身の血圧や血流の調節に関与している（**図 3-12**）．

2. 静脈の構造と機能

末梢の毛細血管からの血液を心臓に戻す血管を静脈といい，動脈に比べて平滑筋や弾性線維が少ないため，壁は薄く弾力性にも乏しい（**図3-13**）．静脈はその走行する場所によって**浅在性静脈**と**深在性静脈**に分けられる．浅在性静脈は**皮静脈**とも呼ばれ，動脈と無関係に皮下を走り，互いに多くの**吻合**をもつ．これに対し，深在性動脈は動脈に沿って走る**伴行静脈**のかたちをとることが多く，とくに上肢や下肢では1本の動脈に2本の伴行静脈がみられる．ただし，深部の静脈でも脳（**硬膜静脈洞**）や腹部内臓の静脈（**肝門脈**）は動脈とはまったく異なる走向を示す．

静脈全体の容量は動脈に比べて大きく，血液の3/4は静脈内にあるとされる．また，静脈は動脈に比べて血圧が低く血流速度も遅いので**うっ滞**を生じやすい．このため，静脈の多くには逆流防止などのために**静脈弁**が備わっており，とくに重力の影響を受けやすい下肢の静脈で発達する．静脈弁が機能不全に陥ると血液が逆流し，壁の弾力が失われて拡張する（**下肢静脈瘤**）．なお，四肢と異なり，内臓や背部の静脈は弁をもたない．四足動物において，心臓より高い位置にある静脈の血液は心臓に還りやすいため，静脈弁が形成されなかったからである．

なお，静脈血が心臓に還ることを**静脈還流**といい，通常は次のような機構を原動力として起こる．すなわち，①筋ポンプ（近接動脈の拍動や骨格筋の収縮による圧迫），②心臓ポンプ（拡張期の心室による吸引作用），③血圧勾配（静脈より圧の低い右心房圧への流れ），そして④呼吸ポンプ（吸気時に増強する胸腔内陰圧）などが働いている．

B 血液循環の生理

1. 肝門脈循環について（図3-14）

　肝門脈とは肝門に入る静脈を意味しており，**上腸間膜静脈**，**下腸間膜静脈**および**脾静脈**が合流することで形成される．泌尿生殖器を除く腹部臓器の大部分からの血液は門脈に送られ，肝臓に流入して肝細胞による代謝を受ける．各静脈に注ぐ腹部臓器は以下のように大別される．

- **上腸間膜静脈**：胃・空腸・回腸・結腸近位部・膵臓（頭部）の血液を受ける．
- **下腸間膜静脈**：結腸遠位部・直腸上部の血液を受ける．
- **脾静脈**：脾臓・膵臓（体部・尾部）からの血液を受ける．

　門脈から肝臓に注いだ血液は肝静脈から下大静脈へと注いで心臓に還流する．しかし，肝硬変などで肝臓の血行障害が起こると門脈の血流が阻害され（**門脈圧亢進症**），静脈血のうっ滞によって心臓への静脈還流が障害される．このため，門脈圧亢進症の際には肝臓を迂回するバイパス経路にうっ血が生じることも多い（**表 3-1**）．

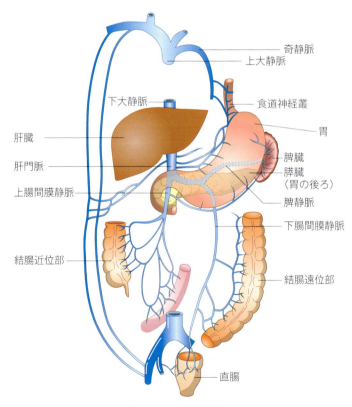

図 3-14　肝門脈循環

表 3-1 門脈のバイパス経路

門脈・奇静脈経路	門脈→胃冠状静脈→食道静脈叢→奇静脈→上大静脈	この経路にうっ血が起こると食道粘膜下に食道静脈瘤を生じ，破綻によって大出血を起こすので不用意な内視鏡検査も危険である
門脈・直腸静脈経路	門脈→下腸間膜静脈→直腸静脈叢→内腸骨静脈→下大静脈	この経路にうっ血が起こると直腸粘膜下に静脈瘤（痔核）が生じる
門脈・臍静脈経路	門脈→臍傍静脈→腹壁の皮静脈→上・下大静脈	この経路にうっ血が起こると腹壁の皮静脈が怒張する．臍を中心に網状模様を示すため，メドゥサの頭と表現される
門脈・後腹膜静脈経路	門脈→上・下腸間膜静脈→後腹膜静脈→下大静脈	―

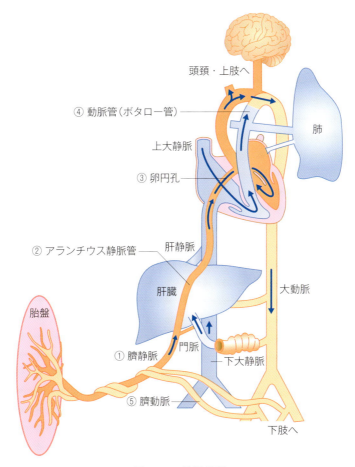

図 3-15 胎児循環

2. 胎児循環

　胎児は胎盤を通して母胎から酸素や栄養を受け取り，老廃物も胎盤で排泄される．すなわち，胎盤は胎児にとって呼吸器・消化器・泌尿器の役割をもっている．このため，胎児における血液循環路には生後とは異なる特徴的構造が備わっている．すなわち，**胎盤**から臍帯を通って胎児体内に入った血液は①**臍静脈**によって肝臓に向かうが，肝臓内には入らず，肝臓下面の②**アランチウス静脈管**を通って下大静脈に注ぐ．下大静脈からの血液は右心房に流入するが右心室には向かわず，心房中隔にあいている③**卵円孔**を通って左心房に流れ込み，左心室から大動脈へと直に拍出される．また，頭頸部や上肢から還ってきた静脈血は上大静脈から右心房・右心室を経て肺動脈に注ぐ．しかし，肺呼吸していない胎児では肺血管抵抗が高いため，肺動脈の血液は肺に到達できず，途中で④**動脈管（ボタロー管）**によって大動脈弓へと注ぐ．最終的に老廃物を含んだ血液は，内腸骨動脈から分かれる2本の⑤**臍動脈**によって胎盤へと送られる．なお，胎児循環におけるこれらの特徴的構造は出生とともに閉鎖し，生後の血液循環路が完成する（図3-15）．

　胎児の循環血は頭部に送られる血液を除き，大部分が静脈血と動脈血との混合血で，酸素分圧の高い動脈血は臍静脈や静脈管に限られる．また，頭頸部・上肢から心臓に還った静脈血は**動脈管**を介して左心室からの血液に合流するため，胸腹部〜下肢に送られる血液の酸素分圧はさらに低下することになる．胎児で上半身が発達しているのはこれと密接に関係している．

C　薬の吸収・循環経路（図3-16）

　通常，投与された薬は血流によって全身に運ばれるが，とくに静脈が大きな役割を果たしており，投与方法によって吸収・循環経路が異なる．

1. 経口投与

　内服薬は消化管から吸収されて静脈に入り，門脈から肝臓に送られる．薬成分の多くは肝臓で分解されるが，残りの成分は肝静脈から下大静脈を経て心臓に入り，肺を通って再び心臓に還った後，左心室から全身に送られる．すなわち，薬成分は全身に送られる前に肝臓で分解される（**初回通過効果**）ため，「肝臓で分解されやすい薬」は経口投与での効果は期待できない．

2. 静脈注射

　通常，静脈（内）注射は上肢の皮静脈で行われる．静脈内に入った薬成分は鎖骨下静脈から上大静脈を経て心臓に送られ，肺を通って心臓に戻ったのち全身に送り

出される．すなわち，吸収された薬成分は肝臓を通る前に全身に送られるため初回通過効果を受けない．したがって，静脈注射は「肝臓で分解されやすい薬」でも効果が期待できる．

3．坐　薬

肛門に挿入された坐薬は直腸下部の静脈叢から吸収される．吸収された薬成分は下直腸静脈→内腸骨静脈→下大静脈を経て心臓に入り，肺を通った後に心臓から全身に送られる．すなわち，坐薬は初回通過効果を受けない．これは舌下錠の循環（舌静脈→内頸静脈→上大静脈→右心→肺→左心→全身）でも同様である（**図 3-14** 参照）．

4．舌下錠

舌下錠・バッカル錠は口腔粘膜で吸収されて静脈に入り，内頸静脈→上大静脈を通って心臓に入る．この経路は静脈注射の場合と同様，初回通過効果を受けない．

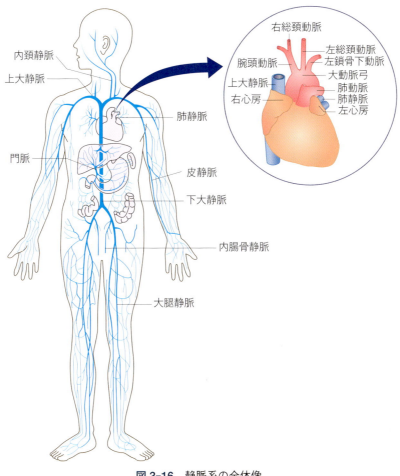

図 3-16　静脈系の全体像

D 血圧について

血液が血管壁に及ぼす圧力を**血圧**といい，血流を生じる原動力でもある．血圧は心臓の拍動により，**収縮期血圧**と**拡張期血圧**の間で周期的に変動するが，心臓から離れるにつれて低下し，大動脈で平均100 mmHgのものが毛細血管では30～10 mmHgになり，右心房に近い大静脈ではほぼ0 mmHgに下がる．

1. 血圧の変動要因

血圧は**心拍出量**と**末梢血管抵抗**によって計算されるが（血圧＝心拍出量×血管抵抗），**心臓の収縮力**，**循環血液量**，**血管の容量**などに影響されるほか，血管の弾力性，血液の粘稠性，血管作用物質などによっても変動する．

1) 心臓の収縮力

交感神経は心収縮亢進によって血圧上昇をもたらし，**副交感神経**は心収縮抑制により血圧低下に作用する．また，**アドレナリン**なども心収縮を促進する．

2) 循環血液量

血圧は，血液量が減少すると低下し，輸液などで増加すると上昇する．習慣的に塩分摂取量が多いと体液浸透圧が亢進し，水分排泄が減少したり，口渇によってさらに水分を摂取することで血圧上昇を引き起こす．

3) 血管の容量

血管収縮で容量が減少すると血圧は上昇し，拡張して容量が増大すると血圧は低下する．このため，血管収縮作用をもつアドレナリン，アンジオテンシン，血管内皮細胞から分泌されるエンドセリンなどは血圧上昇に，血管拡張作用を示すヒスタミンなどは血圧低下に働く．また，交感神経刺激により血管は収縮（α受容体の作用）するが，骨格筋・脳・心臓の血管では拡張（β_2受容体の作用）に働く．なお，血管壁平滑筋は収縮に際してカルシウム（Ca）イオンを必要とするが，細胞内Caが過剰となると血管の狭窄を生じる．

2. 血圧の調節機構（図3-17）

血圧は，**心拍出量**（心臓の収縮力）・**循環血液量**・**末梢血管抵抗**（血管の容量）を調節するシステムにより正常範囲に保たれている．このため，心停止により心拍出がなくなると血圧は0になり，当然，脈拍も触れなくなる．また，ショックや種々の毒素の作用で血管が拡張しすぎると血管は弾力を失い，血圧は著しく低下する．同様に，脱水や大量出血などで血管内の血液量が減少する場合にも血圧低下が起こる．これとは逆に，動脈硬化や血管収縮によって血管の容量が減少したり，塩分の過剰摂取により体液（循環血液量）増加が生じると**高血圧**をまねく．このような異常状態に陥らないように，人体には次のような2種類の血圧調節機構が備わっている．

a. 神経性調節機構

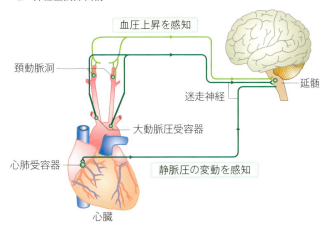

b. 液性調節機構

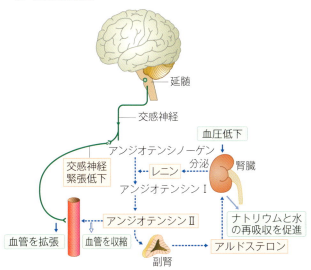

図3-17　血圧の調節機構

1）神経性調節機構

　循環系には血圧を感知する装置（**圧受容体**）が備わっており，その情報に基づいて血圧調節が行われる．代表的な血圧受容装置として，動脈系には**頸動脈洞**や**大動脈圧受容器**がある．これらの受容器は，血圧上昇に伴う血管壁の伸展を感知して延髄の血管運動中枢に情報を送り，**副交感神経**を刺激すると同時に**交感神経**を抑制することで血圧を下げる．また，右心房壁や肺静脈には**心肺受容器**があり，心房の収縮・拡張による静脈圧の変動を感知し，血管運動中枢を介して腎臓などにおける体液量調節に働く．一般に，神経性調節は短時間で働く反射的調節機構であり，心拍数や心拍出量，末梢血管抵抗に作用する．

2) 液性調節機構

　液性調節機構は**ホルモンやオータコイド**（生理活性物質）による血圧調節システムで，末梢血管抵抗の増減に働くものと，循環血液量の変動に働くものとがある．これらの調節は数分〜数時間にわたる作用を示す．

a) 血管抵抗の増減に働く物質

　血液中のアンジオテンシノーゲンからアンジオテンシンⅠ（AⅠ）を経て生成される**アンジオテンシンⅡ（AⅡ）**，血管内皮細胞でつくられる**エンドセリン**，下垂体後葉から分泌される**バゾプレッシン**，そして血小板で産生される**トロンボキサンA2**などはいずれも血管収縮作用をもち，血管抵抗増加に働く．また，アドレナリンやノルアドレナリンは心収縮促進による昇圧作用を示す．逆に，**ANP**，**血管内皮細胞でつくられる一酸化窒素（NO）**，ヒスタミンなどは末梢血管拡張により血圧低下作用を示す．

b) 循環血液量の変動に働く物質

　腎血流が低下すると腎臓の**糸球体傍細胞**はレニンを分泌し，これが血中のAⅡ生成に働く．AⅡはそれ自体が血管収縮作用を示すが，同時に副腎皮質からの**アルドステロン**分泌を促す．アルドステロンは腎臓の集合管におけるナトリウムと水の再吸収を促進し，循環血液量を増加する．

　なお，視床下部で生成される**バゾプレッシン**は**抗利尿ホルモン（ADH）**とも呼ばれ，下垂体後葉から分泌されて腎臓における水の再吸収に働くため，不足すると尿量の著しい増加（**尿崩症**）を引き起こす．これに対し，静脈還流量が増加すると心房から**ANP**が分泌され，腎臓のナトリウム排泄促進に働く．

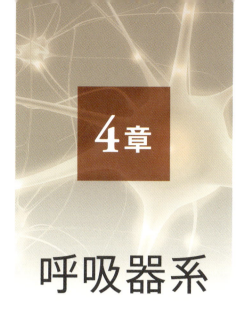

4章 呼吸器系

　呼吸というと，まず「肺に空気を出し入れすること」が思い浮かぶと思います．起きているときも眠っているときも，呼吸は休みなく続いているので，ふだんはほとんど意識されていません．「あるのが当たり前！」として生活しているので，「空気（酸素）のありがたみ」も実感されていないようです．

　ところが，何らかの病気でからだの具合が悪くなると，ほとんどの場合「呼吸」が荒くなります．病気で現れてくる「疲れがとれない」「頭痛がする」「息苦しい」「脈が速くなる」などの症状は，そのほとんどが呼吸機能と密接に関連しています．そして，さらに病気が進むと顔色が悪くなり，唇や爪の色が紫色（チアノーゼ）になって，重症の場合には意識や生命を失うことまであるのです．

　ふだんは意識されない「呼吸」ですが，実は，身体の細胞は酸素なしでは生きていけません．酸素がないところでは火が燃えないように，細胞がエネルギーをつくり出すために酸素は必要不可欠なのです．ですから全身の組織が生命活動を営むために呼吸は欠かせません．どんなに頑張っても自分の意志で息を止め続けることができないのは「自動的に呼吸をするしくみ」をもっているからです．

　本章では「呼吸」のしくみと不思議にアプローチしてみましょう．

1 呼吸器系の概略

　生命は自身の身体をつくる細胞や組織が担う種々の機能によって支えられており，その組織や細胞は自ら産生するエネルギーを使って活動している（生命活動）．ヒトの場合，エネルギー源は外界から摂取する栄養素に依存しているが，栄養素のままではエネルギーとして利用できないため，「体内における燃焼」すなわち酸化反応によってエネルギーを得ている．ちょうど燃料を燃して熱を出すストーブのように，身体の中では，栄養素を**酸素（O_2）** と結合してエネルギーを取り出す反応が常時起こっている．このため，身体は「栄養素を燃焼して生命活動のエネルギーを得る」ために O_2 を取り込む必要があり，この O_2 の取り込みを**呼吸**という．

A　呼吸とエネルギー産生

　細胞や組織のエネルギー源は**アデノシン三リン酸（ATP）** という物質で，ここからリン酸がとれてアデノシン二リン酸（ADP）に分解される過程で発生するエネルギーが生命活動に使われる．
　燃料を燃すと，熱とともに**二酸化炭素（CO_2）** や**水蒸気**が発生する〔**燃料＋ O_2 → CO_2 ＋水（H_2O）＋熱エネルギー**〕．これと同様に，身体も摂取した栄養からエネルギーを得る過程で O_2 を消費し，CO_2 や H_2O を生成する〔**栄養素＋ O_2 → CO_2 ＋ H_2O ＋（熱＋ATP）**〕．このため，身体は継続して O_2 を取り込み，同時に CO_2 を放出しており，呼吸においても「O_2 の取り込み」と「CO_2 の放出」が同時に起こる．

B　外呼吸と内呼吸

　身体の細胞や組織はエネルギー産生に必要な O_2 を組織液から得ており，その組織液には肺で取り込まれた O_2 が血液循環によって供給される．すなわち，吸気の最終目的地は個々の細胞である．O_2 は外気から肺毛細血管に取り入れられ，循環系を使って全身の組織液に運ばれたのち細胞内で使われる．この過程をまとめて**呼吸**といい，外気中の O_2 を身体に取り込む（同時に CO_2 を身体から排出する）過程と，細胞レベルで O_2 と CO_2 を交換する過程の2段階で構成される．言い換えれば，呼吸は，肺で行われる**外呼吸**（肺胞と毛細血管の間の**ガス交換；換気**）と，細胞レベルで行

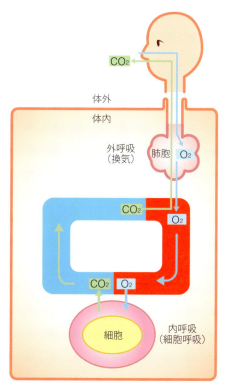

図4-1 組織におけるガス交換（外呼吸）と細胞のエネルギー生成（内呼吸）

われる**内呼吸**（O_2消費とCO_2生成：**細胞呼吸**）とに区分される（**図4-1**）.

C 呼吸器系の役割

　身体において必要とされる三大栄養素は**タンパク質・脂質・炭水化物**（**糖質**）である．このうち，タンパク質は**アミノ基**（$-NH_2$）すなわち**窒素**（**N**）を含むため，分解によって**窒素化合物**（尿素・尿酸・アンモニア）が生成される．中でもアンモニアは毒性が高いため，肝臓において毒性の低い尿素に変えられ，腎臓で尿中に排泄される．肝硬変などでは，アンモニアが代謝されずに血流に入るため，アンモニア臭（汗・呼気）や脳障害（肝性脳症）を引き起こす．

　一方，炭水化物と脂質は**炭素**（**C**）・**水素**（**H**）・**酸素**（**O**）で構成され，完全燃焼（酸化反応）による最終産物はH_2OとCO_2である．したがって，炭水化物や脂質を原料としてエネルギー産生された際の副産物は，おもに呼吸器系から排泄される．このように，全身の組織で生成された代謝産物のうち，Nを含むものの排泄はおもに**泌尿器系**で行われるが，CO_2はおもに肺へと運ばれ，ここでO_2とのガス交換（**換気**）によって排出される．このガス交換に働く器官系が**呼吸器系**である．

2 呼吸器系の区分と構造

呼吸器系は外呼吸に働く器官系で，**気道（鼻腔・咽頭・喉頭・気管・気管支）**と**呼吸部〔肺（肺胞）〕**から構成される．このうち，気道とは外界と肺を結ぶ空気の通路をさし，呼吸部とはガス交換を行う部分をさす．通常，気道は**上気道（鼻腔～喉頭）**と**下気道（気管～気管支）**に区分され，気管支以下の気道は約 20 回分岐して呼吸部（肺胞）に達する（**図 4-2**）．

A 上気道の構造と機能

1. 鼻　腔（図 4-3）

1）鼻腔の構造

吸気（吸い込まれた外気）はまず鼻腔を通る．鼻腔は前方の外鼻孔で外界に開き，後方の後鼻孔で**咽頭鼻部（上咽頭；鼻咽頭）**に連絡する空洞で，鼻中隔で左右に分かれている．左右の鼻腔は，外側壁にある 3 つの棚状突起（**上鼻甲介・中鼻甲介・下鼻甲介**）によって上・中・下鼻道に不完全に仕切られ，吸気が鼻腔粘膜に触れながら流れる構造となっている．

鼻腔内面は**線毛上皮**からなる粘膜で覆われ，粘膜下には豊富な**毛細血管**が存在する．吸気がこの粘膜に接しながら鼻腔を通る際，吸気中の塵は鼻毛により排除される．同時に，鼻腔では粘膜下の毛細血管との間で熱交換が起こり，空気が加湿・加温されることで，肺に乾燥した冷気が入るのを防ぐ．これにより，外気が肺胞に至るまでの約 0.5 秒の間に，吸温度 37℃，湿度 100％に調節される．

このように，鼻腔粘膜はその全体が血管に富むが，とくに鼻中隔前部には豊富な毛細血管網を備える領域（**キーゼルバッハ部位；リトル部位**）があり，鼻出血を起こしやすい部位として知られる．

2）鼻腔の感覚

鼻腔の感覚は**三叉神経**に支配されており，鼻腔粘膜が刺激されると，その情報は橋～延髄にある**三叉神経主感覚核**に送られる．三叉神経核に入った情報は，視床経由で大脳皮質に送られて意識にのぼる（鼻のムズムズ感など）が，同時に**三叉神経（第Ⅴ神経）**，**顔面神経（第Ⅶ神経）**，**迷走神経（第Ⅹ神経）**などの運動性脳神経核や，呼吸筋を支配する脊髄前角の**運動ニューロン**に連絡し，クシャミ反射を起こす．

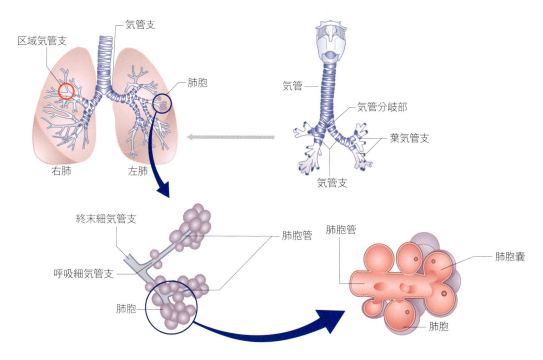

図 4-2　気道の分岐と肺・肺胞

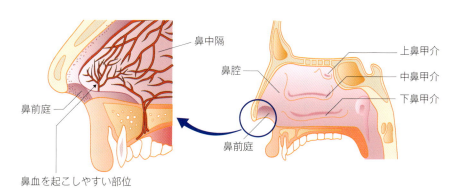

図 4-3　鼻腔の構造

2．咽　頭

　　鼻腔の後方には**上咽頭**（**鼻咽頭**；**咽頭鼻部**）があり，鼻腔を通った吸気はここから**中咽頭**（**咽頭口部**）を経て**喉頭**へと入る．上咽頭と中咽頭の周囲には，これを取り囲むように**扁桃**というリンパ組織が配列しており，**リンパ性咽頭輪**（**ワルダイエル咽頭輪**）と呼ばれる．扁桃は細菌などが吸気から肺に侵入するのを防ぐ役割を果たしており，感染により炎症（扁桃炎）を起こすと大きく腫れる（**図 4-4**）．

3. 喉　頭

　咽頭を通って吸入された空気は**喉頭**へと入る．喉頭は，**舌骨**および6種類の**喉頭軟骨**（甲状軟骨，輪状軟骨，喉頭蓋軟骨など）からなる支柱とこれを連結する靱帯や膜で構成され，気道としての空間を確保している（**図4-5**）．

　喉頭は喉頭口から輪状軟骨下縁までの腔所で，そのほぼ中央には前後に走る**声帯**があり，**声門**を形成する．声門は発声器官であり，呼気時の空気の流れで声帯を振動させて声を出す．発声にあずかる声帯の筋は反回神経（←迷走神経）に支配される．反回神経は胸部でUターンしたのち，上行して声帯に向かうので，肺の上部（**肺尖部**という）の癌などで障害されるとかすれ声（嗄声）を生じることがある．

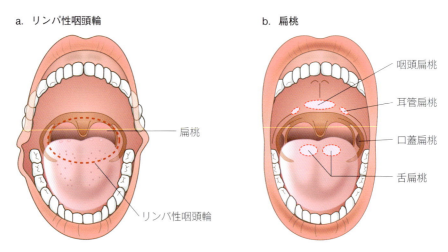

図4-4　リンパ性咽頭輪と扁桃

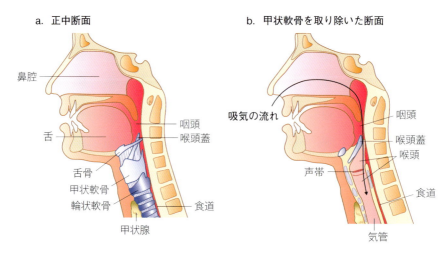

図4-5　咽頭・喉頭の位置

B 下気道の構造と機能

1. 気管と気管支

気管より末梢部を下気道という．気管は**気管分岐**で左右**主気管支**となり，肺門で**葉気管支**に分かれる．葉気管支は肺内部に進入し（これ以下を肺内気管支という），さらに**区域気管支→細気管支→終末細気管支**となり，数回分岐したのち**呼吸細気管支**となって肺胞に達する．呼吸細気管支は気管支（同時に下気道）の終末部であり，その下の**肺胞管**と**肺胞嚢（肺胞）**が**呼吸部**である．

1）気管〜気管支の構造（図4-6）

喉頭に続く径1.5 cm，長さ10 cmほどの管を**気管**という．気管は第6頸椎の高さ（**輪状軟骨**の下縁）に始まり，第4〜5胸椎の高さ（**胸骨角**レベル）で左右の主気管支に分岐する（**気管分岐部**）．気管の壁は靱帯に連結されたおよそ20個の気管軟骨からなり，吸気時に気管がつぶれるのを防ぐ．これに対し，気管の後壁は平滑筋を含む結合組織でできており（**膜性壁**という），後面を走る食道の拡張をじゃましないしくみとなっている．

気管分岐に始まる**主気管支**は，右主気管支が長さ約30 mm，太さ約15 mmであるのに対し，左主気管支は長さ約50 mm，太さ約12 mmと，右で太く短い．また，心臓がやや左側に位置するため，**分岐角度**（縦軸に対する角度）は左で大きい．なお，気管分岐の内面には，豊富な感覚神経（迷走神経由来）が分布しているため，刺激されると激しい咳を起こす．

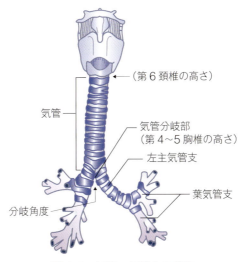

図4-6　気管・気管支の構造

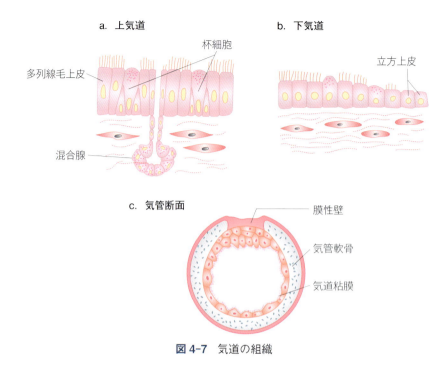

図 4-7　気道の組織

2) 気道の組織（図4-7）

a) **上気道の組織**：鼻腔から喉頭までの上気道の内面は，**多列線毛上皮**からなる粘膜で覆われる．線毛上皮は，輸送機能を示す部位にみられる上皮で，気道では吸入された塵や分泌された粘液からなる痰の排出に働く．粘膜および粘膜下には，分泌にあずかる**杯細胞**や**混合腺**と血管が認められる．なお，上気道の壁は**横紋筋**で構成される．

b) **下気道の組織**：気管〜気管支の内面を覆う粘膜も鼻腔や喉頭と同様の**多列線毛上皮**である．粘膜固有層には**気管腺**や**気管支腺**が存在するが，通常，静脈叢はみられない．

　肺内に入った気管支は数回分岐した後，**細気管支**となり，その末梢部に**肺小葉**を形成する．肺小葉とは1本の細気管支を中心とした区域をさし，ここに続く**終末細気管支**，**呼吸細気管支**，**肺胞管**および**肺胞**によって構成される．上気道と異なり，下気道は**平滑筋**で構成される．

C 肺の構造と機能

1. 肺胞の構造

　肺の中には約3億個の**肺胞**が備わっており,その周りには肺動脈由来の毛細血管網が張り巡らされている.肺胞は径 0.1〜0.2 mm の袋で,薄い肺胞中隔によって隣接する肺胞と隔てられる(**図 4-8**).肺胞中隔は,肺動脈からの血液が流れる**肺毛細血管**とこれを取り囲む少量の結合組織,肺胞内面を覆う**肺胞上皮**によって構成される.肺におけるガス交換は,肺胞と肺胞中隔の毛細血管との間(厚さ 0.2〜0.6 μm)で行われる*.

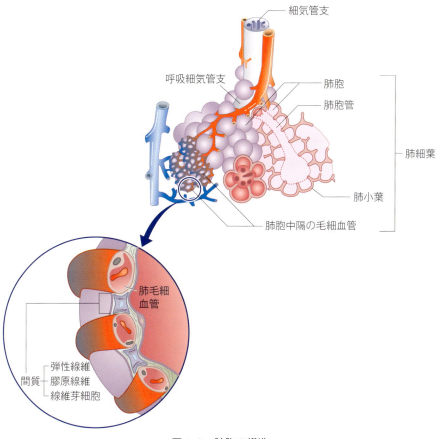

図 4-8　肺胞の構造

＊：1 μm = 0.001 mm

2. 肺小葉と肺細葉

　1本の**細気管支**とそれに続く**肺胞**までの構造から構成される集合体を**二次肺小葉**といい，それぞれの肺小葉は**小葉間結合組織**によって包まれる．小葉間結合組織は肺小葉の境界をなすため，ここに炭粉沈着が起こると肺表面からも明瞭に観察される．1個の肺小葉は直径1 cmほどの多面体をなし，中心には細気管支とこれに伴行する**肺動脈**や**気管支動脈**が走る．肺小葉はガス交換にあずかる呼吸部の機能単位であり，肺動脈から肺小葉に送られた血液は肺胞でO_2を受け取った後，小葉間結合組織内の静脈を経由して**肺静脈**に還流する．なお，二次肺小葉に対し，1本の呼吸細気管支に続く肺胞の集合を**一次肺小葉（肺細葉）**という．

3. 肺実質と肺間質

　肺小葉を構成する細気管支・肺胞・毛細血管・結合組織のうち，とくに肺胞部分を**肺実質**といい，毛細血管や結合組織からなる**肺間質**と区別される．すなわち，肺間質は肺胞（肺実質）を取り囲む隔壁部分ということができる．この区分は臨床的にも用いられ，肺胞の炎症である**肺炎**に対し，肺間質の炎症により細胞浸潤や肥厚を起こしたものを**間質性肺炎**といい，これが進行して肺間質の炎症組織に線維化が生じたものを**肺線維症**という．

肺胞上皮

　肺胞上皮にはⅠ型細胞とⅡ型細胞との2種類がある．Ⅰ型細胞は肺胞内面の大半を覆う膜状の細胞で，扁平肺胞上皮細胞とも呼ばれ，直下の毛細血管と基底膜をはさんで接している．Ⅰ型細胞・基底膜・毛細血管内皮からなるこの薄壁は，ガス交換にあずかるため血液空気関門と呼ばれる．一方，Ⅱ型細胞は肺胞の膨らみを維持する表面活性物質（サーファクタント）を分泌する立方形の細胞で，大肺胞上皮細胞とも呼ばれ，肺胞の所々に散在する．表面活性物質は胎生25週頃から多く分泌されるようになるため，この時期以前の出生児では肺胞の拡張が不十分となって呼吸困難を起こす危険性が高い（呼吸窮迫症候群；RDS）．

3　呼吸器系の機能

A　呼吸運動の機序

1. 外呼吸と呼吸運動（図4-9）

　　肺における**ガス交換**（**外呼吸；肺胞換気**）のために外気を肺胞に取り入れる運動を**呼吸運動**といい，おもに**横隔膜**と**胸郭**の運動によって行われる．肺は胸腔内の密閉空間（**胸膜腔**）に閉じ込められた状態にあり，胸膜腔内は陰圧（$-4 \sim -10\,cm\,H_2O$）に保たれ，常に肺を膨らませる力が働いている．胸膜腔の表面は，外面を肋間筋と胸郭，下面を横隔膜で覆われているため，胸郭の運動により胸膜腔の圧が変動し，肺が膨らんだり縮んだりすることで外呼吸が起こる．

2. 吸息と呼息

　　吸息は，**横隔膜**の収縮（下降）と**外肋間筋**の収縮（胸郭の拡大）による運動で，胸膜腔内圧の陰圧化で肺が広がって起こる．これに対し，**呼息**は肺の弾力性による自動的な復元運動であるため，通常，呼吸筋の収縮を伴わない．呼息において内肋間筋や横隔膜が働くのは，安静時呼気の状態からさらに息を吐く場合（努力呼気）である．なお，主として胸郭の拡大・収縮によって行われる呼吸運動を**胸式呼吸**，横隔膜の収縮を主体とする呼吸運動を**腹式呼吸**という．

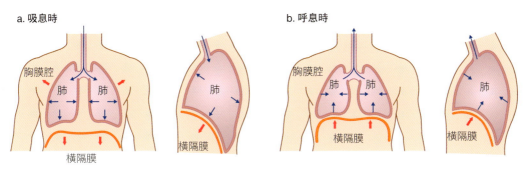

図 4-9　呼吸運動

肺は自力で拡張・収縮ができないため，呼吸には胸郭の助けを借りる＝胸腔は肋骨が上がり，横隔膜が下がることにより広がる．

B 肺機能の測定

肺の機能を知るためには，**肺気量**，**肺胞内ガス組成**，**血液ガス組成**を調べる必要がある．たとえば，肺気量は呼吸運動の状態を反映しており，その変動から呼吸筋，肺の弾力性などの異常を知ることができる．また，肺胞内ガス組成は肺胞への空気の出入りを，血液ガス組成は外呼吸による O_2 の取り入れの状態を反映している．

1. 肺気量：スパイログラム

呼吸により肺から出入りする空気量や肺内空気量のグラフ化したものを**スパイログラム**といい，以下のような項目が測定される（**図 4-10**）．

1）安静時呼吸における肺気量

- **1回換気量**：安静時呼吸において1回の呼吸運動で肺に出入りする空気量（約500 mL）．最も基本的な呼吸運動の数値である．
- **予備吸気量**：安静時呼気の終了からさらに追加吸入可能な最大空気量（2000～2500 mL）．深呼吸の際の吸気量である．
- **予備呼気量**：安静時呼気の終了からさらに呼出できる最大空気量（約1500 mL）．この際に内肋間筋などの筋収縮が行われる．
- **機能的残気量**：安静時呼気の終了時に肺内に残る空気量（2500～3000 mL）．安静時呼吸では息を吐き出したときにもガス交換が行われている（**機能的残気量＝予備呼気量＋残気量**）．

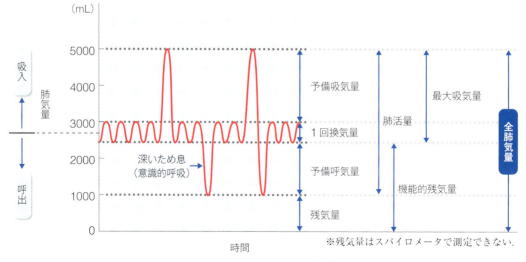

図 4-10　スパイログラムと各肺気量

2) 意識的呼吸における肺気量

- **全肺気量**：最大吸気時に肺内にある空気量（約5000 mL）．肺の最大容量であり，「**全肺気量＝肺活量＋残気量**」で求められる．
- **残気量**：最大呼気時に肺内に残る空気量（約1000 mL）．めいっぱい呼息しても肺内の空気をすべて吐き出せるわけではなく，肺には必ず空気が残る（残気）．呼気時に強い気道狭窄を起こす肺気腫や気管支喘息では呼気が障害されるため，残気量は増加する．
- **肺活量**：最大吸気から最大呼気までに呼出することのできる空気量（男性：4000～4500 mL/女性：3000～4000 mL）で，55％が右肺，45％が左肺による．スパイログラムでは，**肺活量＝予備吸気量＋1回換気量＋予備呼気量**となる．
- **1秒量**：最大吸気から一気に呼息する際，最初の1秒間で吐き出す空気量．
- **1秒率**：最大吸気から一気に呼息する際，最初の1秒間に肺活量の何％を吐き出せるかを示す（正常＞70％）．

3) 死腔と換気量

- **死腔**：気道内腔の容積．1回換気量は約500 mLだが，肺胞に達してガス交換にあずかる空気は約350 mLで，残りの150 mLは気道内にあるためガス交換に関与しない（**肺胞換気量＝1回換気量－死腔**）．
- **肺胞換気量**：呼吸の際，肺胞に達してガス交換にあずかる空気量（**肺胞換気量＝1回換気量－死腔量**）．
- **換気率**：1回の呼吸で換気される肺胞内の空気の割合〔**換気率＝肺胞換気量／（機能的残気量＋肺胞換気量）**〕．

これらの値は種々の呼吸器病変で変動するため，診断の指標として用いられる．たとえば，**全肺気量**の低下は肺が含むことのできる空気量の減少を意味し，**肺・胸膜疾患**（肺水腫，肺線維症，肺うっ血，肺がんなど）や圧迫（気胸，胸水など）で起こる．一方，**肺活量**の減少は肺の拡張不全を示す指標であり，肺の拡張障害（胸膜炎，気胸，間質性肺炎など）によって起こる．また，**閉塞性肺疾患**〔慢性閉塞性肺疾患（COPD）・気管支喘息など〕では気道の圧迫により，呼吸とくに呼息が障害されるため，**1秒率**は低下し，**残気量**は増加する．

C 肺胞内ガス組成

1. ガス交換のしくみ

吸入された大気中のO_2と，組織におけるエネルギー産生の副産物であるCO_2とのガス交換は，肺胞と毛細血管の間で行われる．肺胞は全体で3億個あり，その表

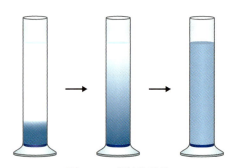

図 4-11　細拡散現象
物質は濃度の高い方から低い方へと濃度勾配によって移動し，図のように最終的には濃度が均一になる現象をいう．

面積は肺全体でテニスコート半面分（80 m²）に達する．このため，1 回の呼吸で吸入された空気が肺に留まる数秒間に，約 500 mL の吸気のうち約 350 mL がガス交換される．このガス交換はガス分圧が高い側から低い側へ移動する**拡散**によって起こる．拡散とは，液体や気体の成分濃度（**分圧**）が均等でない場合に，等しくなるように**濃度勾配**（**圧勾配**）に従って移動する現象である（**図 4-11**）．

2. ガス分圧と拡散

肺胞内の空気圧は大気圧に等しく，その成分であるガスはそれぞれの割合に応じた**ガス分圧**をもつ．たとえば，肺胞内の**酸素分圧**（PO_2）はおよそ 100 mmHg，**二酸化炭素分圧**（PCO_2）はおよそ 40 mmHg である．一方，全身を循環して O_2 を供給し終わった静脈血は内呼吸によって生成された CO_2 を多く含む．このため，肺毛細血管を流れる血液の PO_2 は 40 mmHg と肺胞内に比べて低く，PCO_2 は 46 mmHg と高い．この分圧の差が拡散の原動力であり，O_2 は 60 mmHg（100 mmHg － 40 mmHg）の**圧勾配**によって肺胞から血液に移動し，CO_2 は 6 mmHg（46 mmHg － 40 mmHg）の**分圧差**で毛細血管から肺胞に放出されることになる．なお，ガス分圧は通常 P を用いて表記される（例：酸素分圧 = PO_2，二酸化炭素分圧 = PCO_2）．

> **肺胞のガス分圧**
>
> 肺胞のガス分圧（PAO_2, $PACO_2$）は，健常者では動脈血ガス分圧（PaO_2, $PaCO_2$）を反映している．通常，肺胞内の二酸化炭素分圧（PCO_2）は 40 mmHg で，わずかでも上昇するとそれに比例して呼吸気量が増加する．一方，肺胞内の酸素分圧（PO_2）はおよそ 100 mmHg であるが，多少の変化には反応せず，60 mmHg 以下に低下すると初めて呼吸気量の増加がみられる．すなわち，呼吸調節は PCO_2 の変化には鋭敏だが，PO_2 の変化に対する反応は比較的鈍い．

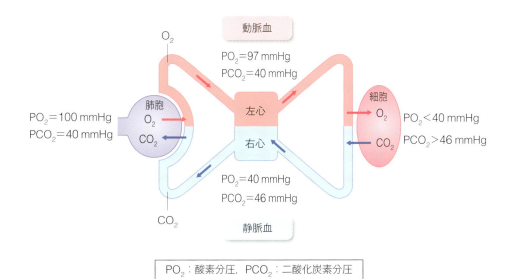

図 4-12 動脈系・静脈系を含めた各部位でのガス分圧

3. 血液ガス組成

　肺胞毛細血管の血液と肺胞を隔てる中隔は厚さ約 0.4 μm と薄く，効率よくガスが拡散する．この高い拡散能のため，肺胞と血液におけるガス組成は短時間でほぼ等しくなる．また，運動時には肺毛細血管の血流量は増加し，安静時には閉鎖されていた血管が開くため，肺のガス拡散能はさらに上昇する．反対に，炎症などにより肺胞壁が肥厚すると拡散能は低下するため，血液中の O_2 は不足状態に陥るが，CO_2 の拡散能は O_2 の約 20 倍高いため，CO_2 の排出不全を生じることはない．

　肺胞毛細血管のガス分圧は肺胞のガス分圧と平衡しており，PO_2 = 100 mmHg，PCO_2 = 40 mmHg である．なお，動脈血のガス分圧は動脈の略号 a を用いて「**Pa**」で，静脈血のガス分圧は静脈の略号 v を用いて「**Pv**」で表記される（例：動脈血酸素分圧 = PaO_2，静脈血酸素分圧 = PvO_2）（**図 4-12**）．

D　呼吸運動の調節

　呼吸運動の周期（呼吸数）や呼吸の深さは，血液中の成分ガス分圧（濃度）の変化によって調節を受けている．この調節は延髄の**呼吸中枢**を介する反射的調節で，**呼吸反射**と呼ばれる．血液ガス濃度は脳幹（**中枢化学受容器**）のほか，**末梢化学受容器**（**頸動脈小体**，**大動脈小体**）でも感知され，自律神経によって調節される．

　呼吸運動を支配する**呼吸中枢**は，橋にある呼吸調節中枢からの入力を受けており，**呼吸回数**や**呼吸の深さ**はこの中枢によって決まる．また，橋の障害で呼吸回数

の減少や1回換気量の増大が起こることから，呼吸調節中枢は吸息と呼息の切り替えにも関与していると考えられている．なお，自律的な呼吸運動は**化学受容器**や肺の**伸展受容器**からの求心性入力によっても調節される．

横隔膜や肋間筋などの**呼吸筋**は随意筋であるため，呼吸運動は意識的に変化させることもできる（大脳皮質からの働きかけ）．しかし，呼吸運動を意識的に変えても長時間続けることはできず，最終的には呼吸中枢のリズムに落ち着く．

呼吸中枢は，主として動脈血のPCO_2を感知して呼吸運動を調節している．このため，動脈血中のPCO_2が上昇すると，それを放出するために呼吸運動は促進され，反対にPCO_2が低下すると呼吸運動も低下する．動脈血のPO_2やpHも呼吸運動調節に働くが，その関与はCO_2に比べて少ない．健常者が酸素マスクで純酸素を吸っても呼吸運動が変動しないのはこのためである．

1. 化学受容器反射

動脈血中の成分ガス分圧（濃度）の変化は**末梢化学受容器（頚動脈小体，大動脈小体）** によって感知され，求心性ニューロンによって**呼吸中枢**に伝えられる．また，呼吸中枢の近くの延髄腹側表面に存在する**延髄化学受容器（中枢化学受容器）** では，脳脊髄液などのpHを感知し，その変化を呼吸中枢に伝えている．いずれもPCO_2の上昇，PO_2の低下，pHの低下を感知して肺胞換気量を増大し，これによって血液の成分ガス組成を一定に保とうとする反射を起こす（**図4-13**）．

具体的には，頚動脈小体は主として血液中のO_2濃度の低下を感受し，中枢に働くことで呼吸数を増加させる．また，血液中のCO_2濃度増加は延髄の化学受容器を直接刺激することで呼吸促進が起こる．

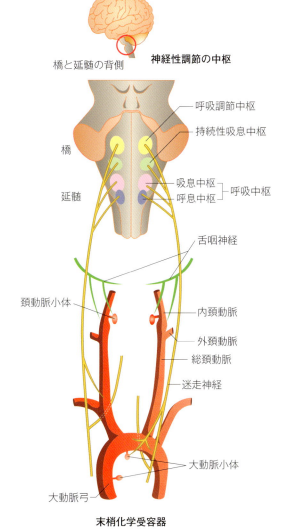

図 4-13 延髄化学受容器と末梢化学受容器

E 呼吸器系の感染防御システム

消化管と同様，呼吸器も気道を介して外界と連絡しているため，異物の侵入経路（感染経路）となることがある．このため，呼吸器系にはいくつかの感染防御システムが備わっており，下気道〜呼吸部を無菌状態に維持している．

1. 反射による防御システム

吸気中の異物を排除する反射機構として，くしゃみ反射や咳嗽(がいそう)反射が働く．高齢患者などで反射機能が低下している場合，異物排除がスムーズに行われず，誤嚥性肺炎を起こしやすい．

2. 異物排除システム

吸気中の微粒子のうち，20 μm 以上のものは鼻粘膜で，10〜20 μm のものは気管で，10 μm 以下のものは細気管支で捕捉される．気道に備わっている分泌腺と線毛により，捉えられた微粒子は粘液とともに口腔側に移送される．一方，細菌やウイルスなど，3 μm 以下のものは呼吸細気管支から肺胞に至るが，この部の気道粘膜は線毛を欠くため，おもにリンパによって排除される．なお，上気道には常在菌が存在し，病原菌の繁殖を抑える役割を果たす．

3. 下気道の防御システム

粘液や線毛に加え，気管支粘膜のリンパ組織からは免疫グロブリン A（IgA）が生成され，杯細胞から分泌されて局所免疫に働く．同時に T 細胞による細胞性免疫機構が備わっている．

4. 肺胞の防御システム

異物の処理にはマクロファージや肺サーファクタント（表面活性物質）が，感染に対しては免疫グロブリン G（IgG）を主体とする免疫機構が働く．マクロファージは好中球とともに異物を貪食し，所属リンパ節に移動して T 細胞に抗原提示することで免疫に関与する．

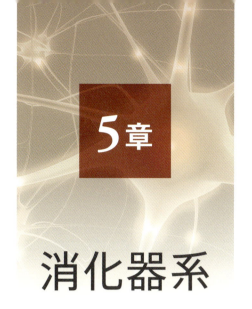

5章

消化器系

　昔，内臓のことを五臓六腑と呼んでいました．臓は5種類の実質臓器〔肝臓・心臓・脾臓・肺・腎臓〕，腑は6種類の管腔臓器〔胃・小腸・大腸・胆嚢・膀胱・三焦（正体不明）〕のことですが，この中の5種が消化器系に属します．つまり「内臓」の代表格が「消化器」であったわけです．

　消化器は消化管と付属腺（肝臓・胆嚢・膵臓など）に大別され，消化管はさらに口腔・食道・胃・小腸・大腸などに区分されます．消化管の各部はそれぞれ名前が違うように，それぞれが個性的な役割を担っています．たとえば，口腔は食物を咀嚼して細かくするために働きますし，胃は食物を一時的に貯める「食いだめ」の場所としての役目があります．そう考えると，胃酸は単に消化のためでなく，貯蔵している食物の腐敗防止に働いていることもわかります．

　一方，小腸は食物の消化・吸収に働く「消化管の主役」です．消化液の大部分は小腸に分泌され，栄養分のほとんどは小腸で吸収されるからです．また，小腸はいつもはピッタリと閉じていて，飲食物が入ってきたところだけが拡張します．これは，お腹の中をクネクネ走るので，隙間があると食物をうまく運べないからです．お腹のX線検査で，胃や大腸にはガスがあっても問題ありませんが，小腸にガスがあるのは異状といわれるのはこのためです．

　本章では，消化器の正常な状態や働きを改めて見直すことにしましょう．

1 消化管の構造と機能

植物は光合成によって自らの体内で栄養をつくり出すことができる（**独立栄養生物**という）．これに対してヒトを始めとする動物は**従属栄養生物**と呼ばれ，自分で栄養をつくれないので食物から栄養を取り入れなければならない．すなわち，生きていくためには，消化管に摂取した食物から生命活動のエネルギー源である**三大栄養素**（炭水化物・脂質・タンパク質）を吸収することが必要になる．

しかし，食物に含まれる栄養は分子量が大きいためそのまま吸収することはできない．そこで，これらの栄養は消化管壁を通って体内に移行できるサイズまで分解されてから吸収される．この分解過程を**消化**といい，摂取した食物を分解（消化）し，栄養をエネルギー源として吸収するための器官系を**消化器系**という．

A 消化管の基本構造

1. 消化管の区分

消化器系のうち口から肛門に至る管状部分を**消化管**といい，13部〔**口腔・咽頭・食道・胃・十二指腸・空腸・回腸・盲腸・上行結腸・横行結腸・下行結腸・S状結腸・直腸**（肛門管を含む）〕に区分される．このうち，十二指腸〜回腸を**小腸**，盲腸〜肛門管を**大腸**といい，胃〜大腸は腹腔内に位置することから**腹部消化管**と呼ばれる（**図5-1**）．

2. 消化管壁の構造

消化管壁は基本的に3層構造（**粘膜・筋層・外膜**）を示し，とくに腹部消化管はその大部分が**腹膜**（漿膜）で覆われている．

1）粘膜

消化管の内面を覆う膜状の組織で，粘膜上皮，粘膜固有層，粘膜筋板，粘膜下組織に区分される．このうち，粘膜上皮は場所によって組織構造が異なり，比較的硬い食塊や糞便が通過する口腔〜食道上部と肛門管では**重層扁平上皮**，消化液の分泌と栄養の吸収にあずかる胃〜大腸は**円柱上皮**からなる．なお，**粘膜下組織**には腺分泌を支配する自律神経性の**粘膜下神経叢**（マイスネル神経叢）が認められる．

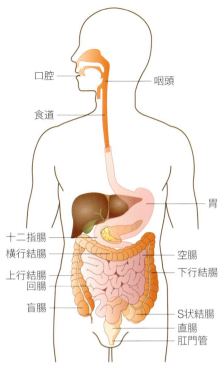

図 5-1　消化管の基本構造

2) **筋層**

粘膜下組織の深部にある筋組織層で，口腔～食道上部を除いて平滑筋からなり，通常，内輪層と外縦層の2層からなるが，胃の噴門側では斜層線維が加わって3層構造をなす．また，結腸では外縦層が3本に集まって**結腸ヒモ**を形成する．内輪層と外縦層の間には自律神経性の**筋間神経叢**（アウェルバッハ神経叢）があり，自律的な消化管運動を支配する．発生段階あるいは生後に，何らかの原因で筋間神経叢が消失すると消化管運動が阻害され，狭窄と異常拡張を生じる（例：食道アカラシア，巨大結腸症）．

3) **外膜（漿膜）**

腹部消化管の大部分は**腹膜（漿膜）**に包まれるが，口腔～食道および直腸下部～肛門管は漿膜を欠き，外膜は脂肪などの結合組織でできている．

B　消化管各部のしくみ

1．口腔～食道

消化管の入り口をなす口腔は，上下の歯列を境に外周の**口腔前庭**（食べカスがはさ

まりやすい場所）と内部の**固有口腔**とに分けられる．固有口腔の床は舌，天井は**口蓋**によって形成される．歯列は小児で最高20本（上下各10本）の乳歯，成人で32本（上下各16本）の永久歯によって形成されるが，一番奥の**智歯**（親知らず）は欠ける場合も多い．また，口腔には唾液を分泌する**唾液腺**が備わっており，**耳下腺・舌下腺・顎下腺**が代表的である．なお，口腔と咽頭の境界部にはこれを取り囲んでリンパ組織（扁桃）があり，口から入り込む細菌の体内侵入を防ぐ（**図 5-2**）．

咽頭は，口腔から食道に向かう食物の通路となると同時に，鼻腔から喉頭につづく空気の通路ともなる．咽頭に続く食道は長さ 25 cm ほどの消化管で，横隔膜を貫いて腹腔に入ったのち胃に連なる．咽頭を含む口腔〜食道上部の筋は「内臓でありながら横紋筋でできている」点で特殊な領域とされる（特殊域と呼ばれる）．

2. 胃

腹腔の左上部，横隔膜直下に位置する容量が約 1.2 L の袋状器官で，体表では鳩尾付近に相当する．外観は太い J 字形を示し，左側縁の大きなカーブを**大弯**，右側縁の小さなカーブを**小弯**，小弯の下方で急に曲がる部を**胃角**という．第 11 胸椎（T11）レベルで食道から続く胃の入口は**噴門**と呼ばれ，第 1 腰椎（L1）レベルの**幽門**で十二指腸に連絡する（**図 5-3**）．噴門も幽門も大きく移動することはないが，中央部（**胃体**）は移動性があり，その下端が骨盤内まで下がることもある（**胃下垂症**）．

3. 小　腸

幽門で胃から続き，迂曲しながら右下腹部に至る長い腸管で，口側から**十二指腸**（約 25 cm）・**空腸**（約 2.5 m）・**回腸**（約 3.5 m）に分けられる．空腸と回腸が**腸間膜**によって比較的大きな移動性を示すのに対し，十二指腸は後腹壁に固定される．肝臓・胆嚢・膵臓からの消化液を分泌する導管は動きの少ない十二指腸に開口する（**図 5-4**）．

小腸の内面には多数の**輪状ヒダ**がみられ，表面に高さ 1 mm ほどの**腸絨毛**が密に並ぶとともに，その間には腸液を分泌する**腸腺**が備わっている．腸絨毛や腸腺の表面は単層円柱上皮で覆われ，その細胞は基底部でつくられて数日間で入れ替わる．

4. 大　腸

右下腹部で回腸から続く長さ約 1.5 m の腸管で，骨盤腔の第 3 仙椎レベルで直腸に移行したのち肛門に開く．**盲腸**（虫垂を含む）・**上行結腸・横行結腸・下行結腸・S 状結腸・直腸**（肛門管を含む）に区分され，盲腸と直腸以下を除いた部分を**結腸**と呼ぶ．大腸の基本的役割は糞便形成で，内容物からの水分吸収，腸内細菌による未消化物の分解，粘液分泌による糞便の中和などがあるが，一部の栄養素の吸収にも働く（**図 5-5**）．

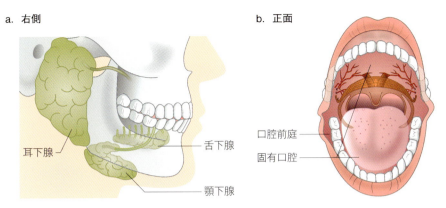

図 5-2　口腔の構造

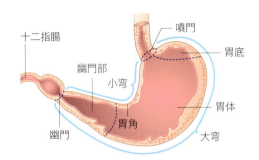

図 5-3　胃の構造各部の名称

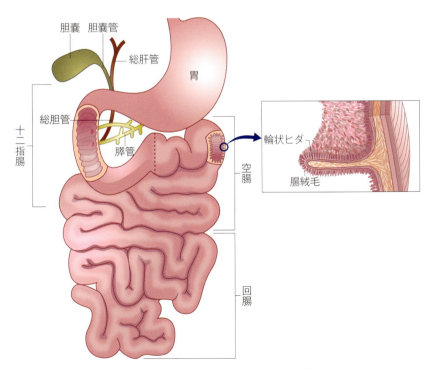

図 5-4　十二指腸・空腸・回腸の位置と構造

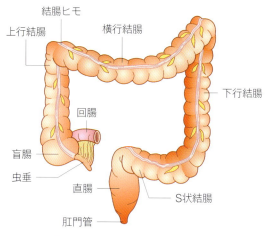

図 5-5　大腸の構造と各部の名称

5. 肛門管

　直腸の終末部で，腹腔底部（**骨盤隔膜**）より下の 4 cm ほどの部分をいう．肛門管において，粘膜は円柱上皮から重層扁平上皮となり，支配神経も皮膚領域と同じ陰部神経支配に変わる．また，血管も直腸上部の消化管とは別の血管が分布する．

C　消化管の血管分布

1. 動脈分布

　口腔〜咽頭には**総頚動脈**から分かれた**外頚動脈**の枝が分布し，食道にはおもに**胸大動脈**の枝である**食道動脈**が分布する．一方，腹部消化器は**腹大動脈**の枝から血流を受けており，胃〜十二指腸は**腹腔動脈**，十二指腸〜横行結腸は**上腸間膜動脈**，横行結腸〜直腸は**下腸間膜動脈**によって供給される（**図 5-6**）．これに対し，肛門管は，会陰に分布するのと同じ**内腸骨動脈**の枝から血液を受ける．

2. 静脈分布

　口腔〜咽頭の静脈血は内頚静脈を，食道の血液は奇静脈を介して上大静脈から心臓に向かう．一方，腹部消化器の静脈血は門脈―肝臓を経由して心臓へと還る．すなわち，胃〜十二指腸はほぼ直接，十二指腸〜横行結腸は**上腸間膜静脈**から，横行結腸〜直腸は**下腸間膜静脈**から門脈へと注ぐ（**図 5-7**）．一方，肛門管の静脈血は**内腸骨静脈**から**下大静脈**へと注ぐため，門脈―肝臓を通らずに心臓に還流する．

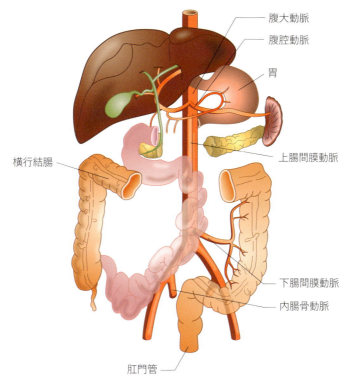

図 5-6　消化管の動脈分布

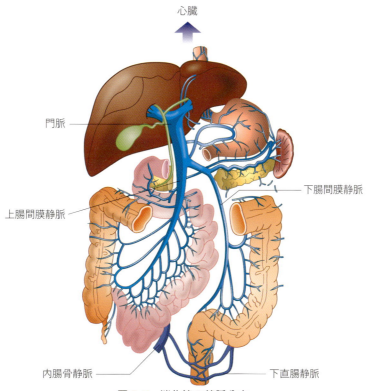

図 5-7　消化管の静脈分布

D 消化管の機能：消化管運動

1. 咀嚼

口腔に入った食物は上顎歯と下顎歯で**咀嚼**され，舌の運動によって**唾液腺**から分泌される唾液と混ぜ合わされる．この過程は消化の第一段階であり，食塊が呑み込みやすい状態と判断されると**嚥下**が起こる．

咀嚼に働く筋と腺

咀嚼の主体をなすのは咀嚼筋（三叉神経支配）による下顎の運動であるが，これに舌筋（舌下神経支配）や顔面筋（顔面神経支配）の運動と，唾液分泌（顔面神経・舌咽神経支配）が加わって起こる．すなわち，咀嚼は三叉神経（第Ⅴ神経），顔面神経（第Ⅶ神経），舌咽神経（第Ⅸ神経），舌下神経（第Ⅻ神経）の協調によって起こる運動である．

2. 嚥下

咀嚼された食物は，口腔から咽頭を通って食道へと送られる．この過程を嚥下といい，**舌・軟口蓋・咽頭・喉頭**の協同運動によって起こる．通常，嚥下は三段階（**口腔相・咽頭相・食道相**）に分けられる（**図5-8**）．

- **口腔相**：口に入れた食物を咽頭に送る段階．舌筋の**随意的**な運動によって起こる嚥下の開始期をさす．
- **咽頭相**：延髄（**嚥下中枢**）によって起こる反射運動の相．咽頭の食物を食道に送る段階をさし，① 軟口蓋を挙上して鼻咽頭をふさぐ（鼻腔への逆流防止），② 咽頭・喉頭を挙上するのと同時に喉頭蓋で喉頭をふさぐ，③ 一時的に息を止め，咽頭の食物を食道に送る，という順に起こる（**図5-8b，c**）．

  このとき，喉頭の閉鎖が遅れると食物が気道に入り込むことがあり（誤嚥），排除できないと食物中の細菌による肺炎（誤嚥性肺炎）を生じる．
- **食道相**：食道の**蠕動**によって食物を胃に送る段階．1回の蠕動が胃に達するのに6秒かかる．ふだん食道は閉じているため，逆立ち状態でも食物を胃に輸送できる．

3. 消化管運動と神経支配

消化管の運動は，**蠕動・分節・振り子運動**の組み合わせで，食物と消化液を混ぜ合わせながら栄養を吸収しやすいようにゆっくり移送する．**蠕動**は，輪走筋の収縮によって生じる「くびれ」が肛門側に向かって移動する運動で，食物の移送に働く

(**図 5-9**)．**分節**は一定間隔でくびれが起こり，次にその間がくびれるというくり返し運動である．また，**振り子運動**は，縦走筋が交互に収縮と弛緩することで生じる．これらの運動により，消化管内では食物と消化液が混合され，栄養素の消化・吸収が促進される．

　これらの消化管運動は，**筋間神経叢**（アウェルバッハ神経叢）と**粘膜下神経叢**（マイスネル神経叢）によってコントロールされている．両神経叢による消化管運動は**迷走神経**（副交感神経）の支配が強く，とくに筋間神経叢では消化管運動の亢進に働く．これに対し，**交感神経**はいずれの神経叢にも分布するが，その作用は副交感神経に比べて弱い．

> **大蠕動**
> 　摂食などの刺激により胃壁が伸展すると，胃大腸反射により結腸後半部に強い蠕動が起こる．これを大蠕動といい，これによって下行結腸～S状結腸に留まっていた糞便が直腸に送り出されて便意を起こす（**図5-11**参照）．大蠕動はとくに朝食後に起こる．

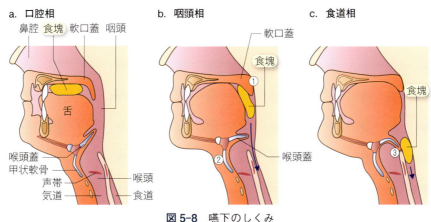

図 5-8　嚥下のしくみ
図中①～③は，本文参照

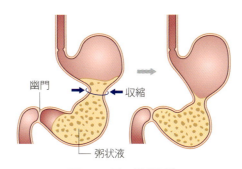

図 5-9　胃の蠕動運動

E 消化管の機能：栄養素の消化と吸収(図5-10)

1. 糖質（炭水化物）の消化と吸収

単糖（$C_6H_{12}O_6$）で構成されている物質を**糖質**といい，食物に含まれる糖質の大半はデンプンである．デンプンは唾液や膵液のアミラーゼで分解され，さらに小腸の微絨毛がもつ消化酵素によって**グルコース（ブドウ糖）**，**ガラクトース**，**フルクトース（果糖）**などに分解される（**膜消化**）．これらの糖は腸上皮細胞を通って毛細血管に入り，肝臓に送られてグルコースに変換される．血液中のグルコースは**血糖**と呼ばれ，全身組織に送られてエネルギー源として利用される．余剰のグルコースはグリコーゲンや脂質に変換されて貯蔵される．

2. 脂質の消化と吸収

食物中の脂質は大部分が**トリグリセリド（中性脂肪）**である．脂肪は**胆汁酸**によって細かく分割（**乳化**）され，さらに膵リパーゼによって脂肪酸とモノグリセリドに分解された後，**小腸上皮細胞**に吸収される．上皮細胞内ではトリグリセリドが再合成され，周りをタンパク質で包まれた径1μm以下の小球（**カイロミクロン**）となってリンパ管内に放出される．リンパ管は**左静脈角**（左内頸静脈と左鎖骨下静脈の合流部）で静脈に合流するため，カイロミクロンはここで静脈血に入る．

3. タンパク質の消化と吸収

生体組織を構成するタンパク質は常につくり替えられており，その材料となるアミノ酸やこれを含むタンパク質の摂取はきわめて重要である．食物中のタンパク質は，胃液中の**ペプシンや膵液に含まれるトリプシン**などによってジペプチドやトリペプチド（2～3個のアミノ酸からなる物質）に分解され，さらに腸絨毛の酵素により**アミノ酸**に分解された後，毛細血管内に吸収される．

4. 水，電解質，ビタミンの吸収

小腸では三大栄養素に加え，水・電解質・ビタミンも吸収される．1日に摂取される水は約2Lだが，消化管内に分泌される消化液（唾液1L，胃液2L，膵液1L，胆汁0.5L，腸液2.5L）も再吸収されるため，小腸での水分吸収量は1日約9Lに達する．

ナトリウム（Na），**カリウム**（K），**カルシウム**（Ca），**鉄**（Fe）などの電解質も大部分が小腸で吸収される．カリウムは腸管全体で吸収されるが，大腸では吸収より分泌が高い傾向があるため，下痢によって低カリウム血症を起こすことがある．また，食物中の鉄は多くが3価であるため吸収されにくいが，胃酸などで還元されて

2価となると空腸で吸収される．

なお，小腸ではビタミンの吸収も行われる．**水溶性ビタミン**（B群，C，葉酸など）は大部分が**空腸**で吸収されるが，**ビタミン B_{12}** は胃の壁細胞から分泌される内因子と結合して**回腸**で吸収される．一方，**脂溶性ビタミン**（A，D，E，K）は脂肪とともに空腸から吸収される．

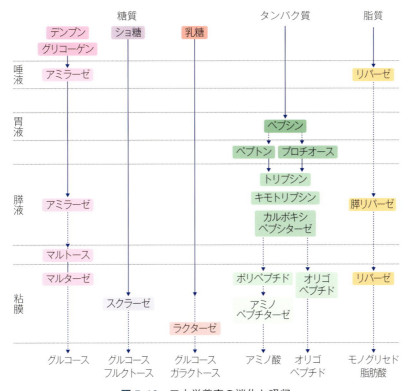

図 5-10 三大栄養素の消化と吸収

鉄の吸収

鉄には，肉や魚に含まれるヘム鉄と，野菜や海藻に含まれる非ヘム鉄がある．ヘム鉄とは，2価の鉄（Fe_2^+）と有機化合物が結合した有機鉄と呼ばれるタイプで，溶けやすくイオン化しやすいため小腸から吸収されやすい（吸収率：約20%）．一方，非ヘム鉄は3価の鉄（Fe_3^+）からなるタイプ（無機鉄）で，そのままでは吸収されにくいため（吸収率：約5%），胃酸やビタミンCの作用でヘム鉄（2価鉄）にされてから吸収される．胃切除で鉄欠乏（胃酸不足による）を生じたときに，鉄分補給と同時にビタミンCの摂取が奨められるのはこのためである．

F 消化管各部の生理機能

1. 胃の機能

　　胃の上半部は蠕動せず，弛緩することで食道からの食塊を受け入れる．これに対し，胃の下半部はゆっくりと蠕動し，食塊と胃液を混ぜ合わせて粥状にする．すなわち，胃は食塊を貯蔵しながら小腸での消化の準備に働く．このように，胃は食道から送られてきた食塊の貯蔵部位であるが，37℃という環境では細菌が繁殖しやすい．このため，胃は胃酸を分泌することで酸性環境をつくり出し，胃内容物の腐敗を防いでいる．

　　胃の主体をなす胃体には多数の**胃底腺**があり，1日約2Lの胃液を分泌する．胃底腺を構成する3種の細胞（**主細胞・壁細胞・副細胞**）のうち，**胃酸（塩酸）**を分泌するのは**壁細胞**で，これにより胃液は強酸性（pH 1.2前後）に維持され，食物と一緒に侵入した細菌を死滅させる．また，胃酸には**主細胞**から分泌される**ペプシノゲン**に働いて**ペプシン**に変える役割もある．ペプシンはタンパク質を分解する作用をもち，小腸における消化吸収の準備に働く．一方，**副細胞**は弱アルカリ性の粘液を分泌する．この粘液は胃の粘膜表面を覆い，胃酸やペプシンから粘膜が傷害されるのを防ぐ．

2. 小腸の機能

　　消化および吸収の大半は小腸で行われる．すなわち，十二指腸に分泌される胆汁や膵液によって消化された**糖質（炭水化物）・タンパク質・脂質**は，ゆっくりと空腸～回腸を通過する間にさらに細かく分解されたのち吸収される．小腸の粘膜表面には**腸絨毛**と呼ばれる突起が無数に存在し，栄養吸収にあずかる表面積を約200 m^2 に広げるほか，絨毛内には吸収に働く毛細血管やリンパ管が含まれる．

　　小腸壁の筋収縮はおもに**筋間神経叢**で調節されており，これによって起こる**蠕動・分節・振り子運動**により，胃から送られてきた「粥状物」は混合されながら大腸に向かってゆっくり運ばれる．また，同時に腸内ガスも移動するため音（腹鳴）が出る．

3. 大腸の機能と腸内細菌叢

　　摂取された食物は，胃～小腸を通る間に消化され，栄養を吸収された残りが**大腸**に送られる．大腸には腸絨毛はなく，吸収も水や電解質などの物質に限られる．また，大腸にみられる消化管運動は主として**分節**で，その移送速度も小腸に比べて遅い．ただ，食後などに副交感神経が優位になると大腸に強い蠕動（**大蠕動**）が出現し，糞便がS状結腸～直腸へと送られて便意を催す（**胃大腸反射**）．大蠕動は消化管

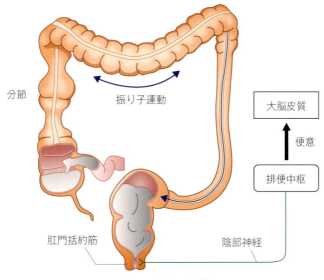

図 5-11 大腸の運動

内容を一気に押し出すような強い蠕動で，1日に1～2回（とくに朝食後）起こる．

　大腸内には，大腸菌やビフィズス菌など100種類以上の細菌が常在する．これらの細菌を**腸内細菌叢**といい，その数は内容物1 mL当たり数千億個に及ぶ．腸内細菌と宿主の間には共存関係があり，草食動物では腸内細菌叢が分解するセルロースを栄養とし，ヒトでは腸内細菌が産生する**ビタミンK**（血液凝固に働く）を利用している．

4. 排便のメカニズム（図5-11）

　ふだん直腸は閉じた状態にあり，直腸内に糞便はない．1日1～2回起こる**大蠕動**により便が結腸から直腸に送られると，内圧が高くなって直腸壁を刺激する．この刺激は仙髄の**排便中枢**に送られるが，一部は**大脳皮質**に伝えられて「便意」を生じる．

　通常，排便中枢は大脳皮質からのニューロンで抑制されていて，**内・外肛門括約筋**とも閉じているが，排便の際にはその抑制がはずれて肛門括約筋が開く．すなわち，抑制がはずれると，排便中枢から内肛門括約筋の弛緩と直腸の蠕動を起こす指令が送られ，同時に外肛門括約筋の弛緩や横隔膜・骨盤底筋の緊張が指示される．その結果，腹圧上昇が起こって排便が促される．（**排便反射**）．

2 肝臓・胆嚢の構造と機能

A 肝臓と胆嚢の構造

　消化器系のうち，消化液を生成して消化管内に分泌する腺を**付属腺**という．代表的な付属腺として，唾液腺・肝臓・胆嚢・膵臓があるが，とくに肝臓は胆汁の生成に加えて吸収物質の代謝という大きな役割を担っている．消化管において吸収された栄養分や薬物は，おもに門脈によって**肝臓**に運ばれる．肝臓は，身体の「エネルギー源産生工場」として，栄養分を細胞が利用できるレベルまで代謝して全身の組織に送ったり，吸収された薬剤を分解（解毒）する「毒物処理工場」の役目を担っている．

1. 肝臓の形態

　肝臓は，腹腔の右上部で横隔膜直下にある人体最大の実質臓器（約1.2 kg）で，大部分が右肋骨弓の裏側に隠れているため，体表からはほとんど触れない．肝臓上面は横隔膜に沿って丸く膨隆するのに対し，下面は胃・横行結腸・右腎臓などが接するため全体に凹んでいる．下面の中央には，肝臓に血流を送る**肝動脈・門脈**と胆汁の通路である**肝管**が出入りする**肝門**が位置し，その右側前方には肝臓下面に付着する**胆嚢**と，その導管である**胆嚢管**が認められる．また，肝臓の後上面には横隔膜に接する領域（無漿膜野）があり，ここには肝臓からの血液を受ける下大静脈がはまり込んでいる（図5-12）．

2. 肝臓の血管

　肝臓の血管（肝動脈・門脈・肝静脈）のうち，肝動脈と門脈は**肝門**から肝臓に入る（肝臓に注ぐ血液の20％が肝動脈，80％が門脈から流入する）．一方，肝静脈は，肝臓の血液を集めて肝後面から下大静脈に注ぐ．これは「正面玄関から建物に入って裏口から出る」動きにたとえられる．肝門から進入した肝動脈と門脈は，**肝実質**（肝細胞の集合）を隔てる結合組織内を枝分かれしながら一緒に走り，**肝小葉**に達するとそこで合流して洞様毛細血管（肝類洞）に注ぐ．毛細血管は肝小葉の中央にある**中心静脈**に集まり，肝後面で**肝静脈**を介して**下大静脈**に達した後，心臓へと還流する．

　肝臓は，肝動脈や門脈の分枝により区分される．すなわち，肝動脈（門脈）は肝門で左枝と右枝に分かれ，各区域に向かう枝を出す．一方，肝静脈は隣接する肝区

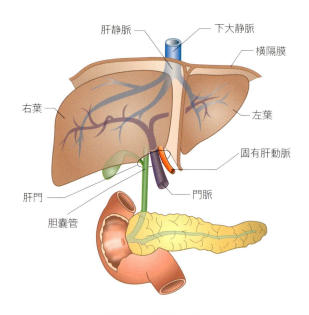

図 5-12 肝臓の構造

域から血液を受け，区域の間を通って下大静脈に向かう．門脈や肝動脈の枝が家（各区域）の玄関から続く廊下とすれば，肝静脈は家と家との間の通路に当たる．

3. 肝臓の内部構造

　肝臓は，約50万個の肝細胞からなる直径1 mmほどの構造（**肝小葉**）を単位として構成される．肝小葉は周りを結合組織で囲まれ，結合組織内を肝門から続く肝動脈・門脈・肝管の枝が走る．小葉の中央には肝臓内の血液を集める**中心静脈**があり，その先は肝静脈につづく．肝小葉を構成する肝細胞は列を組んで並んでおり，その間にはさまれる洞様毛細血管（**類洞**）は，結合組織内の肝動脈・門脈と中心静脈を結ぶ．栄養分は血液が類洞を流れていく間に吸収され，代謝される．

　肝細胞は胆汁生成にも働き，肝細胞の隙間（**胆細管**）に分泌される．その後，胆汁は小葉間結合組織の小葉間胆管から肝管を経て胆嚢に送られ，濃縮される（**図 5-13**）．

4. 胆　嚢

　肝臓が生成した胆汁は**肝管**から**胆嚢管**を経て**胆嚢**に入る．胆嚢は肝臓下面に位置する50 mLほどの袋状器官で，肝臓から出た黄色の胆汁はここで濃縮されて褐色にかわる．その後，胆汁は総胆管に入り，膵頭内で**主膵管**と合流して十二指腸に分泌される．

　十二指腸への開口部にはこれを調節する**オッディ括約筋**が備わっている．オッ

ディ括約筋は通常は閉じた状態にあるが，食物が腸管に入ると小腸粘膜からホルモンが分泌され，その作用で胆嚢収縮とともに開口する．

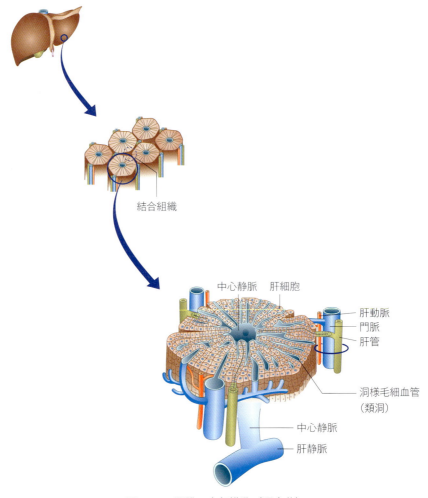

図 5-13　肝臓の内部構造（肝小葉）

B　肝臓と胆嚢の機能

　肝臓は，**門脈**を介して消化管や脾臓から血液を受ける．すなわち，小腸で吸収されたグルコースやアミノ酸，経口投与された薬剤などは，門脈を通って肝臓に入り，ここで合成・分解・解毒を受ける．また，脾臓で処理された赤血球のヘモグロビンも門脈から肝臓に入り，新たな造血や胆汁生成の原料として用いられる．静脈である門脈の内圧は約 8 mmHg と低いが，肝臓内の血管容量が大きいために毎分約 1.2 L の血液が流れ込んで処理を受ける．

1. 肝臓と代謝

　肝臓は，腸管で吸収された栄養を別の成分につくり替えている．

1) グリコーゲンの合成・分解（血糖値の維持）

　血糖値（血中グルコース濃度）が高いと，インスリンが分泌される．肝細胞はこの刺激によってグルコースを取り込み，グリコーゲンを合成して肝臓に貯蔵する．反対に低血糖が起こるとグルカゴンが分泌され，肝細胞はその刺激に反応してグリコーゲンからグルコースをつくる．

2) 血漿タンパク質生成（血液の性状維持）

　肝細胞では，アミノ酸を用いて各種の血漿タンパク質（アルブミン，グロブリン，フィブリノゲンなど）や，血液凝固因子の多くを合成する．このため，肝機能障害があると出血しやすく止まりにくい（出血傾向）といった症状が現れる．

3) 脂質の代謝

　脂質は種々の形に分解されてエネルギー産生に用いられるほか，生体構造の材料として利用されたり，予備エネルギー源として全身で貯蔵される．肝臓では中性脂肪，コレステロール，リン脂質などのほか，エネルギー産生に用いられる**アセチルCoA**やグリセリンの生成も行われる．

2. 肝臓の解毒と排泄機能

　肝臓は，送られてきた有毒物質を毒性の低い物質に変換し，胆汁中や尿中に排泄している．たとえば，アルコールは最終的に水と二酸化炭素に，アンモニアは毒性の低い尿素やグルタミンに変換される．

　とくに，アンモニアは体内でつくられる代表的な有毒物質で，おもに食物中のタンパク質から生成され，血液中に放出される．血液に入ったアンモニアは肝臓に送られ，尿素回路と呼ばれる反応系で分解されたり，アミノ酸であるグルタミンに変換・無毒化される．

　アンモニアの大部分は肝臓で処理されるため，肝障害で高アンモニア血症が起こるとさまざまな障害が生じる．とくに，アンモニアが脳に入ると神経伝達物質生成が低下し，意識障害などを引き起こす（肝性脳症）．

　なお，経口で投与された薬剤も最初に肝臓に送られるため，解毒と同様の作用を受ける（**初回通過効果**）．この場合は，毒性が下がると同時に薬効成分も代謝される．

3. 肝臓がもつその他の機能

　肝臓は，造血に必要な鉄や，ビタミンA・B_{12}・Dなどの貯蔵に働く．また，胎児期には脾臓などとともに造血器官としての役割も果たす．

C 胆汁の成分

　胆汁の主成分は，胆汁酸（80％），リン脂質（15％），コレステロール（5％）そしてビリルビン（赤血球由来の色素）であり，生成された胆汁は胆嚢で濃縮されたのち，腸管に分泌される．胆汁の成分のうち，胆汁酸は小腸における脂肪の乳化（ミセル形成）に働いたのち，吸収されて次の胆汁生成に再利用される（腸肝循環）が，ほかの成分の多くは糞便に混じって排泄される．すなわち，胆汁の最大の役割は肝臓で代謝・解毒された物質の排泄である．このため，肝機能障害があると排泄障害や胆汁成分異常を生じ，**胆石症**の原因となる．

　胆汁には，ヘモグロビン由来の色素であるビリルビンも含まれる．脾臓などで老廃赤血球から取り出された非抱合型ビリルビン（間接ビリルビン）は，肝臓で処理（グルクロン酸抱合）されて水溶性の抱合型ビリルビン（直接ビリルビン）となる．**抱合型ビリルビン**は胆汁として分泌され，腸内細菌の作用により**ウロビリン**となって便を着色する．

　ビリルビンが血液中に過剰に混入し，全身に黄染を起こした病態を**黄疸**という．黄疸には，赤血球の異常破壊（溶血）などで生じるタイプ（非抱合型ビリルビン上昇）と，胆汁の排泄障害などで生じるタイプ（抱合型ビリルビン上昇）がある．後者の場合，血液中の抱合型ビリルビンが尿中に排出されて尿の色が濃くなり，胆汁から便に排泄されるビリルビンが減少するため便の色が薄くなる（**図 5-14**）．

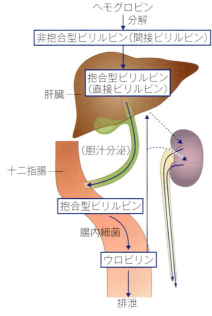

図 5-14　ヘモグロビン循環

3 膵臓の構造と機能

　膵臓は，西洋では古くから pancreas（pan：すべて，creas：肉）と呼ばれているが，東洋医学の五臓六腑（五臓：肝・心・脾・肺・腎，六腑：胆嚢・小腸・胃・大腸・膀胱・三焦）にはその名が見当たらない．日本でその存在が書籍に登場したのは解体新書（1774年），そして「膵」という文字（日本でつくられた字）が使われた最初は，医範提綱（1805年）である．ところが，当時，膵臓の機能は注目されておらず，膵液の分泌だけでなく，内分泌腺をもつことが判明するのは解体新書から150年後（1921年）のことである．

A 膵臓の構造（図 5-15）

　膵臓は胃の背側に位置する長さ約 15 cm，重さ 80 g ほどの腺で，第 1～2 腰椎の高さで後腹壁に接する．膵臓は**膵頭・膵体・膵尾**に区分され，十二指腸を枕に，脾臓を湯たんぽにして横向きに寝そべったような外観を示す．

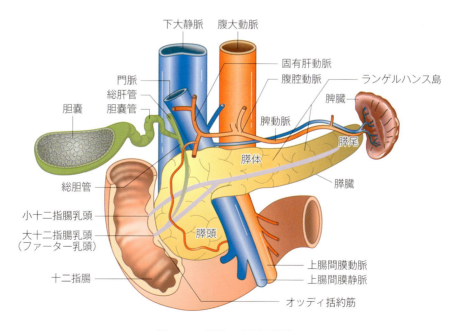

図 5-15　膵臓の位置と構造

膵臓は，膵液を分泌する**外分泌部**とホルモンを分泌する**内分泌部**（ランゲルハンス島；膵島）とからなる．外分泌部は膵臓の大部分を占める腺組織で，膵尾〜膵体の長軸に沿って膵頭に向かう導管（膵管）をもつ．膵頭に入った膵管は，大・小2カ所の**十二指腸乳頭**（ファーター乳頭）に開口する．このとき，膵管の1本は胆囊から胆汁を運ぶ**総胆管**と合流し，大十二指腸乳頭からは十二指腸内に胆汁と膵液を分泌する．一方，**ランゲルハンス島**は直径0.1 mmほどの内分泌細胞の集合部で，膵臓内に約100万個が島のように散在することから名づけられた．

B 膵臓の機能

1. 膵臓の外分泌機能

膵液は無色透明で無臭のアルカリ性消化液で，1日に約1L分泌される．膵液はトリプシンに代表される**タンパク分解酵素**，アミラーゼやマルターゼといった**糖質分解酵素**，そして**脂質分解酵素**であるリパーゼなど，三大栄養素の消化酵素を含むほぼ万能の消化液である．ただし，いずれの消化酵素も酸性の環境では働かないため，膵液にはアルカリ性の**重炭酸塩**が含まれており，酸性の胃液と混じって送られてきた食塊を中和することで酵素が働きやすい環境をつくり出す．

膵液の分泌は神経によるコントロールを受ける（**反射的調節**）．反射的調節は味覚などの刺激を受けて起こり，刺激から数分以内に膵液分泌量の増加がみられる．この分泌増加には**迷走神経**が関わっており，神経末端から放出されるアセチルコリンによって膵液分泌が刺激される．

また，膵液分泌は，**消化管ホルモン**によってもコントロールされる（**体液性調節**）．すなわち，十二指腸粘膜に胃酸・胆汁・アルコール・脂質などが触れると粘膜の内分泌細胞から**セクレチン**や**パンクレオザイミン**（コレシストキニン）という消化管ホルモンが分泌される．セクレチンは酸性の胃内容物により，パンクレオザイミンは脂肪酸によって分泌され，これが膵臓に働いて膵液分泌を促進する．

2. 膵臓の内分泌機能

膵臓には約100万個のランゲルハンス島が含まれる．ランゲルハンス島は**A（α）細胞**，**B（β）細胞**，**D（δ）細胞**から構成され，それぞれの細胞からは血糖値上昇に働く**グルカゴン**，血糖値低下に働く**インスリン**，A細胞やB細胞の調節に働く**ソマトスタチン**が分泌される．これらのホルモンは，いずれも糖代謝に関与している．

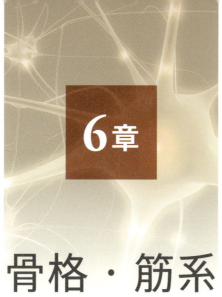

6章

骨格・筋系

　電車やバスに乗ると，たくさんの人がスマートフォンや携帯電話に向かって指をすばやく動かしているのを目にします．また，公園や駅の広場では，目にも止まらぬ足さばきでダンスのステップを踏んでいる若者がいます．運動の苦手な筆者は，思わず「こういう人たちの手足はどうなってるの？」と言いたくなりますが，これらの運動を実現しているのは骨格や関節や筋肉（骨格筋）であり，その筋肉の収縮をコントロールしている神経系です．

　骨格や関節や筋肉は身体の支持や運動に働く器官なので，まとめて運動器系と呼ばれます．骨格を構成する骨は身体を支える硬い構造をもち，いかにも身体の支柱に相応しい構造ですが，大昔に陸上で生活するようになった動物が「体内に骨をもつようになった最初の目的」はカルシウムの貯蔵でした．カルシウムは細胞が生命活動を営むのに必須のミネラルであり，海中生活をしているときには海水から取り込めましたが，陸に上がることで貯蔵の必要性が生じた訳です．

　一方，筋肉（骨格筋）には，関節を大きく動かすものと一定の状態に固定・保持するものとがあります．手足の運動は前者，気をつけの姿勢保持は後者によって起こりますが，どちらも筋肉の収縮で生じることに変わりはありません．そして，これらは神経系の微妙なコントロールによって使い分けられています．

　本章では，骨格・関節・筋肉・神経を「1つの動作を起こすためのグループ」として理解しましょう．

1 骨・関節・筋の概略

　約35億年前の海水中に出現して以来，生物は海水に含まれる**カルシウム**を生命活動に利用してきた．カルシウムは細胞膜透過性の調節・受容体の作動・酵素の活性化などに働いて，さまざまな生命活動（神経興奮・筋収縮・血液凝固・ホルモン分泌など）に関わっており，その重要性はヒトでも同様である．

　海水中のカルシウムを利用できる単細胞生物に対し，**多細胞生物**の細胞は海水から直接カルシウムを得ることができない．このため，カルシウムを体内に貯蔵することが必要となり，その**貯蔵部位**としての骨をもつようになった．その後，生物の一部は陸にあがるが，陸上では浮力がないため，重力に対抗し陸地を移動できる支持・運動装置が必要となった．幸いカルシウムに富む骨は硬く丈夫であったため，陸上生物は骨格を**運動器官**として用いるようになったのである．

A　骨の基本構造と機能（図6-1）

　骨は，表層部（**皮質骨**）を形成する象牙のような**緻密質**と，骨内部で立体的網目構造をなす**海綿質**から構成される．海綿骨は入り組んだ**骨梁**（**骨小柱**）からなるが，骨梁は力の加わり方に応じて変化するため，その走向によって骨にかかる力学的状態を推定できる．

　緻密骨および海綿骨の存在部位やその割合は骨によって異なる．たとえば上腕骨のような長骨では，**骨端**はおもに海綿骨からなり表面を薄い緻密骨が覆うが，**骨幹**は広い髄腔を囲む比較的厚い緻密骨でできている．これに対し，短骨は髄腔をもたず，頭蓋天井部などの扁平骨では緻密骨の外板と内板に海綿骨がサンドイッチされた形をなし，内部の海綿骨は**板間層**と呼ばれる．

　骨は，関節面の領域を除いて**骨膜**という結合組織の膜で覆われている．骨膜には，骨の成長や骨折の修復に働く骨形成細胞が豊富に含まれている．すなわち，骨の太さの成長や骨折の治癒過程では骨膜内の骨形成細胞が大きな役割を担っている．また，骨膜には神経・血管が密に分布しているため，骨折などで骨膜が損傷を受けると衝撃による激しい痛みや，出血による寒気を感じる．また，髄腔の内面も薄い結合組織でできた**骨内膜**で裏打ちされており，骨膜同様に骨の成長・再生に関与する．なお，血管は緻密質にも進入し，骨細胞に栄養やカルシウムを補給するほか，損傷の際には清掃や骨生成に働く細胞の通路となる．

1 骨・関節・筋の概略

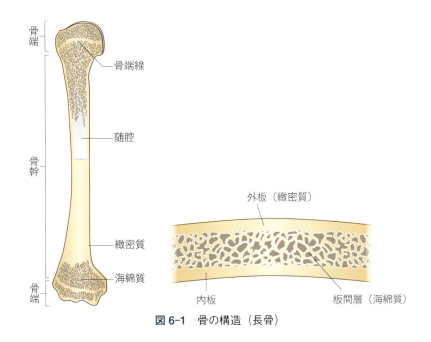

図 6-1 骨の構造（長骨）

　骨はその性状から身体の支柱としてみなされることが多いが，本来の役割は「**生命活動に用いるカルシウムの安定供給**」であり，必要に応じてカルシウムを放出（**骨吸収**）・貯蔵（**骨形成**）している．このカルシウムを全身に送る経路が血管系であり，骨内部に豊富な血管分布がみられるのはこのためである．

　また，骨は血球の生成（**造血**）という役割も担っている．造血は骨内部の空隙（髄腔）に詰まった**骨髄**で行われ，骨質を縦横に貫通する血管によって運び出される．すなわち，骨の血管はカルシウムの輸送経路であると同時に，骨髄で生成された血球の血液循環への出発口でもある．

1. 組織としての骨

1）外骨格と内骨格

　エビやカニなどの甲殻類や亀は，体表面に硬い殻や甲羅をまとっており，これが骨格として身体を保護するのと同時に運動器としても働く．このような身体表面にある骨格を**外骨格**という．これに対して，ヒトの骨格は身体内部に位置することから**内骨格**と呼ばれる．ここで注意しなくてはならないのは「骨＝骨格ではない」ということである．ヒトの骨格は大部分が骨であるが，これに軟骨，靱帯などが加わって形成された複合体を骨格という．なお，骨は死後も長く残るため，一度形成された後は変わることがないと考えられがちであるが，実際にはカルシウムの出し入れ（骨吸収と骨形成）によって常につくり替えられている（**リモデリング**）．

> **リモデリング**
>
> 骨は，完成後も皮膚と同様に新陳代謝をくり返し，原型を保ちながらも機能に応じて形を変えている．これを骨のリモデリングといい，骨質にミネラルを付加する骨形成と，骨質からミネラルを取り出す骨吸収によりバランスがとられている（このバランスを骨代謝回転という）．骨形成には骨細胞のもとである骨芽細胞，骨吸収には破骨細胞が働いており，骨吸収・骨形成ともに活発な状態を高代謝回転，いずれも低下している状態を低代謝回転と呼ぶ．

2）骨組織と骨質（図6-2）

骨質（緻密質・海綿質）は，**コラーゲン線維**を含む細胞間質に**ハイドロキシアパタイト**（主成分はリン酸カルシウム）と呼ばれる硬い物質が沈着してできる．骨を形づくる骨質は，**骨単位**と呼ばれるバウムクーヘン様構造を示し，個々の骨単位は厚さ約5μmの層板が同心円状に集まってできている．層板の間の隙間（**骨小腔**）には**骨細胞**が入っており，細管内に突起を伸ばして隣接する骨細胞と連絡する．また，骨単位の中心には血管が通る**ハヴァース管**が走っており，ハヴァース管どうしあるいは骨外とは**フォルクマン管**と呼ばれる管によって連絡する．

上腕骨や大腿骨の両端近くには板状の軟骨（**骨端軟骨**）があり，骨幹側から骨化することで骨幹の長さを増す．これにより体肢は成長期に長くなるが，骨端軟骨がすべて骨化すると成長は止まり，**骨端線**は消える．

2. 骨格系を構成する骨

1）骨格と骨（図6-3）

骨格とは全身の200個余りの骨が連結することでつくられる骨組み構造をいう．身体の骨格は**頭蓋・体幹・体肢**に大別される（頭蓋を体幹に含めることも多い）．さらに体幹は**脊柱**と**胸郭**に分けられ，体肢は**上肢**と**下肢**を区別する．なお，体肢はその付け根の部分（**上肢帯**と**下肢帯**）と外に突き出た部分（**自由上肢**と**自由下肢**）とに分けられる．下肢帯と脊柱の下端部（仙骨・尾骨）は連結して**骨盤**を形成する．

2）頭蓋と頭蓋骨（図6-4）

頭蓋（いわゆるドクロ）は，脳の容器である**脳頭蓋**と顔をつくる**顔面頭蓋**に区別される．脳が納まる空所を**頭蓋腔**といい，天井部なす**頭蓋冠**と床に当たる**頭蓋底**からなる．頭蓋底の中央には頭蓋腔と脊柱管の境界をなす**大後頭孔**があり，脳は大後頭孔の高さで脊髄へと移行する．

1 骨・関節・筋の概略

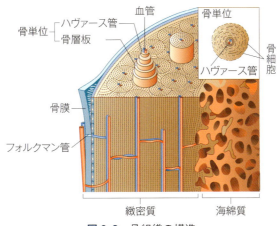

図 6-2　骨組織の構造

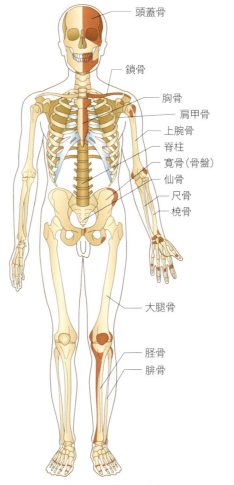

図 6-3　全身骨格像
橈骨は前腕，脛骨は下腿の親指側にある．

> **脳頭蓋と顔面頭蓋**
>
> 　体表における頭部と顔面の境は眉であるが，頭蓋においては眼球が入る眼窩が脳頭蓋と顔面頭蓋との境とされる．顔面頭蓋の表面には呼吸器の入り口である鼻腔，耳の入り口である外耳道などの孔が開いており，頭蓋の下面と下顎の間には消化器の入り口である口腔がみられる．
>
> 　頭蓋は15種23個の頭蓋骨によって構成される骨格であり，舌骨はこれに含まれるが，耳小骨は通常含まれない．名称に「頭」がつく骨（前頭骨・頭頂骨・後頭骨・側頭骨）と蝶形骨および篩骨の6種類が脳頭蓋を構成するため，これを狭義の頭蓋骨といい，残りの9種類（上顎骨・下顎骨・口蓋骨・涙骨・鼻骨・下鼻甲介・鋤骨・頬骨・舌骨）は顔面骨と呼ばれる．

3. 体幹の骨格（軸骨格）

　体幹の骨格を**軸骨格**といい，脊柱と胸郭から構成される．**骨盤**はそれ自体が1つの骨格をなすが，軸骨格として考える場合は仙骨・尾骨までを脊柱として扱い，寛骨は下肢の骨格に含める．

1）脊柱（図6-5）

　脊柱（背骨）は，首をつくる7個の**頸椎**，背中の骨である12個の**胸椎**，腰をなす5個の**腰椎**，そして骨盤の後面を構成する仙椎（仙骨）と尾椎（尾骨）からなる骨格である．脊柱を構成する1つ1つの骨を**脊椎**（椎骨）といい，それぞれ違う形にみえるが，基本的な形態は共通している．すなわち，椎骨は腹側の椎体と背側の椎弓が合した指輪のような形を示し，椎弓には4種7個の突起が備わっている．椎体と椎弓で囲まれてできる穴を**椎孔**といい，これが上下に連なってできる**脊柱管**の中に脊髄が納まる．上下の椎骨は，椎体どうしは**椎間板**により，椎弓部分は上・下関節突起がつくる**椎間関節**によって連結する．なお，骨盤を構成する仙骨と尾骨は，それぞれ5個の仙椎と3～5個の尾椎が融合して1個の骨になったものである．

2）胸郭（図6-6）

　胸郭は12個の胸椎と12対の肋骨そして胸骨が組み合わさってできる籠状の骨格である．肋骨は細いバナナのような形の骨で，後端は胸椎と，前端は**肋軟骨**を介して胸骨と連結する．第1～7肋骨はそれぞれの肋軟骨によって胸骨と関節し，第8～10肋骨は共通の肋軟骨を介して胸骨に連結する．なお，第11および12肋骨は短く胸骨と連結しないため**浮遊肋**とも呼ばれる．

　胸郭は内部の心臓と肺を保護すると同時に**呼吸運動**にも関わる．胸郭は呼吸運動に際して中の空間（胸腔）を広げるが，その主役となるのが肋骨である．呼吸に際し，肋骨は胸椎との関節を中心にバケツの取っ手のように動くことで胸腔の容積を変化させる．

1 骨・関節・筋の概略

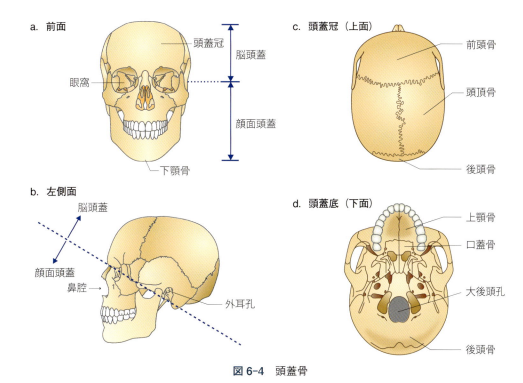

図 6-4　頭蓋骨

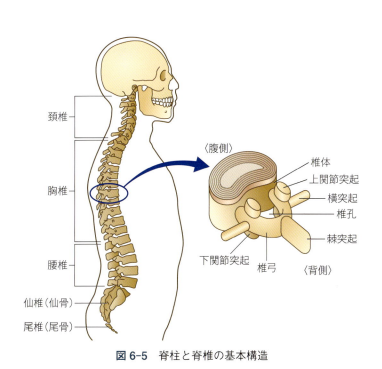

図 6-5　脊柱と脊椎の基本構造

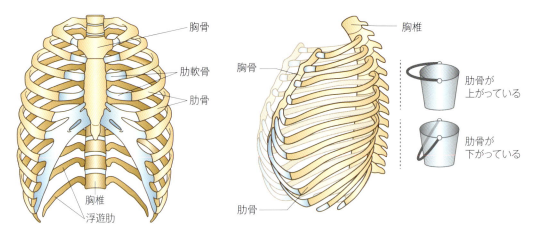

図 6-6 胸郭と肋骨
肋骨が上方に引き上げられると胸郭は大きくなり，肋骨が下げられると元の大きさに戻る．
肋骨の上下運動とともに胸郭の容積は大きくなったり小さくなったりする．

4. 体肢の骨格

1) 上肢の骨（図6-7）

　上肢の骨は**上肢帯**（**鎖骨・肩甲骨**）と**自由上肢**からなり，体幹とは**胸鎖関節**だけで連結している．胸鎖関節は胸骨と鎖骨との間の球関節で，ここを中心として鎖骨・肩甲骨が動くことで肩関節の位置を大きく変え，上肢の運動範囲を広げている．

　自由上肢は**肩関節**（整形外科では**肩甲上腕関節**という）より先の部分で，「二の腕」の骨である**上腕骨**，「前腕」をなす**橈骨**と**尺骨**，そして**手の骨**からなる．肩関節は関節面のくぼみが浅いため，自由上肢に広い運動範囲を与える反面，安定性に欠け，脱臼を起こしやすい代表的な関節とされる．また，肩関節に限らず，上肢の関節の多くは高い自由度をもち，それぞれの指も含めた複雑な運動を可能にしている．

2) 下肢の骨（図6-8）

　下肢の骨は**下肢帯**（**寛骨**）と**自由下肢**からなる．このうち，寛骨は仙骨・尾骨と連結して骨盤の形成にあずかるとともに，**大腿骨**との間で**股関節**を形成する．寛骨は小児期には**腸骨・坐骨・恥骨**の３つに分かれているが，思春期を過ぎると融合して単一の骨となる（図6-9）．

　自由下肢は股関節より下の部分で，「ふともも」の骨である大腿骨と「すね」をつくる**脛骨**と**腓骨**，および**膝蓋骨**と**足の骨**によって構成される．下肢の骨は，身体の移動だけでなく体重を支える役割をもつため，股関節は深い凹みが特徴である．このため，股関節は肩関節に比べて運動範囲は狭いが安定性は高く，外傷性の脱臼は少ないが，ひとたび脱臼すると整復は困難である．また，脛骨の下端には**内果**（うちくるぶし），腓骨の下端には**外果**（そとくるぶし）があり，両者の間に足の骨がはまり込むかたちで足首の関節（**足関節**）が形成される．なお，内果は外果に比べて位置が高いため，足首の**捻挫**は内側にひねって起こすことが多い．

1 骨・関節・筋の概略

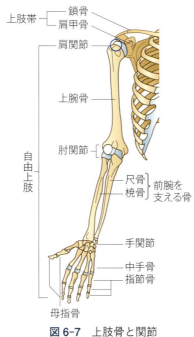

図 6-7　上肢骨と関節

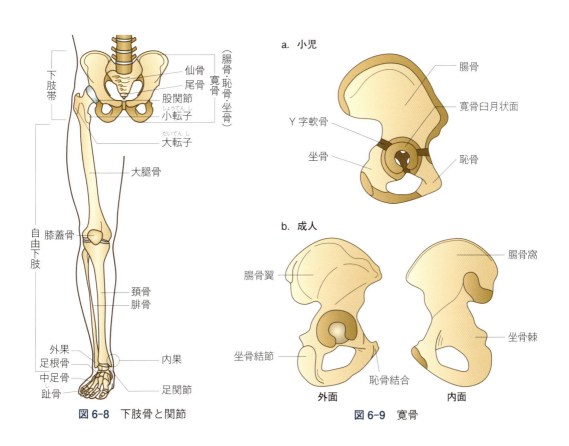

図 6-8　下肢骨と関節

図 6-9　寛骨

117

5. 骨の成分と成長のしくみ

骨組織の構成細胞の代表は**骨細胞**であるが，**骨成長**やリモデリングは骨質を形成する**骨芽細胞**や骨質を吸収する**破骨細胞**によって行われるため，骨組織周辺にはこれらの細胞およびその母細胞となる結合組織細胞が待機している．

骨質は**骨基質**とも呼ばれる骨組織の細胞間質で，**コラーゲン線維**などの有機成分とその周囲に沈着した**ヒドロキシアパタイト**（リン酸カルシウム）などの無機成分からなる．骨の硬さは無機成分の物理的性質によるものであり，弾力性はコラーゲン線維などの有機成分の性質を反映している．一般に，若年者の骨は有機成分の比率が高く弾力性に富むが，高齢者ではその比率が低下するため硬くなる反面もろくなる．若年者の骨折は生木が折れるようにみえるため若木骨折と呼ばれる．

6. 骨とカルシウム代謝

体内の**カルシウム**は全体で約1000gとされ，その99％が骨に貯蔵されている．1日の食事で摂取されるカルシウム量は約1gであるが，そのうち0.3gが小腸で吸収され，同量が大腸や尿から排泄されることで収支バランスがとられている．小腸でのカルシウム吸収には**活性型ビタミンD**が必要であるため，ビタミンD欠乏はカルシウム吸収障害による骨形成異常を引き起こす．

7. 骨形成と骨吸収（図6-10）

骨組織は形成された後も常につくり替えられており，これによって血液中のカルシウムイオン（Ca^{2+}）濃度が調節されている．このつくり替えを**リモデリング**といい，骨芽細胞による**骨形成**と破骨細胞による**骨吸収**で構成される．

骨芽細胞は，骨基質の線維成分である**I型コラーゲン**を生成し，これに**リン酸カルシウム**（ヒドロキシアパタイト）を沈着させて骨質をつくる．この過程を**骨形成**といい，骨芽細胞は骨質を形成した後，その中に埋まり込んで骨細胞となる．

これに対し，**破骨細胞**はヒドロキシアパタイトを溶かし，Ca^{2+}を血液中に放出する（**骨吸収**）．これにより，血液中のCa^{2+}は全身組織へと送られる．この際，破骨細胞は骨表面に接着，水素イオン（H^+）を分泌して骨質を溶かすことによって骨吸収を起こす．

なお，骨形成および骨吸収はホルモン（**カルシトニン・パラソルモン・活性型ビタミンD**）によるコントロールを受ける．

1 骨・関節・筋の概略

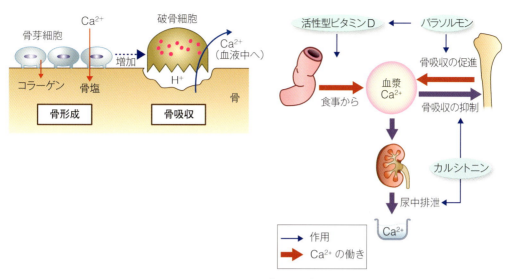

図6-10 骨形成と骨吸収

骨形成，骨吸収に関係するホルモン

カルシトニン

カルシトニンは32個のアミノ酸からなる分子量35000のペプチドで，甲状腺の傍濾胞細胞（C細胞）から分泌される．カルシトニンは，破骨細胞の骨吸収を抑制するとともに腎臓からのカルシウム排泄を増加させ，これにより血液中のカルシウムイオンおよびリンの濃度を下げる．カルシトニンの分泌は血液中のカルシウム濃度に影響され，通常この濃度が9.5 mg/dL以上になると分泌される．

パラソルモンと活性型ビタミンD

パラソルモンは活性型ビタミンDとともに血中Ca^{2+}の増加に働く．パラソルモンは84個のアミノ酸からなる分子量95000のペプチドホルモンで，副甲状腺（上皮小体）から分泌される．パラソルモンは，破骨細胞の増加やCa^{2+}の透過性増大により骨吸収を亢進するほか，活性型ビタミンDを生成して消化管のカルシウム吸収を促す．また，パラソルモンは活性型ビタミンDとともに骨芽細胞を刺激し，その細胞膜上に破骨細胞の増殖・融合に働く物質を発現して破骨細胞の増加に働く．

B 関節の構造と機能

1. 骨の連結様式（図6-11）

骨の連結は間を取り持つ物質によって分けられる．すなわち，骨で介在される（結果として1個の骨になる）**骨結合**，軟骨で連結される**軟骨結合**（椎間板など），線維で連結される**線維結合**（骨間膜，縫合など），そして滑液を含む袋で連結される**関節**の4つである．このうち前者の3つはほとんど運動性を示さないため不動結合と呼ばれるのに対し，関節は滑液によって高い運動性を示すことから**可動結合**と呼ばれる．

2. 関節の構造（図6-12）

2つ以上の骨が滑液で満たされた腔をはさんで向かい合い，比較的自由な運動性

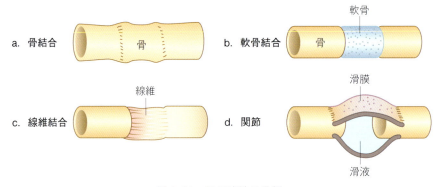

図6-11 骨の連結の分類

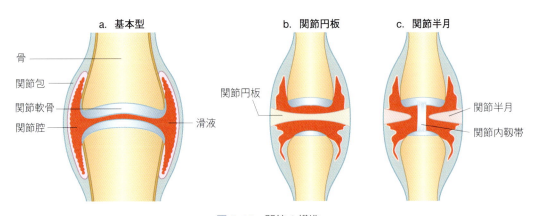

図6-12 関節の構造

を有するものを**関節**という．関節の向かい合う骨面は硝子軟骨からなる**関節軟骨**によって覆われ，これを包む**関節包**の内部（**関節腔**）は滑液と呼ばれる潤滑液で満たされる．これらは，いずれも関節運動時の摩擦軽減に働いている．

通常，関節はその周辺を靱帯によって補強されるが，一部の関節は関節腔内にも靱帯（**関節内靱帯**：股関節の大腿骨頭靱帯，膝関節の十字靱帯など）をもつ．また，顎関節，胸鎖関節，手関節，膝関節などには，線維軟骨でできた関節円板や関節半月が備わっており，関節面の適合性向上を担っている．

3. 関節の機能と負荷

関節は，荷重の支持と運動という2つの役割をもつ．このため，関節の構造には常に物理的な負荷がかかっており，さまざまな原因により変性・破壊を生じやすい．中でも，加齢・肥満・ホルモンの影響・血流障害などが原因となることが多く，骨関節症あるいは変形性関節症と呼ばれる．また，遺伝子異常とも関連する自己免疫疾患として滑膜組織が傷害される関節リウマチがあるが，その発症機転についての詳細は不明である．

C 筋系の構造と機能

筋というと運動器と考えがちであるが，筋の役割はそれだけではない．大まかにいうと，筋には以下に示すような4つの機能がある．

- **運動器としての機能**：筋は収縮によって運動を起こす．骨格筋は身体の運動，心筋は心臓の拍動，そして平滑筋は血管や消化管の運動に働く．
- **熱産生機能**：筋とくに骨格筋は収縮によって体熱を生成する．生成された熱は血流によって全身に送られ，生命活動のための温度環境を維持する．
- **血液循環**：心筋だけでなく，骨格筋も血液循環のためのポンプとして働く．とくに下肢の静脈の血液を心臓に還すのに筋収縮が重要な役割を果たしている．
- **衝撃吸収機能**：筋は衝撃を吸収するバネとして働き，関節や骨に加わる外力を和らげる．このため，老化による筋力低下は膝関節症の主たる原因となる．

1. 筋の種類と特徴

筋は，その組織学的構造から，細胞内に横縞をもつ**横紋筋**と横縞のみられない**平滑筋**に大別される．横紋筋はさらに，いわゆる「筋肉」である**骨格筋**と，心臓をつ

くる**心筋**とに区分される．このうち，骨格筋は意識的に動かすことができる**随意筋**であり，心筋と平滑筋は無意識下で収縮することから**不随意筋**と呼ばれる．

また，骨格筋の筋線維はいくつかの筋細胞が融合してできており（**合胞体**という），これが束になって筋肉をつくっている．これに対し，心筋は筋細胞が互いに連結して筋線維の網を形成しており，平滑筋は1つ1つの細長い細胞がほぼ同じ方向を向いて集まることで筋の層をつくっている．

2. 骨格筋とは（図6-13）

骨格に働いて関節運動を起こす筋を**骨格筋**という．ただし，広い意味では顔面の皮膚を動かして表情をつくる顔面筋や，眼球を動かす筋も骨格筋に含められる．

骨格筋は，その形・作用・起始と停止の場所などによって名づけられているため，その名称から筋の部位や働きがわかることも多い（例：菱形筋，肩甲挙筋，烏口腕筋）．

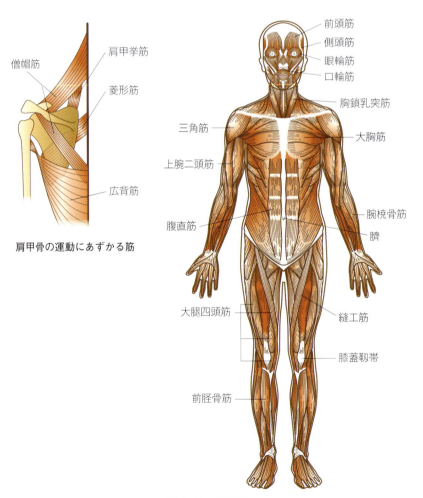

図6-13　骨格筋

> **筋肉はネズミ？**
> 筋は英語でmuscleといい，その語源はmus（ネズミ）に由来する．昔の人には骨格筋の収縮する様子がネズミの動きに見えたのかもしれない．骨格筋を観察したとき，相対的に動きの少ない側を筋頭，動きの大きい側を筋尾，間の太い部分を筋腹と呼ぶのもネズミのイメージに対応させた呼び方といえる．また，筋頭が付着する部を起始，筋尾が付着する部を停止といい，筋が収縮すると停止側が大きく動く．なお，筋を構成する筋細胞は細長い形を示すため，筋線維と呼ばれることが多い．

D 骨格筋の構造と機能

1. 骨格筋の収縮を伝えるしくみ（図6-14）

　関節などにおける身体運動は，骨格筋の収縮により生じた力が骨に伝えられることで起こる．この際，筋収縮の力を伝えるのは筋自体ではなく，これを包む結合組織である．骨格筋は，結合組織性の筋膜によって覆われる．**筋膜**は，筋線維の束を分ける**筋周膜**，1本ずつの筋線維を包む**筋内膜**に続いており，筋線維内の収縮は筋内膜→筋周膜→筋膜の順に伝えられ，最後は付着部である**腱**に達して運動を起こす．すなわち，筋線維内の収縮機構で生じた力は，筋線維を包む結合組織を介して腱に伝えられ運動が起こるしくみである．

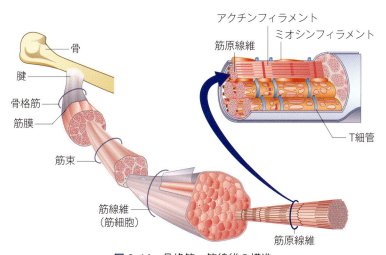

図6-14　骨格筋〜筋線維の構造

2. 骨格筋の収縮機構

1つの骨格筋は数百本の**筋線維**（筋細胞）でできている．1つの筋線維の中には数百～数千の**筋原線維**が含まれており，筋原線維は規則的に配列する2種類の**筋フィラメント**でできている．筋フィラメントはいずれもタンパク質でできており，直径約6 nmの細い**アクチンフィラメント**と，直径約15 nmの太い**ミオシンフィラメント**がある．ミオシンフィラメントの先端部にはアクチンフィラメントとの連結部があり，フィラメントどうしがスライドする（滑り込む）ことで筋原線維の収縮が起こる．

> **筋原線維の収縮のしくみ**（図6-15）
> ① 神経によって収縮指令が届くと，筋細胞膜は電気的に興奮する（活動電位発生）．
> ② 活動電位は横行小管に沿って筋細胞内に伝わる．
> ③ 活動電位は筋小胞体に伝えられ，カルシウム放出チャネルが開く．
> ④ 筋小胞体のカルシウムイオン（Ca^{2+}）が筋細胞内に放出される．
> ⑤ Ca^{2+}がアクチンフィラメントに結合する．
> ⑥ アクチンフィラメントのミオシン連結部がミオシン側に露出する．
> ⑦ ミオシンフィラメント尖端部が連結部に結合，同時に屈曲する．
> ⑧ 屈曲によりアクチンフィラメントが引き込まれるようにスライドする．

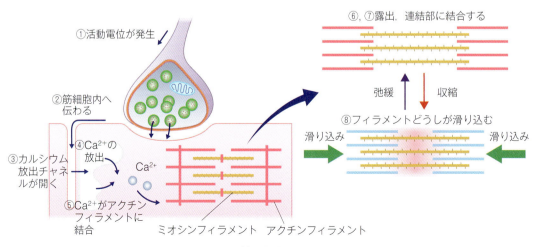

図6-15 筋の収縮メカニズム

3. 筋収縮のエネルギー（図6-16）

筋フィラメントのスライドはアデノシン三リン酸（ATP）をエネルギー源としている．すなわち，ATPをアデノシン二リン酸（ADP*）に分解することで生じるエネルギーを用いて筋収縮が起こる（計算上，1 molのATPを分解することで7.3 kcalのエネルギーがつくり出される）．このため，筋は収縮時にATPを生成するが，その方法には以下の3種類がある．

1) 細胞内のクレアチンリン酸を用いる方法

筋細胞にはクレアチンリン酸という物質が貯蔵されており，クレアチンとリン酸を分離する反応によりADPからATPを生成する．この反応は酸素を必要とせず速やかに起こるが，クレアチンリン酸に限りがあるため数秒で限界に達する．陸上短距離の100 m走などではおもにこのエネルギーが利用される．

2) 細胞内のグリコーゲンを用いる方法

筋にはグリコーゲンも貯蔵されている．グリコーゲンは，筋細胞内で酸素を消費せずにグルコースそしてピルビン酸へと分解されるが，その過程でATPが生成される．この過程を嫌気的解糖といい，クレアチンリン酸を用いる方法よりも持続性があり，テニスや400 m走においては，筋はこの方法でエネルギーを得ている．

なお，ピルビン酸は無酸素下ではそれ以上分解されず，乳酸に変化する．乳酸には解糖を阻害する作用があるため，増加すると筋は新たなエネルギーを得られなくなる．乳酸は肝臓において酸素を用いて分解されるため，筋マッサージによる血液循環の改善は筋に滞留した乳酸を排除する手段として有効である．

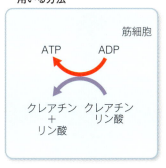 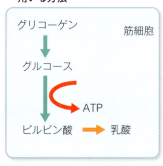 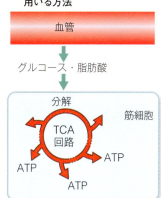

図6-16　筋肉がエネルギーを得る方法

＊　ADP：adenosine diphospate

3）血液中のグルコースや脂肪酸を用いる方法

食物などから摂取されたグルコースや脂肪酸は血流によって全身に運ばれる．筋は有酸素下でこれらを分解することで ATP を生成する．この反応はクエン酸回路〔トリカルボン酸回路（TCA 回路）〕と呼ばれ，ミトコンドリア内で酸素を用いて起こる．この反応は解糖に比べてエネルギー生成に時間がかかるが，血液による栄養と酸素供給が続く限り ATP をつくり出せる．マラソンなどの有酸素運動ではおもにこの方法でエネルギーを得ており，レース途中で補充するスタミナドリンクにもグルコースなどの吸収しやすいエネルギー源が含まれている．

赤筋と白筋

エネルギーを得る方法は筋によって異なり，有酸素運動に働く筋は内部に酸素を貯えるしくみとしてヘモグロビンに似た赤い物質（ミオグロビン）を含む．このため，有酸素運動に働く筋は，赤味の強い筋（赤筋）として認められる．赤筋はミトコンドリアにも富み，クエン酸回路を用いた持続的な収縮が可能であるが，瞬発力には欠ける．一方，ミオグロビンの少ない筋は白筋と呼ばれ，嫌気的解糖にすぐれているためすばやい収縮が可能である．

7章

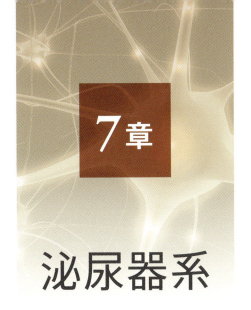

泌尿器系

　泌尿器系といえば「オシッコ」を想像すると思いますが，人はなぜオシッコをするのでしょうか？　平たくいえば「体液」を調節しているのが泌尿器系で，その代表的な器官が腎臓です．腎臓は全身からの血液を受けて濾過し，血液中の不要物質をオシッコとして排出している「下水処理施設」といえます．

　腎臓には毎分1L（1日で1440 L）の血液が送られ，持続的に濾過されています．これは，腎臓には「血液中から老廃物，とくに有害な窒素代謝物を排出する」という役割があるためです．食物中の糖質・脂質・タンパク質のうち，糖質と脂質は炭素（C），水素（H），酸素（O）でできていますが，タンパク質は窒素（N）を含んでいます．窒素は肺（呼気）や皮膚（汗）では出てこないので，腎臓から排出する必要があるのです．

　また，腎臓は「糸球体濾過と尿細管での再吸収」という2段階でオシッコを生成しています．なぜ，最初から老廃物だけを選んで排出しないのでしょうか．これは「柿ピー」の袋からピーナッツを取り出すのに似ています．袋からピーナッツだけを取り出すよりも，一度すべてを皿に出した後にピーナッツを取る方が簡単です．同様に，一度すべてを血液から取り出し，必要物質を後から再吸収する方が簡単なのです．

　腎臓の仕事は「体液の調節」だけでなく，レニンというホルモンを分泌して血圧の調節にも関わっています．ただ，血圧を調節することで，オシッコの生成も変化するので，やはり「オシッコ」が泌尿器系の一大事業であることは間違いありません．

1 泌尿器系の構造

　身体をつくっている組織や細胞は，**組織液**（**間質液**）と呼ばれる「身体の中の海」に浸された状態にある．すなわち，組織液は細胞や組織にとっての生活環境であり，そこにはさまざまな物質が含まれているが，それぞれの濃度やpHはほぼ一定に調節・維持されている（**恒常性；ホメオスタシス**）．誰しも良い環境で暮らしたいと思うように，生活環境の維持は，そこに棲む生物にとって何よりも重要である．海が汚れれば魚や貝が死に絶えてしまうように，組織液の組成が異常に変動すると，細胞や組織に影響が及ぶだけでなく，個体の生命が脅かされる危険さえある．

A 組織液の調節

　組織液の変化は，その中に生きる細胞や組織の生命活動に直接影響を及ぼすため，ここに出入りする物質の量を調節してその性状を一定の状態に保たなければならない．このため，体内には血液循環系が備わっており，組織液に酸素や栄養を届けるのと同時に，細胞から組織液中に出された二酸化炭素や老廃物を運び去る役割を果たしている．血液に入ったこれらの不要物は，通常2つの器官に送られて廃棄される．すなわち，二酸化炭素は呼吸によって**肺**から，その他の老廃物はおもに尿として**泌尿器系**から排出される．このように，体内で生じた多くの老廃物を廃棄して「身体の中の海」の環境浄化に努めるのが泌尿器系の仕事である．

B 泌尿器系の全体像（図7-1）

　泌尿器系は，**腎臓**と**尿路**（**尿管・膀胱・尿道**）から構成される．体内の物質代謝で生じた老廃物の多くは，血液循環によって腎臓に送られ，腎臓において尿中に排出される．腎臓は1日1500〜2000 mLの尿を生成するが，その量や成分は体液（組織液や血液）の性状保持（**ホメオスタシス**）の必要に応じて調節されている．すなわち，体液中の水や電解質量は敏感に察知され，腎臓における排出量や再吸収量を調節することで一定の範囲を超えて変動しないように維持されており，その結果，体液の浸透圧やpHのホメオスタシスが保持されている．

　腎臓で生成された尿は**腎盂**（**腎盤**）へ送り出されたのち，長さ25 cmほどの**尿管**

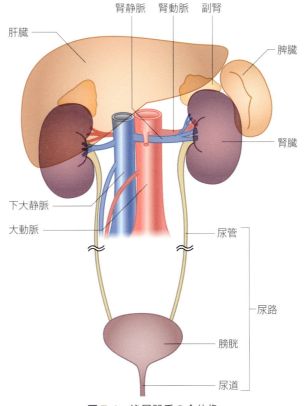

図 7-1 泌尿器系の全体像

を通って**膀胱**へと輸送され，ここで一時的に貯留される．この際の尿の輸送は主として尿管の**蠕動運動**で起こり，毎秒数 cm の速度で移動する．膀胱内の尿量が牛乳ビン1本分くらい（約200 mL）に達すると，**膀胱内圧**の上昇により膀胱壁が伸展し，情報が**大脳**に送られて**尿意**を感じる．排尿は仙髄を中枢とする反射運動であり，新生児では膀胱壁伸展からすぐに収縮が起こって排尿されるが，加齢とともに大脳から橋を介する抑制経路が発達すると「排尿を我慢する」ことができるようになる．

1. 腎臓の位置と形

　腎臓は，縦約 10 cm，横約 5 cm，重さ 120 g ほどの豆形の臓器で，脊柱の両側で腹膜の後方（**腹膜後隙**）に位置する（**腹膜後器官**）．通常，第 12 胸椎（T12）〜第 3 腰椎（L3）の高さにあるが，右腎はその上に肝臓があるため左腎より 2 cm ほど低位にある．また，腎臓は腹膜後隙にあり，その全体を脂肪組織に包まれており，後腹壁との連結がゆるいため，横隔膜の収縮（呼吸運動）によって呼吸で 3 cm ほど上下に移動する（**呼吸性移動**）．

2. 腎臓の内部構造（図 7-2）

　腎臓の内側面には陥凹（**腎門**）があり，尿管とともに，大動脈の枝である左右の**腎動脈**，そして腎臓と下大静脈を連結する左右の**腎静脈**が出入りする．尿管は腎門の深部では拡張して**腎盂**（腎盤）となり，さらに生成された尿を受ける十数個の**腎杯**に連絡する．

　腎臓の実質は，表層の**腎皮質**と深層の**腎髄質**とに区分される．腎髄質は三角おにぎりのような形の**腎錐体**からなる領域をいい，その尖端（**腎乳頭**）は腎杯と呼ばれるカクテルグラスのような受け口にはまり込んでいる．腎乳頭の表面には小孔があり，生成された尿はここから腎杯に出たのち，尿管を通って膀胱へ送られる．一方，腎皮質は腎錐体を囲む領域で，被膜下の表層から腎錐体の間に伸びる．

　腎臓に分布する**腎動脈**は，尿生成にあずかる血管（**機能血管**）であると同時に，腎組織を栄養する**栄養血管**でもある．腎門から進入した腎動脈は，**区域動脈→葉間動脈→弓状動脈**となって皮質と髄質との境界部を走り，さらに分枝して**輸入細動脈**となり，血液を濾過して尿生成を行う**腎小体**へと連絡する．安静時，腎動脈を流れる血液は毎分約 1 L で，これは心臓から拍出される血液量の約 20％を占める．

1）腎皮質と腎小体（図7-3）

　腎皮質は，血液濾過に働く**腎小体**と，ここから出る曲がりくねった**尿細管**（曲尿細管）によって構成される．腎小体は，毛細血管の糸玉状集合（**糸球体**）とこれを包む**ボウマン嚢**からなる直径約 0.2 mm の球状構造で，片側の腎臓に約 100 万個を数える．糸球体には輸入細動脈から血液が注ぎ，ここで濾過されて**原尿**（再吸収を受ける前の尿）を生成したのち，再び 1 本の輸出細動脈となって腎小体から出る．糸球体における血液の濾過は，輸入細動脈と輸出細動脈で生じる糸球体内の血圧を利用して行われる．このようにして糸球体で濾過される血液は 1 日約 1440 L（毎分 1 L 計算）で，ここから約 200 L の原尿が生成されるが，その 99％は**尿細管**を通る間に再吸収されるため，実際の尿量は 1 日 2 L ほどになる．なお，糸球体における血管の出入口部（**血管極**という）には，糸球体の濾過量や血圧の調節に働く組織があり，傍糸球体装置と呼ばれる．とくに，輸入細動脈が糸球体に入る直前部にある**顆粒細胞**は，血圧調節に関わる**レニン**というホルモンを分泌する内分泌細胞である．

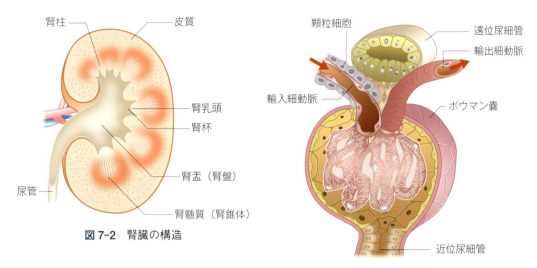

図7-2 腎臓の構造

図7-3 腎小体

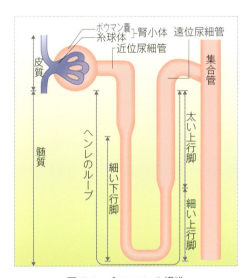

図7-4 ネフロンの構造

2) 腎髄質と尿細管（図7-4）

　腎髄質は，腎皮質内のボウマン嚢から続く尿細管の直走部（**直尿細管**）と**集合管**によって構成される．直尿細管は腎髄質の深部でUターンし（この部を**ヘンレのループ**という），再び腎皮質に戻って**集合管**に合流する．集合管は腎髄質を貫いて**腎乳頭**に向かい，ここで腎杯に開口する（**乳頭孔**）．腎髄質，とくに尿細管は，原尿に含まれる種々の必要物質や水を再吸収する部位であり，ここから集合管にかけての部位で原尿のほとんどが再吸収される．通常，腎小体（糸球体＋ボウマン嚢）から尿細管（ヘンレのループを含む）が集合管に合流するまでの部は腎臓の機能的単位とみなされ，**ネフロン**（**腎単位**）と呼ばれる．なお，ヘンレのループをはさんで腎小体側の尿細管を**近位尿細管**，集合管側の尿細管を**遠位尿細管**という．

糸球体毛細血管を通った血液は**輸出細動脈**となって腎小体を離れるが，尿細管周囲で再び毛細血管網を形成する．この毛細血管網は**尿細管周囲毛細血管**と呼ばれ，尿細管における各種の物質や水の再吸収に働く．尿細管周囲毛細血管を通った血液は，小葉間静脈から弓状静脈，葉間静脈をへて腎静脈に注ぎ，下大静脈から心臓に還流する．

3. 尿路（尿管・膀胱・尿道）

1）尿管の役割

腎盂（腎盤）から膀胱に至る尿の輸送は尿管の**蠕動運動**によって行われるが，この蠕動運動は腎杯の平滑筋に周期的に発生する活動電位によって起こる．すなわち，腎杯の平滑筋細胞は心臓のペースメーカーと同様の「歩調取り」機能を備えており，毎分5回ほどの頻度で尿管の蠕動を起こす．1回の蠕動で運ばれる尿は0.3 mLほどであるが，持続的に送られるため，膀胱には約2時間で200 mLの尿が貯留する計算となる．

2）膀胱の構造と役割（図7-5）

尿は平均1～1.5 mL/分のペースで生成され，尿管から膀胱へと送られる．膀胱は送られてきた尿を一時的に貯留し，排尿の条件が満たされたときにまとめて排出するための器である．膀胱の壁は**粘膜・平滑筋・外膜**の3層からなるが，主体となるのは膀胱平滑筋である．**膀胱平滑筋**は不明瞭な3層構造（内縦層・中輪層・外縦層）をなし，収縮すると膀胱内圧を高めて排尿に働くため，**排尿筋**とも呼ばれる．従来，独立して扱われていた**膀胱括約筋**（内尿道括約筋）も膀胱平滑筋の一部と考えられており，縦走筋の収縮によって内尿道口が開くと考えられている．

膀胱の粘膜上皮は特徴的な**移行上皮**で形成されており，膀胱の拡張・縮小に適応して伸縮するため，最大約600 mLの尿貯留が可能とされる．ただし，**膀胱三角**（左右尿管口と内尿道口を結んでできる領域）の粘膜は伸縮せず，尿貯留による壁の緊張を感じとって中枢に送ることで**尿意**の発現と**排尿反射**に働く．

3）尿道の構造と役割（図7-6）

尿道は膀胱からの尿排出路で，その構造は男女で大きく異なる．男性の尿道は約20 cmと長く，前立腺内の**前立腺部**，尿生殖隔膜を貫く**隔膜部**，陰茎内の**海綿体部**に区分される．また，恥骨の下と前の2カ所で屈曲するため，全体にS字状の走向を示す．これに対し，女性の尿道は約4 cmと短く，内尿道口～外尿道口まで直線的に走るため，外部から感染を起こしやすい（膀胱炎など）．なお，男女とも尿生殖隔膜を貫く部位に骨格筋からなる**外尿道括約筋**を備えている．

1 泌尿器系の構造

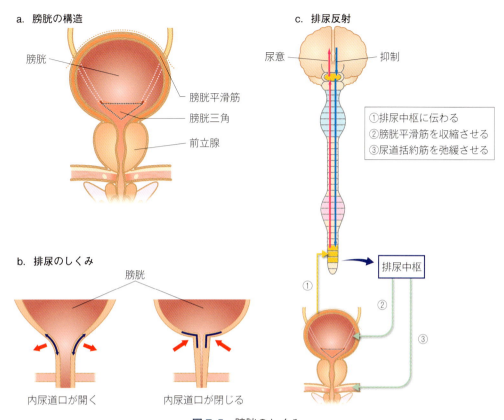

図 7-5 膀胱のしくみ

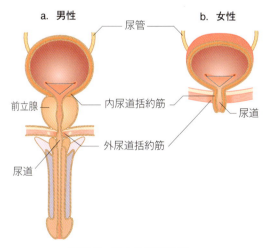

図 7-6 男女の尿道の違い

2 泌尿器系の機能

A 腎臓の機能

腎臓の機能は**尿生成機能**と**内分泌機能**の2つに大別される．このうち，尿生成機能は尿を生成・排泄することにより体液の量と組成の調節を行うものであり，内分泌機能はレニン分泌，エリスロポエチン産生，ビタミンDの活性化などを含む．いずれも生命活動自体あるいはその環境維持（ホメオスタシス）に関連する機能であり，障害されると生命の危機に陥ることがある．

1. 尿生成機能

腎臓の最も主要な機能は尿の生成による体液の**恒常性**（ホメオスタシス）維持である．したがって腎機能は体液の状態と密接に関連しており，その状況は尿の性状に反映される．すなわち尿の異常は体液の異常を示す指標であり，生命活動にも影響する重要な働きを示している．

尿生成に関わる腎機能を具体的にあげると，①身体に不要な**老廃物の排泄**，②水の出し入れによる**体液浸透圧や循環血液量の調節**，③体液の電解質，水素イオンや重炭酸イオンなどの出し入れによる体液の**電解質濃度やpHの調節**，などである．いずれも体液の性状を調節するための機能であるが，電解質濃度の調整は細胞の生命活動に直接影響を及ぼすため，とくに重要である．

1）尿生成機能の2段階（図7-7）

腎臓における尿の生成は，①糸球体における血液の濾過（**糸球体濾過**）と，②尿細管における回収（**再吸収と分泌**），の2段階から構成される．すなわち，糸球体濾過ではタンパク質より小さな物質をすべて体外に出し（第一段階），尿細管における再吸収で必要物質のみを選択して回収する（第二段階）というものである．

尿生成が2段階からなるのには理由がある．1つには，糸球体濾過は分子の大きさで選別されるため，不要物質だけを濾過することができないこと，もう1つは尿細管を移動する間に必要物質（生体が記憶している限られた物質）のみを回収する方が効率的であることがあげられる．これは「袋詰めの柿ピー(柿の種とピーナッツの混ざったもの)の中からピーナッツだけを選び出すより，一度全部を紙の上にあけ，そこからピーナッツを拾う方が簡単である」のと似ている．

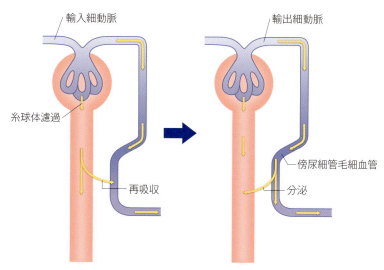

図 7-7　尿細管輸送の様式

2. 糸球体濾過

　血液は糸球体で濾過され，水や低分子物質（尿素，電解質，アミノ酸，グルコースなど）は糸球体壁を通って**濾過液（原尿）**に出てくる．しかし**血漿タンパク質**などの高分子物質は壁を通過できないため，正常では原尿に含まれることはない．すなわち，正常の原尿は血漿成分からタンパク質が除かれたものということになる．

　糸球体で濾過されるかどうかは物質の大きさで決まり，分子量 7 万以上のアルブミンやグロブリン（血漿タンパク質），コレステロールの輸送体タンパク〔低比重リポタンパク（LDL），高比重リポタンパク（HDL）など〕は濾過されず血液中に残る．ただし，同じタンパク質でも**ヘモグロビン**（分子量 67000）は限度ギリギリの大きさであるため，一部が濾過されて原尿に出ることがある．**溶血**などで尿中にヘモグロビンが出現したり，尿細管につまって障害を引き起こすことがあるのはこのためである．なお，糸球体に障害され尿中にタンパク質が出現したものを**タンパク尿**というが，正常でも 1 日 100 mg ほどのタンパクが尿中に排出されている．ただし，尿検査では（−）ないし（±）レベルである．

1）濾過圧

　糸球体濾過は糸球体毛細血管とボウマン嚢の内圧差（**濾過圧**）によって起こる．輸出細動脈は輸入細動脈より細いため，糸球体毛細血管には約 55 mmHg の血圧（**糸球体毛細血管圧**）が生じる．これに対し，ボウマン嚢の内圧（約 15 mmHg）と血漿浸透圧（約 30 mmHg）が血管外から糸球体毛細血管に向かってかかるため，差し引きの圧差は約 10 mmHg となる．この圧差が濾過圧であり，糸球体濾過の原動力である．

2) 糸球体濾過量

糸球体において一定時間に濾過される液体量を**糸球体濾過量**（GFR）といい，糸球体の濾過機能を示す値である．一般には，尿中に含まれるクレアチニンという物質の量を計測する方法が使われる．クレアチニンはもともと体内にある物質で，糸球体で濾過された後，尿細管における再吸収も分泌も受けずにそのまま尿中に排泄される．このため，24時間尿のクレアチニンを測ることで糸球体濾過の状態がわかるという原理である．この値をクレアチニン・クリアランス（CCr）といい，GFRの代用値として用いられる．すなわち，〔**CCr（GFR）＝尿中クレアチニン濃度×毎分尿量／血中クレアチニン濃度**〕によって求めることができる．CCr（GFR）の基準値は成人で約100 mL/分．24時間は1440分なので，CCr（GFR）が50 mL/分の場合，原尿は1日720 Lしか生成されていない計算になる．

臨床的には，GFRは腎機能障害の指標として用いられる．GFRが60 mL/分未満に低下すると，むくみ（浮腫），夜間多尿などの症状がみられるようになり，これが3カ月以上続くと慢性腎臓病（CKD）と診断される．

> **クレアチニン**
> 筋のエネルギー源の1つであるリン酸クレアチンの代謝産物（化学式：$C_4H_7N_3O$）．おもに筋で生成されて血液中に入り，腎臓から排出される．尿細管における再吸収を受けないため，その尿中濃度は腎臓の排泄機能評価に用いられる．

3. 尿細管の機能：再吸収と分泌

糸球体濾過において，低分子物質は必要・不要を問わず濾液中に出てくるが，尿細管ではこれらのうち必要なものだけを回収する．回収を行う尿細管は，機能的に**近位尿細管，ヘンレのループ，遠位尿細管～集合管**の3つに分けられる．

おおまかにいうと，**近位尿細管**では必要物質（水・グルコース・アミノ酸・電解質）の回収，**ヘンレのループ**では間質と管内の浸透圧差を利用した尿濃縮，そして**遠位尿細管～集合管**ではナトリウムイオン（Na^+）や水の再吸収と過剰なカリウムイオン（K^+）や水素イオン（H^+）の分泌が行われる．これらの再吸収や分泌は「尿の量や成分の調整機構」であるが，その目的は「必要物質回収と過剰物質排泄による体液恒常性の維持」である．

1) 近位尿細管（図7-8）

近位尿細管では，**糸球体濾過液（原尿）の約80％が再吸収**され，水・Na^+・K^+（濾液中の80％），グルコース・アミノ酸（同100％），重炭酸イオン（HCO_3^-：約90％），リン酸イオン（HPO_4^{2-}：80％），ビタミンなどの必要物質，濾液に出た微量の血漿タンパク質が回収される．近位尿細管の再吸収は常に一定で，ホルモンなどによる調節を受けないことが特徴であるが，その量には限界（**尿細管最大輸送量**）があり，限

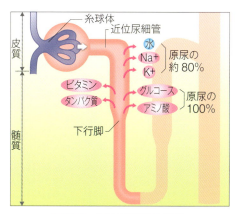

図7-8 近位尿細管の機能

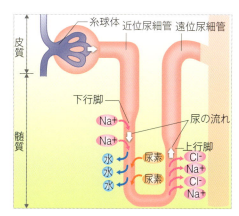

図7-9 ヘンレのループの機能

界を超えて再吸収することはできない.

たとえば，通常，原尿中のグルコースは100％再吸収されるが，糖尿病で血糖値が上がり，180 mg/100 mLを超えると原尿中のグルコースも増加するため再吸収しきれず，グルコースが尿中に排泄される．同時に原尿の浸透圧が糖によって上昇するため，尿細管内に水が引き込まれて**多尿**を引き起こす（**浸透圧利尿**）．糖尿病とは，インスリンの量や働きの不足で血液中の糖を利用できない状態であり，その結果，血糖値上昇→原尿の糖濃度上昇→尿浸透圧上昇→多尿および糖の尿中排泄が起こる.

2) ヘンレのループ（図7-9）

a）髄質の浅部と深部における浸透圧の違い（浸透圧勾配）

ヘンレのループは腎皮質から腎髄質深部に向かう**下行脚**と，Uターンして皮質に戻る**上行脚**からなり，尿の流れは下行脚と上行脚とで反対方向となる（**対向流系**）．ヘンレのループでは，下行脚は水と尿素の透過性が高く，上行脚はNa^+の透過性が高いという特徴をもっている．このため，上行脚の濾液（尿）に含まれるNa^+は周囲の間質へと呼び込まれる（**再吸収**）．また，上行脚ではエネルギーを使ったNa^+や塩素イオン（Cl^-）の能動的な再吸収も行われるため，上行脚のNa^+濃度は皮質側ほど低くなる.

一方，下行脚は水の透過性が高いので，水は間質に呼び込まれて出て行き，管腔内のNa^+濃度は深部に向かうほど高くなる．このため，同じ深さにおける下行脚・上行脚・間質のNa^+濃度は等しいが，髄質内では深部ほど高濃度となり，浸透圧も深部ほど高くなる（約5倍）．このように，深さによって生じる浸透圧の違いを**浸透圧勾配**という．高浸透圧の髄質深部は尿の調整に大きく関わっており，この部分を通る集合管から水が再吸収されることで尿の濃縮が起こる.

なお，浸透圧勾配の発現には，上行脚で再吸収されるNa^+だけでなく，集合管で再吸収される尿素も関係している．すなわち，尿素は集合管→間質→下行脚と移動

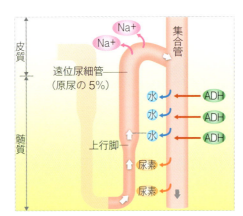

図7-10　遠位尿細管〜集合管の機能

することで髄質の浸透圧の形成に関わっている.

b) 髄質の浸透圧勾配を維持するしくみ

腎髄質の間質には，ヘンレのループに沿って走るループ状血管があり，下行血管および上行血管と呼ばれる．間質との濃度差により，Na^+は上行血管→間質→下行血管の方向に移動し，水はこれと交代で移動する．下行血管はUターンして上行血管となるため，Na^+は髄質内で上行血管と下行血管の間を循環することになる．この循環サイクルにより，間質の浸透圧勾配は一定の状態に維持される．

3) 遠位尿細管〜集合管（図7-10）

濾過液中の水やNa^+は，大半が近位尿細管で再吸収される．このため，遠位尿細管〜集合管での再吸収量は原尿の5%にすぎないが，この部位における再吸収は**ホルモン調節**を受けるという特徴がある．すなわち，水の再吸収は**下垂体後葉**から分泌される**バゾプレッシン**〔**抗利尿ホルモン（ADH）**〕により，Na^+の再吸収とその交換に起こるK^+やH^-の分泌は副腎髄質から分泌される**アルドステロン**によって促進される．このため，ADHが欠乏すると水の再吸収が行われないため，低張な尿が大量に生成される**尿崩症**を引き起こす．

4. 尿量の調節

1) 自己調節機能

糸球体濾過の原動力である濾過圧は，輸入細動脈の血圧に依存している．このため，血圧の変動はGFRに影響すると考えられるが，通常は血圧が変動してもGFRが大きく変化することはない．これは腎臓がその血流量を一定に保つしくみを備えているためで，これを腎臓の自己調節機能という．

自己調節機能は，主として**輸入細動脈の平滑筋**で行われる．すなわち，血圧の変動が伝わると輸入細動脈壁の平滑筋がこれに対応して拡張・収縮し，輸入細動脈の太さを調節することで糸球体毛細血管圧を約55 mmHgに保つ，というものである．

2) 腎血管の収縮と拡張

腎臓に分布する交感神経は，輸入細動脈を収縮させることで腎血流量の低下に働く．また，アドレナリンやノルアドレナリンも腎動脈の収縮に働き，腎血流量低下を生じる．これと反対に，アセチルコリンやカフェインなどは腎血管の拡張に働くため，腎血流量の増加をもたらす．コーヒーの利尿作用はカフェインが輸入細動脈を拡張して腎血流量を増加させるためと考えられている．

3) レニン・アンジオテンシン・アルドステロン系

レニンは傍糸球体装置の顆粒細胞から分泌され，以下の機序で血圧上昇をもたらすホルモンである．

① レニンが血中**アンジオテンシノーゲン**を**アンジオテンシンⅠ（AⅠ）**に変える．
② AⅠは**アンジオテンシン変換酵素（ACE）**の働きでAⅡとなる．
③ AⅡはそれ自体が血管収縮を示すほか，副腎皮質の**アルドステロン**分泌を促す．
④ アルドステロンは遠位尿細管のNa^+再吸収を促進し，**血液量増加**に働く．

4) 心房性ナトリウム利尿ペプチド

心房性ナトリウム利尿ペプチド（ANP）は心房の細胞で生成されるホルモンで，循環血液量増加による心房圧上昇で分泌され，集合管におけるNa^+再吸収を抑制する．Na^+排泄が増加することで尿細管内の浸透圧が上昇，水が呼び込まれて**尿量増加，循環血液量減少，血圧低下**を引き起こす．

> **腎臓の内分泌機能**
>
> 腎臓には，尿生成機能だけでなく，生理活性物質（ホルモン）を分泌する内分泌機能が備わっている．すなわち，血液循環に関係するレニンの分泌，赤血球生成を促進するエリスロポエチン分泌，そしてカルシウム代謝と関係する活性型ビタミンD_3の産生である．

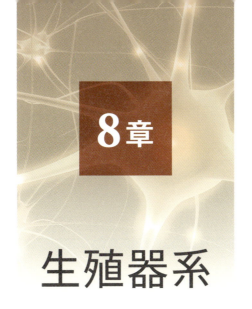

8章

生殖器系

　生物には，子孫を残すための生殖機能が備わっており，オスとメスが区別される動物では，それぞれが「子」となる生殖細胞（配偶子）をつくっています．高等動物では配偶子の形成に特化した領域である「生殖巣」を備えるようになり，とくに哺乳類の生殖巣は内分泌腺としての役割もあるため，性腺（生殖腺）とも呼ばれます．

　動物では，配偶子を比べると，メスの配偶子（卵子）に比べてオスの配偶子（精子）の方が小さいのがふつうです．受精の際，精子は卵子に向かって少しでも速く進むために，卵子に到達するまでの最低限の装備しかもっていないからです．一方，受精した後，卵子は「着の身着のまま」でやってきた精子と合体して生きていかなければなりません．母体や外界から栄養をもらえるまでは「卵子の貯え」が生命線であり，卵子は栄養を貯えているからこそ大きいのだといえます．

　さて，生殖器は，生殖巣とそこから配偶子を体外へ導く一対の生殖管からなります．オスでは精巣と精管，メスなら卵巣と卵管です．ふつう，生殖巣は体内にあるので，生殖細胞を体外に出す管が必要となりますが，多くの動物では排泄管との共用です．実は，泌尿器と生殖器は親戚関係にあるのです．

1 生殖器と生殖細胞

　生物は子孫を残さなければ絶えてしまうので，子孫を残すために生殖機能をもつ．生殖に働く器官群を**生殖器系**といい，その中心が生殖細胞をつくる**性腺（生殖腺）**である．ヒトでは男女で異なる**生殖細胞（精子・卵子）**をもつため，生殖器系の構造自体が異なるが，基本的には男女とも性腺・生殖管・付属器官から構成される．一般に，性腺で生成された男女の生殖細胞は，生殖管を通って待ち合わせ場所（受精部位）に至り，ここで最初の体細胞（受精卵）を形成する．なお，生殖細胞を生成する精巣・卵巣を性腺（生殖腺）と呼ぶのは，ここに内分泌機能が備わっているためである．

A　男性生殖器の構造（図8-1）

　男性生殖器は，精子形成の場である**精巣（睾丸）**と，形成された精子の通路（**精巣上体・精管・陰茎**）および付属腺〔**精嚢・前立腺・尿道球腺（カウパー腺）**〕から構成される．

1. 精巣（睾丸）（図8-2）

　精巣は1個10 gほどの卵形器官で，左右の陰嚢と呼ばれる袋の中に収まっており，通常，右側に比べて左側が低位にある．

　精巣の内部は200〜300の**小葉**に分かれており，各小葉は曲がりくねった**精細管**によって構成される．精細管は，直径200 μm，長さ約50 cmの細管で，片側の精巣に約500本ある．精細管壁には各成熟段階にある**精細胞（精祖細胞・精母細胞・精娘細胞・精子細胞）**が中心部に向かって配列しており，管腔面には精子が頭部を管壁に向けて存在する．精細管は集合して精巣網を形成した後，精巣輸出管となって精巣上体に入り，精巣上体管を経て精管に移行する．

　精巣には**胸髄（T10〜T11）**からの交感神経が分布しており，遠心性（運動）線維とともに求心性（感覚）線維も含まれる．このため，精巣の痛み（睾丸痛）は交感神経を経由して胸髄に伝えられるが，T10〜T11には臍周囲〜下腹部の皮膚感覚も入力するため，精巣の痛みは腹痛として感じやすい（関連痛）．

1 生殖器と生殖細胞

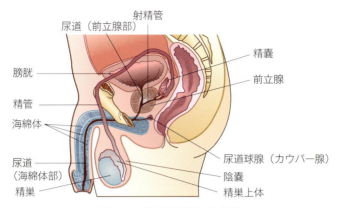

図 8-1　男性生殖器の全体像

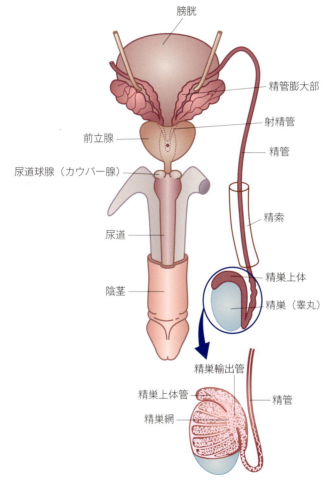

図 8-2　男性生殖器の構造

2. 精路：精子の通路

1) 精巣上体（副睾丸）

精巣上体は，精巣の後縁に位置するバナナに似た形の器官で，精巣輸出管が合流してできる**精巣上体管**からなる．精巣上体管は内径150～400μm，長さは約5mに達し，精子は数日かけてここを通過する間に運動能力を獲得すると考えられている．なお，精巣上体には最大10億の精子が貯蔵されるという．

2) 精管

外径3mm，内径0.5mm，長さ40cmほどの管で，平滑筋からなる厚い壁をもつ．精巣挙筋や血管・神経とともに**精索**を形成し，**鼠径管**を通って骨盤腔に入り，前立腺を貫いて**尿道前立腺部**の後壁に開口する．精囊の導管との合流部より下では急激に細くなり**射精管**と呼ばれる．

3) 陰茎・尿道・陰囊

陰茎は精液および尿の放出にあずかる器官で，2種3個の**海綿体**（洞様血管を含む海綿状の勃起性組織）からなる．海綿体には尿道が通る**尿道海綿体**と，その背側にある1対の**陰茎海綿体**とがある．海綿体は**白膜**と呼ばれる強い結合組織で包まれ，刺激によって海綿状組織に血液が充満することで勃起が起こる．

尿道海綿体を走る尿道は，膀胱と陰茎先端を結ぶ管で，尿路であると同時に精路の最終部分でもある．このため，射精あるいは排尿の一方が行われているときには，括約筋が収縮して他方の流れを遮断する．

陰囊は精巣・精巣上体・精索などを入れる袋で，中隔によって左右が分けられる．表面はメラニンに富む皮膚に覆われ，皮下には平滑筋を含む**肉様膜**がみられる．これにより，陰囊は温度変化に反応して収縮・弛緩し，精巣を一定の温度に保とうとする．

3. 精囊・前立腺・尿道球腺（カウパー腺）

1) 精囊

精管膨大部の直下に開口する長さ3cmほどの囊状分泌器官をいう．**精囊**の分泌液は淡黄色・弱アルカリ性の粘稠液で，精子のエネルギー源および運動能亢進に働くとされる果糖，クエン酸，アミノ酸を豊富に含む．精囊液は，放出される精液の約70％を占める．

2) 前立腺（図8-3）

前立腺は，約15gの栗の実に似た分泌腺で，膀胱底直下で尿道を取り囲んで位置する．前立腺は，直腸前壁と尿生殖隔膜に接するため，直腸内指診により触知することができる．前立腺は腺組織と非腺組織（**前部線維筋性間質**）からなり，腺組織は尿道に接する**移行域**（全体の5％），射精管周囲～膀胱底付近の**中心域**（25％），背外側領域の**辺縁域**（70％）に分けられる．中心域と移行域は従来の区分でいう**内腺**，

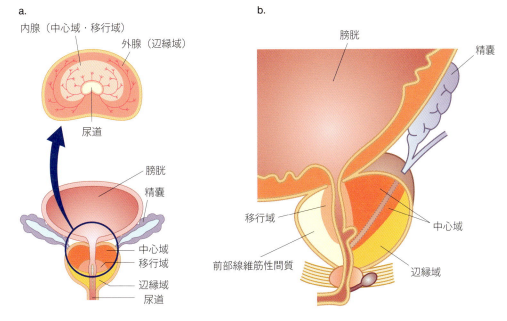

図 8-3 前立腺の内部構造

辺縁域は**外腺**に相当する．

前立腺は栗の花の匂いをもつ乳白色の弱アルカリ性液を分泌する．前立腺液は精液の約20％を占め，抗菌作用をもつが詳細な機能は不明である．なお，**前立腺肥大**が男性ホルモン減退による移行域の増生であるのに対し，**前立腺がん**はおもに辺縁域に発生する腫瘍である．

3）尿道球腺（カウパー腺）

尿生殖隔膜内に位置し，尿道海綿体部に開口する左右1対のエンドウ豆大の小分泌腺で，**カウパー腺**とも呼ばれる．尿道球腺は，性的興奮によりアルカリ性の透明な粘稠液を分泌し，尿道の潤滑化に働く．分泌液の量は精液の約10％とされる．

B 男性生殖器の機能

1．精　液

尿道を通って射出される精液は1回に3〜4 mLで，精嚢液（約70％）・前立腺液（約20％）・カウパー腺液（約10％）に3〜4億（1億/1 mL）の精子が混じったものである．精液の成分であるこれらの分泌液は，いずれもアルカリ性を示し，尿道内および女性腟内の酸性環境の中和に働く．腟内の酸性環境は異物侵入の防御機構であるが，精子に対しても排除するように働くため，この中和機能は重要である．

2. 精　子（図8-4）

　精子の形成は思春期以降に始まり，ほぼ一生涯にわたって続く．ヒトの場合，精細管を構成する**精細胞**は，約70日間かけて**精祖細胞**から**精子**へと成熟するが，1日に形成される精子数は5000万～1億ほどである．形成された精子は**精巣上体**に送られ，ここを通過する間に運動能や授精能を獲得すると考えられている．

> **精子の形態**
>
> 　精子は長さ60μmほどのオタマジャクシのような生殖細胞（配偶子）で，頭部・頚部・尾部に区分される．
> - **頭部**：精子先端部の長さ約5μmの部分で，遺伝情報のDNAを含む核と，アクロソーム（尖体；受精時に卵子の透明帯を貫くためのンパク分解酵素を含む）をもつ．
> - **頚部**：尾部に続く鞭毛の基部とこれを取り巻くミトコンドリアの集合からなる部分で，ミトコンドリアでは，精子の運動エネルギーであるATPを産生する．
> - **尾部**：頭部の中心小体から続く鞭毛からなり，精子の運動器として働く．精子は毎秒0.1mm（100μm）の速さで移動するため，射精からおよそ30分で子宮（約7cm）～卵管（長さ10cm）を泳ぎ切る計算になる．

3. 精巣の生理機能

1) 精子形成（造精）

　精巣は精子形成器官であり，精子形成は精巣の実質をなす精細管で行われる．精細管には精子となる精細胞に加えて**支持細胞（セルトリ細胞）**が含まれ，成熟過程の精細胞保護や栄養補給に働くほか，互いに密着してバリアを形成，精子を異物として認識しないよう精子と血液の接触を防いでいる（**血液精巣関門**）．なお，精子形成の至適温度は「体温－約1℃」とされ，**陰嚢**は暑いときにはゆるんで精巣を身体から離し，寒いときには縮んで身体に近づけることで温度調節を行う．

2) 精子形成とホルモン（図8-5）

　精巣は造精器官であると同時に**内分泌器官**でもある．精巣は精細管からなる実質とその周囲の**間質**で構成され，間質には毛細血管や**間質細胞（ライディッヒ細胞）**が含まれる．間質細胞は下垂体から分泌される**黄体形成ホルモン（LH）**の刺激によって**男性ホルモン（テストステロン**など）を産生・分泌し，精子形成の促進に働く．

　精子形成は視床下部・下垂体系ホルモンにより，次のように支配される．

　①視床下部のゴナドトロピンは下垂体に作用して，**卵胞刺激ホルモン（FSH）**とLHを分泌させる．

　②FSHは精巣の**支持細胞**に働いて精子の分化・成熟を促し，LHは**間質細胞**に働

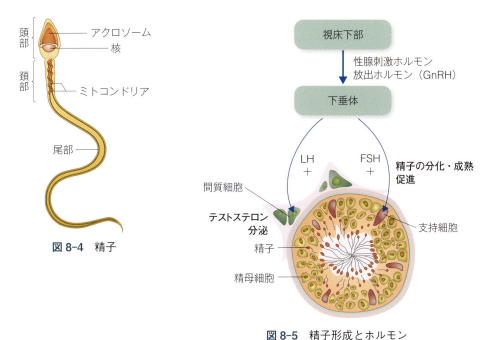

図 8-4　精子

図 8-5　精子形成とホルモン

　　き，テストステロンを分泌させる．
　③**支持細胞**は，テストステロンを取り込んでアンドロゲン結合タンパクと結合し，精子成熟に必要な高濃度テストステロン環境を精細胞に提供する．

C　女性生殖器の構造

　女性生殖器はいわゆる**内生殖器**（卵巣・卵管・子宮・腟）と**外生殖器**（外陰部）および**乳房・乳腺**から構成される（図 8-6）．

1．卵　巣（図 8-7）

　長さ約 3 cm，幅約 1.5 cm，重さ 6 g ほどの楕円形の器官で，表面を腹膜で覆われ，ここから続く卵巣間膜によって子宮両側に広がる**子宮広間膜**の後面に付着する．卵巣は卵胞成熟と卵子形成にあずかるとともに，**卵胞ホルモン（エストロゲン）**や**黄体ホルモン（プロゲステロン）**を分泌する内分泌器としても働く．
　卵巣の実質は卵胞を含む皮質と卵巣門から続く髄質からなり，皮質には各成熟段階にある**卵胞**（原始卵胞・一次卵胞・二次卵胞・胞状卵胞・成熟卵胞）が認められる．卵胞は新生児期には両側の卵巣で約 100 万個あるが，思春期には数万個まで減少し，実際に**排卵**に至るのは約 400 個である．

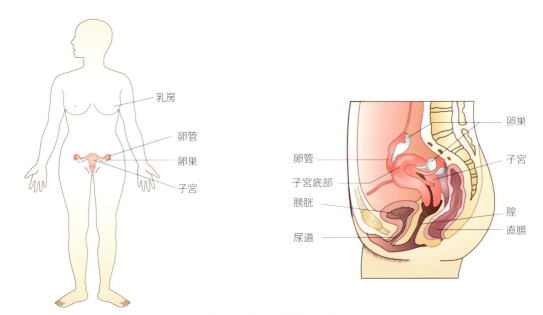

図 8-6　女性生殖器の全体図

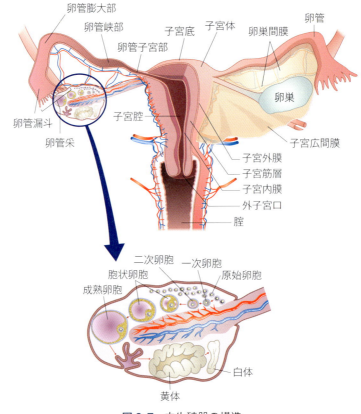

図 8-7　内生殖器の構造

2. 卵管

　卵管は，子宮底の外側部につく長さ10 cmほどの平滑筋からなる管状器官で，排卵された卵子を子宮に運ぶ．卵管は全長にわたって**子宮広間膜**に包まれ，腹膜腔側の**腹腔口**から**子宮口**まで4部〔**卵管漏斗・卵管膨大部・卵管峡部・卵管子宮部（間質部）**〕に区分される．腹腔口から続く漏斗は卵管外側部で，開口部は房状に広がって**卵管采**を形成する．漏斗の内側部は**膨大部**と呼ばれ，多くの場合，受精はここで起こる．さらに，膨大部の内側には，子宮外妊娠（卵管妊娠）の好発部位である**峡部**があり，子宮部から子宮口に続いている．なお，卵管の粘膜は網状に分岐した粘膜ヒダを形成しており，粘膜の一部は**線毛上皮**からなる．

3. 子宮

　厚い平滑筋からなる壁（子宮壁）をもつナス形の中空器官で，骨盤腔において膀胱と直腸の間に位置し，**前傾・前屈**を示す．子宮は長さ7 cm，幅4 cm，厚さ3 cm，重さは約50 g（非妊娠時）で，上2/3の**子宮体**と下1/3の**子宮頚**に大別される．三角形の狭い内腔は**子宮腔**と呼ばれ，上方は卵管に，下方は**子宮頚管**を経て**外子宮口**に開く．

　子宮壁は，**子宮内膜**（粘膜），**子宮筋層，子宮外膜**（腹膜）によって構成される．子宮内膜は単層円柱上皮からなる粘膜で，粘膜固有層には豊富な**子宮腺**を備える．思春期以降の子宮内膜は，受精卵の着床に備えて，およそ28日周期で肥厚と脱落をくり返す（**月経周期**）．このとき変化する部分を内膜の**機能層**といい，月経時に剥離するため，月経後は深部の**基底層**が残る．

4. 腟

　子宮の下に位置する長さ約7 cmの管状構造で，**交接器官**であると同時に分娩時には**産道**となる．腟は膀胱・尿道と直腸にはさまれて位置し，尿生殖隔膜を貫いて腟前庭に開く．腟の天井部には子宮頚が突出している．腟内面の粘膜は重層扁平上皮からなり，筋層は薄い平滑筋によって形成される．

　腟の上皮細胞も周期的に脱落するが，これによって細胞内の**グリコーゲン**が放出され，腟内の**デーデルライン桿菌**により分解されて乳酸となる．このため，腟内環境は強酸性（pH 4.0）に維持され，殺菌効果を発揮する．

5. 外陰部（図8-8）

　陰裂（左右の**大陰唇**にはさまれた裂）と内部〜周辺領域に備わる次の構造からなる．陰裂内部には外尿道口と腟口があり，小陰唇によって囲まれる陥凹部を腟前庭という．

　①**腟前庭**：小陰唇で囲まれる**陥凹部**．外尿道口・腟口および**大前庭腺**（バルトリ

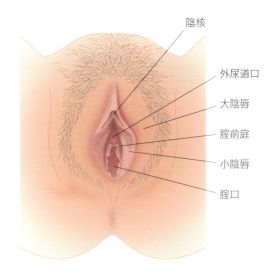

図 8-8 外生殖器の構造

ン腺）の導管が開く．なお，バルトリン腺は男性の**尿道球腺（カウパー腺）**に相当する．

② **小陰唇**：腟前庭をはさんで位置する1対のヒダで，皮下脂肪はなく，成人では大陰唇によって覆われる．

③ **陰核**：陰茎に相当する器官．左右の小陰唇前端で，外尿道口の前に位置する．陰核は男性の陰茎に相当する．

④ **大陰唇**：陰裂を囲んで位置する皮下脂肪に富むヒダ状の皮膚膨隆部をいう．外尿道口・腟口・陰核・小陰唇などを取り囲み，その保護に働く．発生学的には男性の陰嚢に相当する．

6. 乳　房（図 8-9）

乳腺と周囲の脂肪組織からなる胸部の膨隆部をいう．表面中央部には**乳頭**を中心に**乳輪**があり，12個ほどの**乳輪腺（モンゴメリー腺）**を備える．乳房は内部を走る**乳房提靱帯（クーパー靱帯）**によって形状が保たれ，靱帯の間は脂肪組織で埋められる．乳腺は約10個の**乳腺葉**からなるアポクリン腺で，妊娠時には**プロゲステロン**の作用で増殖が起こる．分娩後は**プロラクチン**が乳腺に作用して乳汁が産生され，**オキシトシン**の働きにより分泌が促進される．

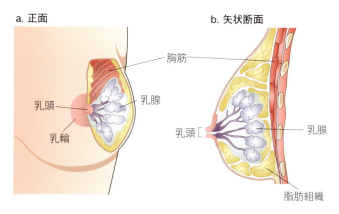

図 8-9　乳房の構造と乳腺

D　生殖器系の生理機能：性周期

　成人女性の生殖器には，下垂体ホルモンの作用によって起こる約28日間隔の周期的変化（**性周期**）がみられ，それぞれ**卵巣周期，子宮内膜周期（月経周期），腟粘膜周期，頸管粘液周期，基礎体温周期**などと呼ばれる．

1. 卵胞の成熟と卵巣周期（図 8-10）

1）卵胞の成熟

　発生初期に卵巣に入った卵細胞は，**卵祖細胞**から**卵母細胞**に分化し，**卵胞上皮細胞**に包まれた**卵胞**をつくる．卵母細胞を一層の卵胞上皮細胞が包む卵胞を**原始卵胞**といい，FSH の作用で**一次卵胞**から**二次卵胞**そして**胞状卵胞**へと成熟し，最終的に**成熟卵胞（グラーフ卵胞）**となる．成熟卵胞が大きく成長して直径が 15 mm を越えると卵巣表面に隆起し，一過性に起こる LH の分泌増大（LH サージ）によって**排卵**が起こる．排卵までの卵胞成熟の期間は**卵胞期**と呼ばれる．

2）排卵とその後

　排卵は約28日周期で左右の卵巣から交互に起こり，卵管采に包まれるように卵管へ取り込まれて膨大部に送られる．排卵後，残った卵胞は出血によって赤く見えるので**赤体**と呼ばれるが，すぐに卵胞細胞に吸収され，代わって黄色の色素をもつ**黄体**となる．黄体は2週間ほどで退縮して結合組織で置き換わるが（**白体**），妊娠が起こると黄体は**妊娠黄体**として授乳期まで維持され，大量のエストロゲンやプロゲステロンを分泌する．排卵に続く黄体の存在する時期は**黄体期**と呼ばれる．

3）基礎体温

　排卵後の黄体から分泌される**プロゲステロン**には体温上昇作用があるため，黄体期の体温は卵胞期より 0.5℃ほど高くなる．この体温は朝目覚めたときの舌下温で

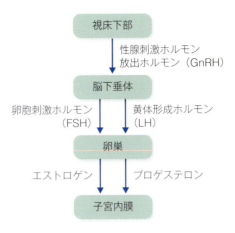

図 8-10 卵胞の成熟とホルモン

基礎体温と呼ばれ，継続して測定することで排卵日と黄体形成およびその持続を判定できる．すなわち，基礎体温の変動は黄体機能とくにプロゲステロン分泌を反映して起こる．

2. 子宮内膜の周期的変化（月経周期）

　成熟女性では4週（約28日）周期で子宮内膜の増殖と脱落がくり返される．この周期変化を**月経周期**といい（**図8-11**），視床下部から分泌される**ゴナドトロピン**（性腺刺激ホルモン）によって支配されている．すなわち，ゴナドトロピンが下垂体からのFSHやLH分泌を促し，卵胞や黄体が刺激されることで**卵巣周期**や**月経周期**が発現する．子宮内膜の周期的変化は**表8-1**の各期に分けられる．

表 8-1 子宮内膜の周期的変化

増殖期	月経が終了してからの2週間ほどの期間．この時期，子宮内膜は増殖によって次第に厚くなり子宮腺も発達する．卵巣では卵胞の成熟がみられる
排卵期	LHの分泌増大（LHサージ）により排卵が起こる時期で，次回の月経の12～16日前に起こる．この時期，腟上皮のグリコーゲンは最も増加する
分泌期	増殖期の終了後10日ほどの期間で，子宮内膜はさらに厚くなり，子宮腺から粘液やグリコーゲンなどの分泌がさかんになる．すなわち，この時期の子宮内膜は着床の準備期にあり，卵巣は**黄体期**にある
月経期	分泌期後の3～7日間をさす．増殖期～分泌期に増殖した子宮内膜は，妊娠が成立しなかった場合には不要となるため剥離・脱落する．これを**月経**といい，50 mLほどの出血を伴う

1 生殖器と生殖細胞

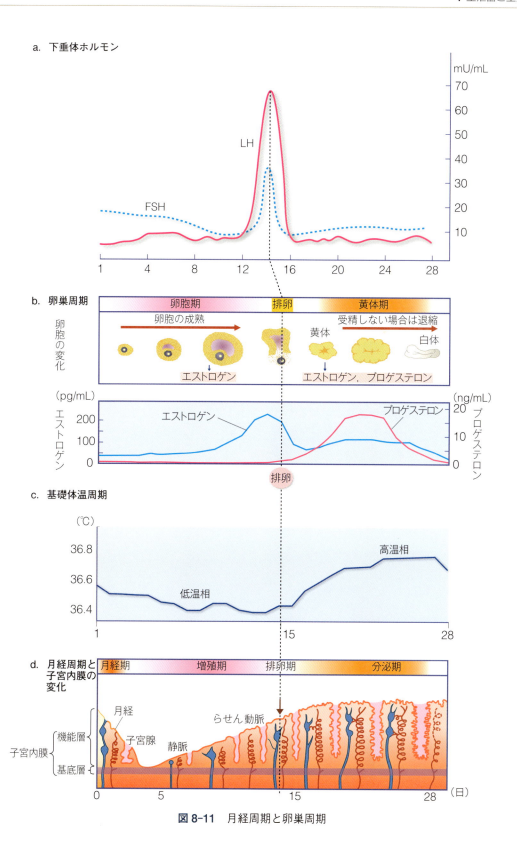

図8-11　月経周期と卵巣周期

3. 受精と妊娠

1) 受精〜着床（図8-12）

　精子が卵子に進入して核の融合を起こし，1個の細胞となる現象を**受精**という．通常，受精は卵管膨大部で起こり，すぐに**分裂（卵割）**を開始し，受精後4日で16〜20細胞からなる**桑実胚**に，5日で内腔をもつ**胞胚**となる．受精卵は卵管の粘膜上皮がもつ**線毛**によって子宮側に搬送され，胞胚となる受精後5日頃には，子宮腔に入る．なお，胞胚とは桑実胚内部に形成された腔に液が貯留した状態をいい，表面の**栄養膜細胞層（胎盤となる部分）**と，**内細胞塊（胎児となる部分）**から構成される．

　子宮内膜に胞胚が接着・進入する現象を**着床**といい，受精後6日頃に始まり，9〜12日頃には全体が内膜に埋入する．子宮内膜は着床が起こる時期にはプロゲステロンの作用で増殖・肥厚しており，栄養膜細胞層から伸びる**絨毛**が粘膜下層まで達して絨毛膜に次いで**胎盤**の形成にあずかる．

2) 妊娠（表8-2）

　女性が受精卵（妊卵）を自己の体内に保有する状態を**妊娠**といい，受精卵の着床から胎児および付属物（胎盤など）が母体から排出（**分娩**）されるまでの期間をさす．臨床的には**妊娠期間**は**最終月経初日**を起点として計算され，最終月経から280日目が**分娩予定日**とされる．妊娠が始まると，黄体から分泌されるプロゲステロンの作用により基礎体温は高温相となるが，妊娠16週頃になると下降する．また，一般に妊娠8〜11週でつわり症状がみられ，16〜19週で胎動を自覚する．

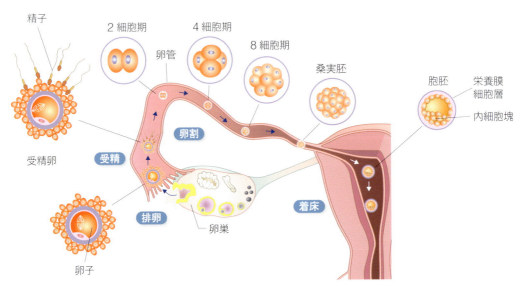

図8-12　排卵から着床までのしくみ

表 8-2　妊娠とその区分

3分法	月数	週数	分娩分類	
妊娠初期	1	0		
		1		
		2		
		3		
	2	4	流産	早期流産 12週未満
		5		
		6		
		7		
	3	8		
		9		
		10		
		11		
	4	12		後期流産
		13		
		14		
		15		
妊娠中期	5	16		
		17		
		18		
		19		
	6	20		
		21		
		22	早産	
		23		
	7	24		
		25		
		26		
		27		
妊娠後期	8	28		
		29		
		30		
		31		
	9	32		
		33		
		34		
		35		
	10	36		
		37	正期産	
		38		
		39		
		40		
		41		
		42以降	過期産	

産科学的には，妊娠期間は3期に区分される．わが国では，妊娠0週〜15週（初期），妊娠16週〜27週（中期），妊娠28週以後（後期）に分けることが多いが，海外では妊娠期間を0週〜13週（第1三半期），14週〜27週（第2三半期），28週以後（第3三半期）の3期（トリメスター）に区分するのが一般的である．
＊現在，日本産婦人科学会では，日数と週数は0発進の「満」で，月数は1発進の「数え」で表現している．

4. 分娩（出産）と産褥（図 8-13）

妊娠の終焉に伴い，胎児とその付属物（臍帯・胎盤）が妊娠子宮から排出される過程を**分娩**（出産）という．分娩予定日が近づくと子宮頸部は軟らかくなり，子宮のオキシトシンに対する感受性が増大して分娩の準備が始まる．通常，分娩は**開口期**（第1期）・**娩出期**（第2期）・**後産期**（第3期）に区分される．

① **開口期**：**陣痛**（分娩を促す子宮体筋の規則的収縮）開始から子宮口が全開大（直径約10 cm）するまでの間をいい，初産婦で10〜12時間，経産婦で4〜6時間とされる．子宮頸部の伸展によりオキシトシンの分泌が増加し，陣痛の増強が起こる．陣痛の間隔は次第に短くなり，最終的には胎児を包む羊膜が破れて羊水の流出（破水）が起こる．

② **娩出期**：子宮口の全開大から胎児娩出までの間をいい，初産婦で2〜3時間，経産婦で1〜1.5時間である．

③ **後産期**：胎児の娩出から付属物（胎盤・臍帯）が娩出されて分娩が終了するまでの時間をいい，初産婦で15〜30分，経産婦で約15分である．

分娩終了後，妊娠中に子宮などに生じた変化が妊娠以前の状態に回復するまでの期間を**産褥期**といい，通常7〜8週間である．妊娠時の子宮容積は非妊娠時のおよそ1000倍に達するが，通常の場合，分娩後約1カ月で元の大きさに戻る．母体重も妊娠中は約10 kg増加するが，産後4カ月で非妊娠時の体重に戻る．

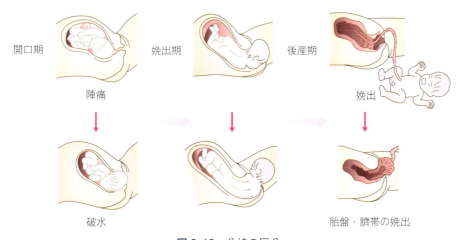

図 8-13　分娩の区分

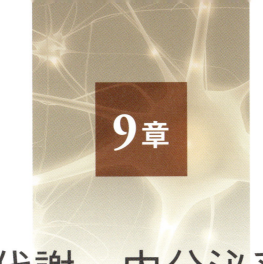

9章

代謝・内分泌系

　病院に行くと,「代謝・内分泌科」という表示を目にします.「なぜ一緒にされているのか？」と疑問に思うかも知れません. 一言でいえば「代謝と内分泌が密接に関連しているから」ですが, そもそも, 代謝とか内分泌とは何なのでしょうか.

　代謝とは「細胞や組織内における化学反応」であり, 内分泌とは「細胞あるいは組織間における情報伝達」のことです. つまり, 内分泌は生体内の細胞あるいは組織間で情報を伝える情報伝達システムであり, 情報を受け取った細胞はその情報に応じた化学反応（代謝）を起こすのです.

　これは, サッカーのパスワークに似ています. ミッドフィルダー（MF）からパスを受けたフォワード（FW）が, ドリブルで切り込んだり, シュートを放つ場面があります. MFは「内分泌腺」であり, ここから出るパスは「ホルモン」, そしてパスを受けたFWのドリブルやシュートが「代謝」というわけです.

　糖尿病や高血圧症といった疾患は, 代謝異常と呼ばれる全身疾患ですが, その陰には内分泌腺（MF）からのパスの乱れなど, 隠れた原因がみられることも多くあります.

　本章では, 情報伝達〜化学反応に至る流れを思い浮かべながら, 代謝・内分泌の役割をイメージしてみましょう.

1 代謝：異化と同化

　生物は生命維持や成長に必要な物質を外界から取り入れ，これをもとに身体構成成分などを体内で合成している．つまり，生体内では常に化学反応が起こっており，これはヒトの身体においても同様である．このように，摂取した物質を体内で利用・処理するときに起こる化学反応を**代謝**といい，その反応に伴うエネルギーの産生と消費を**エネルギー代謝**という．実際には，体内に摂取された物質だけでなく，生体を構成する物質も常に代謝を受け，これによって細胞や組織が新たにつくり替えられている．このような身体構成成分の新旧交代はとくに**新陳代謝**と呼ばれる．なお，体内に取り込まれた物質は**代謝**されることで，活動エネルギーに変換されるかあるいは新しい身体成分の合成に用いられる．このとき，体内の物質を分解してエネルギーを産生・消費する過程を**異化**，低分子物質から脂肪やタンパク質などの高分子をつくる過程を**同化**という．

I 三大栄養素

　生物はほかの生物の命をもらうことで自らの生命を維持している．すなわち，生物はほかの生物の身体成分を食物として摂取し，これを代謝して得られる物質やエネルギーを生命活動に利用している．生物の身体成分として最も代表的なものは**炭水化物（糖質）・タンパク質・脂質**の3種類であるが，これらは食物として摂取した際にエネルギーに変換することが可能な物質でもあるため，まとめて**三大栄養素**と呼ばれる．三大栄養素は，消化・吸収の際に代謝（化学反応）を受けられる形まで処理されるが，代謝酵素は細胞内にのみ存在するため，細胞内に取り込まれて初めて代謝され，エネルギーに変換される．細胞内に取り込まれた三大栄養素は，最終的には**ミトコンドリア内で起こるトリカルボン酸回路（TCA回路；クエン酸回路）**という反応系に入ることでエネルギー〔**アデノシン三リン酸（ATP）**〕の産生にあずかる．

A 糖質（炭水化物）

糖質は最もエネルギーに変換しやすい栄養素で，とくに神経細胞・筋・赤血球などのエネルギー源として重要である．生体内では糖脂質あるいは糖タンパクの形で身体構成成分となっているが，エネルギー源として利用できる糖質（グルコース・グリコーゲン）は全体で 400 g ほどしかなく，欠乏を起こしやすいため，随時補充する必要がある．なお，食物に含まれる糖質の大部分はデンプンを主体とする多糖類であり，吸収された後グルコース（ブドウ糖）に分解され，細胞内の**解糖系**や **TCA 回路**に送られて代謝される．

1. 糖質の代謝

糖質から得られた**グルコース**や**グリコーゲン**は，解糖系および TCA 回路によってエネルギー（ATP）に変換される．このうち，解糖系は無酸素下で起こる細胞質内の反応系であるのに対し，TCA 回路はミトコンドリア内で起こる反応系で，酸素を必要とする．

2. 解糖系と TCA 回路（図9-1）

細胞質におけるグルコースの分解反応は**解糖系**と呼ばれ，これによってピルビン酸と ATP が産生される．解糖系は無酸素状態で迅速にエネルギーを生成することができるが，生成量は細胞内のグルコース量に依存するため，エネルギー生成の持続時間は数秒間と短い．このため，解糖系は短距離走などの無酸素運動時のエネルギー供給に用いられる．解糖によって生じる**ピルビン酸**は，有酸素状態であれば TCA 回路において利用されるが，酸素供給がないと乳酸に変化し，筋疲労の原因となるためである．

一方，**TCA 回路**（クエン酸回路：クレブス回路）は，有酸素下にミトコンドリア内で起こる化学反応である．解糖系でグルコースからつくられたピルビン酸は，**アセチル CoA** という物質を経てこの反応回路に入り，一回りすると 2 分子の ATP がつくられる．さらに，回路の途中で水素イオン（H^+）が切り離され，これが酸素と結合する際に生じるエネルギーによって ATP が産生される．この反応はミトコンドリア内膜における電子の受け渡しを主体とするため，**電子伝達系**と呼ばれる．

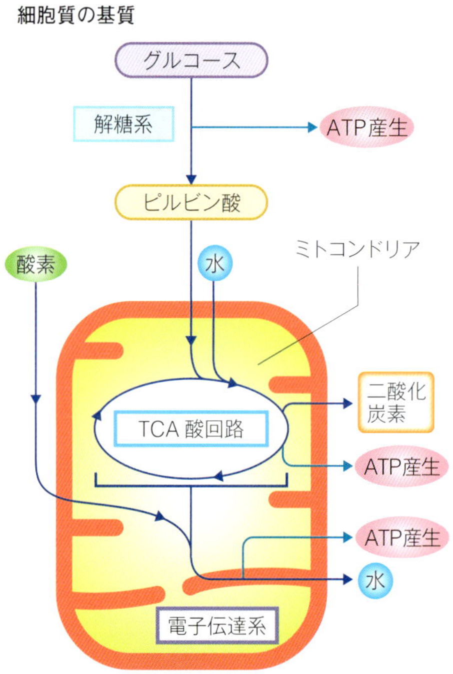

図 9-1 TCA 回路

> **トリグリセリド（中性脂肪）**
>
> 　食物脂肪の大部分を占めるだけでなく，体内に最も多量に存在する脂質でもある．食物として摂取されたトリグリセリドは，膵リパーゼによって分解され，小腸から吸収される．これらは小腸の粘膜上皮細胞内で中性脂肪に再合成され，径 1 μm に満たない微粒子（カイロミクロン）の形でリンパ管から血液中に入る．その後，脂肪の大半は肝臓や脂肪組織に運ばれて貯蔵脂肪となるが，糖からのエネルギー供給が不足すると動員され，解糖系や TCA 回路に入ってエネルギー産生に利用される．すなわち，貯蔵脂肪はエネルギー保管庫としての役割を果たす．

B　脂質（脂肪）

　生物由来の物質で，水には溶けないが，エーテルやクロロホルムに溶ける有機化合物（炭素を基本構造にもつ）を脂質という．生体内の脂質には，中性脂肪，遊離脂肪酸，リン脂質，コレステロールがあるが，単に「脂肪」という場合は中性脂肪をさすことが多い．中性脂肪の大部分は，トグリセリド（グリセリンに脂肪酸 3 分子が結合したもの）で，必要に応じて代謝され，エネルギー源となる脂肪酸を遊離する．

なお，リン脂質やコレステロールは細部膜の構成成分であり，コレステロールはステロイドホルモンや胆汁酸の原料ともなる．

> **コレステロール**
>
> 副腎皮質ホルモン（糖質コルチコイド・電解質コルチコイド）や性ホルモン（テストステロン・エストロゲン）などのステロイドホルモン，および胆汁酸の原料となる．胆汁酸は体内におけるコレステロール代謝の最終産物であり，肝臓は胆汁酸やコレステロールを胆汁に排泄する．

1. 脂質の代謝

脂質は，エネルギー源としてだけでなく，身体構成成分である**コレステロール**や細胞膜の**リン脂質**の生成に利用される．余剰分は**トリグリセリド**（**中性脂肪**）のかたちで貯蔵脂肪となるが，必要に応じて**グリセロール**（グリセリン）と**脂肪酸**に戻されて消費される．このうち，糖質の一種であるグリセロールは**解糖系**において利用される．これに対し，脂肪酸は**アセチルCoA**に変換され（この過程を**β酸化**という），ミトコンドリア内の**TCA回路**においてATP産生に用いられる．脂肪酸の一部はコレステロール合成に用いられ，残りは**ケトン体**（アセトン・アセト酢酸など）となって血液中に出る．通常，アセトンは肺や腎臓に送られて呼気あるいは尿に排泄されるが，その他のケトン体は脳・心臓・骨格筋に送られ，再びアセチルCoAに変換されてATP産生に用いられる．

糖尿病や**飢餓状態**で細胞内のグルコースが不足すると，糖代謝が低下し，**TCA回路**に送られる**ピルビン酸**の不足が生じる．このような状態になると，細胞は糖からのエネルギー産生をあきらめ，代わりに脂肪が動員されるようになる．すなわち，脂肪酸の**β酸化**による**アセチルCoA**生成が増加する．しかしながら，TCA回路自体が不活発なため，利用されないアセチルCoAが過剰となり，これに続いて**ケトン体**も過剰状態に陥る．この結果，ケトン体が血液中に入り**ケトン血症**（ケトーシス）を引き起こす．ケトン体の多くはアセト酢酸などの酸であるため，ケトン血症を起こした血液は酸性（アシドーシス）に傾く．また，アセトンは尿や呼気に排泄されるので**アセトン臭**が感じられる．

C タンパク質

タンパク質は，脂質・糖質とともに身体の構成にあずかる高分子物質で，少ないもので100個，多いもので1万個ほどの**アミノ酸**が結合して形成される．通常，数個のアミノ酸がつながったものを**ペプチド**，10～100個がつながったものを**ポリペ**

プチドといい，これがさらに連結してタンパク質をつくる．身体構成成分の約20%はタンパク質で約10万種類ある．なお，タンパク質の成分となるアミノ酸は20種類あるが，このうち体内で合成できない8種類（フェニルアラニン・イソロイシン・バリン・リジン・トリプトファン・メチオニン・ロイシン・スレオニン）と合成が不十分な2種（アルギニン・ヒスチジン）を含めた10種類を**必須アミノ酸**と呼ぶ．

1. タンパク質の代謝

身体を構成する**タンパク質**は，常に新しいものに入れ替えられている．したがって，タンパク質の成分となるアミノ酸の存在は重要で，欠乏すると重大な細胞機能低下を引き起こす．このため，生体ではタンパク質の摂取を通してアミノ酸を取り込んでおり，吸収されたアミノ酸は肝臓に運ばれて，さまざまなタンパク質の合成（**血漿タンパク質**，**凝固因子**など）やほかのアミノ酸生成に用いられている（**図9-2**）．

肝臓では血液中の不要なタンパク質の分解も行われ，これによって生じるアミノ酸は**アセチルCoA**を介してTCA回路へと送られ，エネルギー産生に関与する．ただし，タンパク質は脂質や糖質と違って窒素を含むため，その処理にはやや異なる経路が用いられる．すなわちアミノ酸に含まれるアミノ基（−NH$_2$）はアンモニアとして除去されるが，そのままでは毒性が高いため，尿素に変換されたのち，腎臓から尿として排泄される．尿素への変換は肝臓の**尿素回路**においてのみ行われるため，肝機能障害によって高アンモニア血症を起こすことがある（**図9-3**）．

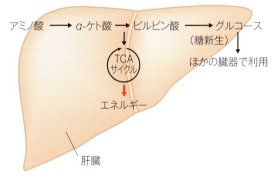

図9-2 エネルギー産生のしくみ

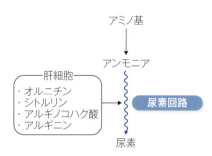

図9-3 タンパク質の尿素回路

D 核酸の代謝

　核酸は，糖・リン酸・塩基の結合体（ヌクレオチドという）が結合した高分子化合物で，糖として**リボース**をもつ**リボ核酸（RNA）**と，**デオキシリボース**をもつ**デオキシリボ核酸（DNA）**とがある．細胞において，RNAはミトコンドリアやリボソームに含まれ，細胞内**タンパク質合成**に働くのに対し，DNAは核染色質やミトコンドリア内にあり，**遺伝子**を含んでいる．

　核酸を構成する塩基は，その構造から**プリン塩基（アデニン・グアニン）**と**ピリミジン塩基（シトシン・チミン・ウラシル）**とに分類される．両塩基の違いは体内における最終代謝産物にあり，ピリミジン塩基が**尿素**まで分解されるのに対し，プリン塩基は尿素よりも高分子の**尿酸**までしか分解されない．尿酸は尿素に比べて水に溶けにくく，腎臓における排出能も低い．このため，核酸やその抽出物に富む食物（干物，魚卵，カニミソ，麦芽など）を大量に摂取するとプリン塩基から尿酸が生成され，血液中の尿酸濃度が上昇する．血中尿酸濃度は通常4〜5 mg/dLであるが，7 mg/dLを超えるものを**高尿酸血症**といい，10 mg/dL以上になると関節や腎臓で結晶化が起こる（**尿路結石**，**痛風結節**）．

2 内分泌系

友人とデパートで待ち合わせていたのに，はぐれてしまったようなとき，連絡をとるには携帯電話で直接連絡する方法と，館内放送で呼びかける方法の2つがある．電話で連絡する方法は，特定の相手にすぐに情報を送ることができるメリットがあるが，相手の携帯番号を知らないと連絡がとれない．一方，館内放送は情報を広く流して相手の反応を待つ方法であるが，情報が伝わるかどうかは相手次第ということになる．

これと同様に，体内で情報を伝えるシステムにも，直接情報を伝えるしくみ（**神経系**）と，全身に情報を流すしくみ（**内分泌系**）の2つがある．神経系においては，情報を伝える対象となる細胞に神経線維が伸びており，情報はこの線維が連絡する細胞にのみ直接伝えられる．これに対し，内分泌系は**ホルモン**と呼ばれる**生理活性物質**を全身に巡らせ，対象となる細胞（**標的細胞**）がこれを受容することで情報伝達が起こる

I 内分泌とホルモン

汗や涙のように，体内で生成された物質を導管を通じて身体の外に分泌するシステムを**外分泌**という．消化管の内腔も，「ちくわの穴」と同様，身体からみれば外であることから，消化液を分泌する消化腺も外分泌に含まれる．これに対し，体内の細胞で生成された物質を体液中に分泌するシステムを**内分泌**といい，この様式で分泌される物質を**ホルモン**という．**内分泌腺**には導管がないため，多くの場合，ホルモンは内分泌腺周囲の毛細血管から血液中に入って全身を循環する．

A 内分泌腺（図9-4）

おもな内分泌腺（内分泌器）として，視床下部，下垂体，甲状腺，副甲状腺，膵臓（ランゲルハンス島），副腎，精巣（男性），卵巣（女性）がある．このほか，胃〜上部小腸の粘膜にも内分泌細胞（**基底顆粒細胞**，**DNES細胞**と呼ばれる）が散在しており，

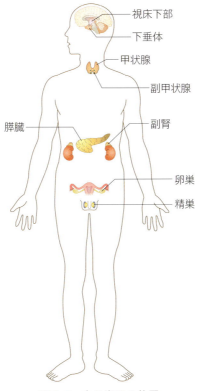

図9-4　内分泌器の位置

　消化管運動や消化液分泌の調節に働く消化管ホルモン（ガストリン・セクレチン・コレシストキニンなど）を分泌する．消化管ホルモンは隣接臓器（胃・小腸・肝臓・胆囊・膵臓）を対象（**標的器官**）とするため，全身循環ではなく多くは門脈領域を巡る．

B　ホルモンによる情報伝達のしくみ

　内分泌腺から分泌されるホルモンは血液循環によって全身に運ばれ，これを**標的細胞**が受容することで反応が起こる．このため，血液中のホルモン濃度は全身どこでもほぼ一定である．しかも，ホルモンは標的細胞以外には受容されないため，ふつうは必要最小限の量が血液中を移動している．標的細胞は特定のホルモンに対する受容体を備えており，ここにホルモンが結合することで標的細胞が反応を起こす．

1. 標的細胞の受容体（図9-5）

　標的細胞の受容体には，**細胞膜受容体**と**細胞内受容体**（**核内受容体**）とがある．一般に，水溶性の**ペプチドホルモン**（下垂体ホルモン，インスリン，グルカゴンなど）や

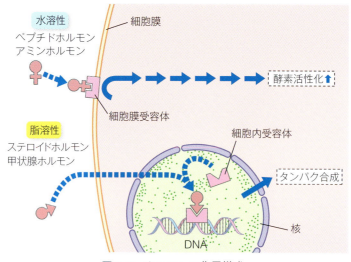

図 9-5　ホルモンの作用様式

アミンホルモン（アドレナリン，メラトニンなど）の受容体は細胞膜にあり，脂溶性の**ステロイドホルモン**（副腎皮質ホルモン，性ホルモンなど）と甲状腺ホルモンの受容体は細胞内にある．水溶性ホルモンは細胞膜を通過しにくいためである．

細胞膜受容体の場合，ホルモンが結合すると細胞内の酵素が次々に活性化され（これを**シグナル伝達**という），これによって標的細胞の生理機能が発現する．一方，細胞内受容体場合は，ホルモンが結合すると核内で遺伝子が転写され，これによって特定のタンパク合成が起こり，標的細胞の生理作用が発現するしくみである．

2. 全身ホルモンと局所ホルモン

通常，分泌されたホルモン（情報伝達物質）は血流によって全身に送られ，標的細胞に作用する．一般に，遠く離れた細胞に作用する物質を全身ホルモン，分泌細胞自体あるいは近傍の細胞に作用する物質を局所ホルモン（オータコイド）という．下垂体から分泌されて性腺に働く卵胞刺激ホルモン（FSH）や黄体形成ホルモン（LH）は全身ホルモン，各種のプロスタグランジン，セロトニン，ヒスタミンなどは局所ホルモンに分類される．

C　内分泌系のフィードバック機構

内分泌腺からのホルモン分泌量が多すぎたり，ホルモンの作用が必要以上に強くなることがある．このため，内分泌系にはホルモン分泌を調節するしくみが備わっており，これを**フィードバック機構**という．フィードバックには，血中濃度の上昇によって視床下部や下垂体からの刺激ホルモン分泌を抑制する**ネガティブ・フィー**

ドバックと，ホルモンが視床下部に作用して刺激ホルモン放出ホルモンの分泌促進に働く**ポジティブ・フィードバック**の2種類がある（図9-6）.

ネガティブ・フィードバックの例としては，甲状腺ホルモン濃度の増加が下垂体や視床下部に働き，**甲状腺刺激ホルモン（TSH）**や**甲状腺刺激ホルモン放出ホルモン（TRH）**分泌を抑制するしくみがあげられる．一方，ポジティブ・フィードバックの例としては，排卵期に卵巣から分泌される**エストロゲン**や**プロゲステロン**が視床下部に働いて**性腺刺激ホルモン放出ホルモン（GnRH）**分泌を刺激するしくみがあげられる．このしくみによって卵胞刺激ホルモンの分泌が増加し，排卵に至る．

> ### 短環と長環フィードバック
> フィードバック機構は，その経路の長さによっても分類されており，短環フィードバックと長環フィードバックとがある．たとえば，末梢の内分泌腺から分泌されたホルモンが，その中枢である視床下部や下垂体に作用して調節する経路は長環フィードバックに含まれ，下垂体からのホルモンがすぐ上位の視床下部に働いて調節する経路は短環フィードバックに分類される．これらはいずれもネガティブ・フィードバックにおける経路であり，刺激ホルモンの分泌抑制に働く．

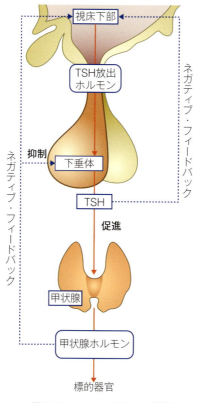

図9-6 フィードバック機構

内分泌腺の構造と機能

A 視床下部

1. 視床下部の構造

視床下部は間脳の前下部に位置し，下端に径1cmほどの**下垂体**を備える．視床下部は，**自律神経系の中枢**であると同時に**内分泌系の中枢**でもある．視床下部ホルモンは内分泌系の最上位に位置するホルモンで，視床下部の神経核では下垂体前葉ホルモンの分泌を調節するホルモンや，下垂体後葉から放出されるホルモンが生成される．

2. 視床下部ホルモン

視床下部ホルモンは視床下部の神経核で生成され，下垂体門脈によって下垂体前葉に運ばれ，前葉細胞のホルモン生成・分泌を調節する．ほとんどがペプチドホルモンで，十数種類あるとされるが，確実に判明しているのは以下に示す4種類の放出ホルモンと2種類の抑制ホルモンである（表9-1）．

1）成長ホルモン放出ホルモン（GHRH）

下垂体前葉の**成長ホルモン（GH）**分泌を促進するホルモン．GHによるネガティブ・フィードバック，低血糖による分泌促進などのコントロールを受ける．

2）甲状腺刺激ホルモン放出ホルモン（TRH）

甲状腺刺激ホルモン（TSH）分泌を促進するホルモン．甲状腺ホルモンによるネガティブ・フィードバック，寒冷刺激による分泌促進などのコントロールを受ける．

3）副腎皮質刺激ホルモン放出ホルモン（CRH）

副腎皮質刺激ホルモン（ACTH）分泌を促進するホルモン．概日リズムによって変動するほか，副腎皮質ホルモン（糖質コルチコイド）からのネガティブ・フィードバックによって制御される．

4）性腺刺激ホルモン放出ホルモン（GnRH）

ゴナドトロピンと総称される**卵胞刺激ホルモン（FSH）**と**黄体形成ホルモン（LH）**の分泌を促す．通常はエストロゲンによるネガティブ・フィードバックを受けるが，排卵直前にポジティブ・フィードバックに切り替わり，FSHとLH分泌の急増（LHサージ）が起こる．

5）成長ホルモン放出抑制ホルモン（GHRIH）

ソマトスタチンとも呼ばれ，下垂体細胞の開口分泌を抑制することで，GH，TSH，プロラクチン（PRL）の分泌を抑制する．

6）プロラクチン抑制ホルモン（PIH）

ドーパミンを含む混合ホルモンで，ふだんは下垂体のPRL分泌を抑制しているが，出産後にPRL分泌が増加するのと同時に分泌がコントロールされる．

表9-1 視床下部ホルモンと標的器官，作用

内分泌器官	ホルモン	標的器官	作用
視床下部	成長ホルモン放出ホルモン（GHRH）	下垂体前葉	GHの分泌合成促進
	甲状腺刺激ホルモン放出ホルモン（TRH）	下垂体前葉	TSHの分泌合成促進
	副腎皮質刺激ホルモン放出ホルモン（CRH）	下垂体前葉	ACTH分泌合成促進
	性腺刺激ホルモン放出ホルモン（GnRH）	下垂体前葉	FSHとLHの分泌合成促進
	成長ホルモン放出抑制ホルモン（GHRIH）	下垂体前葉	GH，TSH，PRLの分泌抑制
	プロラクチン抑制ホルモン（PIH）	下垂体前葉	PRLの分泌抑制

B 下垂体

1. 下垂体の構造（図9-7）

下垂体は内分泌腺細胞からなる**腺性下垂体（前葉）**と，神経組織である**神経下垂体（後葉）**に大別される．腺性下垂体は，視床下部ホルモンの刺激を受けて前葉ホルモンを分泌する．一方，神経下垂体には視床下部から伸びるニューロンの終末部と毛細血管が含まれ，視床下部で生成された下垂体後葉ホルモンはニューロンの終末部から血管内に分泌される（神経分泌）．

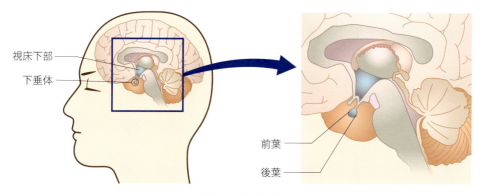

図9-7 下垂体

2. 下垂体前葉ホルモン

下垂体前葉で生成・分泌されるホルモンは6種類が知られており，いずれも末梢の内分泌腺からのホルモン分泌促進に働く．全身性に作用する**成長ホルモン**と**プロラクチン**に加え，ほかの内分泌腺に作用する**甲状腺刺激ホルモン，副腎皮質刺激ホルモン，卵胞刺激ホルモンおよび黄体形成ホルモン**がある（表9-2）．

1）成長ホルモン（GH）
タンパク同化作用を示すペプチドホルモンで，全身の細胞の増殖・肥大により身体の成長を促す．

2）プロラクチン（PRL）
妊娠期の乳腺発育および乳腺細胞における乳汁生成を促進するほか，黄体を刺激して妊娠期の排卵を抑制する．

3）甲状腺刺激ホルモン（TSH）
甲状腺の濾胞細胞に働いて，甲状腺ホルモンの産生・分泌を促進する糖タンパク性のホルモンである．

4）副腎皮質刺激ホルモン（ACTH）
副腎皮質に働き，副腎皮質ホルモンとくに糖質コルチコイドの分泌を促進する．

5）卵胞刺激ホルモン（FSH）
女性では卵胞の発育を，男性では精子形成を促進する糖タンパク性のホルモンである．

6）黄体形成ホルモン（LH）
女性では黄体を刺激してプロゲステロン分泌を促進，男性では精巣の間質細胞（ライディッヒ細胞）に働いてアンドロゲン分泌を促す．排卵直前にはFSHとLHが一過性に増加して排卵が起こる．

表9-2 下垂体前葉・後葉ホルモンと標的器官，作用

内分泌器官	ホルモン	標的器官	作用
下垂体前葉	成長ホルモン（GH）	全身	骨などの成長促進
	プロラクチン（PRL）	乳腺	乳腺の発達
	甲状腺刺激ホルモン（TSH）	甲状腺	T4，T3の分泌合成促進
	副腎皮質刺激ホルモン（ACTH）	副腎皮質	糖質コルチコイドの分泌合成促進
	卵胞刺激ホルモン（FSH）	精巣，卵巣	男性：精子の形成促進 女性：卵巣の発育促進
	黄体形成ホルモン（LH）	精巣，卵巣	男性：アンドロゲンの分泌合成促進 女性：排卵促進
下垂体後葉	オキシトシン	乳腺，子宮	乳汁の分泌，子宮平滑筋の収縮
	バゾプレッシン（抗利尿ホルモン：ADH）	腎臓の集合管	尿濃縮促進，尿量減少

3. 下垂体後葉ホルモン

下垂体後葉からは2種類のペプチドホルモン（**オキシトシン**，**バゾプレッシン**）が分泌される．視床下部の神経核で生成されるこれらのホルモンは，分泌顆粒となって軸索内を輸送され，下垂体後葉の神経終末に貯蔵された後，神経興奮によって分泌される．このうち，オキシトシンは子宮平滑筋の収縮や乳汁分泌に働くホルモンであり，バゾプレッシンは腎臓の集合管に働いて水の再吸収促進（**尿量減少**）を起こす．このため，バゾプレッシンは**抗利尿ホルモン**（ADH）とも呼ばれる．

C 甲状腺と副甲状腺

1. 甲状腺・副甲状腺の構造（図9-8）

甲状腺は気管上部前面に接する20 gほどの蝶形の器官で，内分泌腺としては最大である．通常，**左葉**と**右葉**およびこれをつなぐ**峡部**からなる．甲状腺は濾胞と呼ばれる袋状構造の集合からなり，濾胞の周りを多数の毛細血管が囲む．濾胞は単層の濾胞上皮細胞で形成され，**甲状腺ホルモン**はこの細胞で生成される．このほか，甲状腺の間質には**傍濾胞細胞**という内分泌細胞があり，**カルシトニン**を分泌する．

一方，甲状腺の背面，左右両葉の上端と下端（**上極・下極**）には米粒大の**上皮小体**（**副甲状腺**）が通常2対みられる．重さ約0.1 g，大きさ最大約8 mmの米粒状器官で，**副甲状腺ホルモン**（**パラソルモン**）を分泌する．

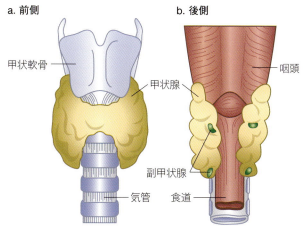

図9-8 甲状腺の位置

2. 甲状腺・副甲状腺のホルモン(表9-3)

1) 甲状腺ホルモン

必須アミノ酸のチロシンにヨウ素（ヨード）が結合したホルモンで、チロシン1分子に3つのヨウ素がついた**トリヨードサイロニン（T3）**と、4つのヨウ素がついた**サイロキシン（T4）**の2種類がある。一般に、T4に比べてT3で作用が強く、代謝亢進による**酸素消費の増大**、**熱産生増加（体温上昇）**、成長ホルモン補助による**成長促進**、**中枢神経系の分化・成熟**などを示す。さらに、心臓のアドレナリンβ受容体を増加させて心収縮力を高めるほか、交感神経刺激と類似した作用を示す（**瞳孔散大・発汗・心拍亢進**など）。寒冷時に基礎代謝量が増加するのも甲状腺ホルモンの分泌亢進によるものである。また、甲状腺ホルモンは脳も含む身体の成長に不可欠であるため、成長期に甲状腺機能低下が生じると、身体発育だけでなく、知能の発達が障害されることがある。

甲状腺ホルモンは、甲状腺に存在する受容体がTSHの刺激を受けて分泌される。ところが、何らかの原因でこの受容体を休みなく刺激する抗体が生成されることがあり、甲状腺ホルモンの過剰生成（甲状腺機能亢進症）が起こる。これをバセドウ病といい、自己免疫疾患の1つと考えられている。

2) カルシトニン

甲状腺は、甲状腺ホルモンのほか、**カルシトニン**というホルモンも分泌する。カルシトニンは32個のアミノ酸からなるペプチドホルモンで、濾胞の間にある**傍濾胞細胞**から分泌される。破骨細胞を抑制するとともに尿へのカルシウムイオン（Ca^{2+}）排泄を増加させ、血中Ca^{2+}濃度の低下に働く。

3) 副甲状腺ホルモン（パラソルモン）

上皮小体（副甲状腺）の主細胞から分泌されるポリペプチドで、血中Ca^{2+}濃度の増加に働く。その作用機序は、①破骨細胞による骨吸収の促進、②尿細管おけるCa^{2+}再吸収の増加、③腎臓における活性型ビタミンD_3生成促進による腸管のCa^{2+}吸収増加、3つに大別できる。すなわち、カルシトニンと拮抗する作用を示す。

パラソルモンが不足すると血中Ca^{2+}濃度が低下し、神経や筋の興奮性が亢進する。カルシウムは神経や筋などの興奮性細胞膜の安定化に働くが、カルシウム不足によって異常興奮が起こる（**テタニー**など）。反対に副甲状腺の機能亢進では、骨吸収が進んで骨がもろくなったり、尿中へのカルシウム排泄増加で**尿路結石**を生じたりする。

表 9-3　甲状腺・副甲状腺ホルモン，標的器官，作用

内分泌器官	ホルモン	標的器官	作　用
甲状腺	トリヨードサイロニン（T3） サイロキシン（T4）	全身	成長・成熟の促進，基礎代謝の維持
	カルシトニン	骨，腎	血中の高 Ca^{2+} を抑制（骨の改造抑制，腎尿細管での再吸収抑制）
副甲状腺	副甲状腺ホルモン（パラソルモン）	骨，腸，腎	血中の Ca^{2+} 濃度の増加（骨の改造促進，腸の Ca^{2+} 吸収促進，腎尿細管での Ca^{2+} 再吸収促進）

D　副　腎

　副腎は，左右の腎臓の上に斜めにかぶった帽子のように位置する扁平な器官で，15 g ほどの重さをもち，腎臓と共通の脂肪被膜で包まれる（**図 9-9**）．副腎は 2 種類の組織（**皮質・髄質**）で構成される内分泌器官であるが，皮質と髄質ではその発生起源も役割も大きく異なる．すなわち，表層をなす皮質が各種の**副腎皮質ホルモン**を分泌する**腺組織**であるのに対し，中心の副腎髄質は交感神経性の**神経組織**で，**カテコールアミン**（CA：アドレナリン・ノルアドレナリン）を分泌する（**表 9-4**）．

1.　副腎皮質（図 9-10）

　副腎の表層部をなす黄色っぽい部分で，実質の 80〜90％を占める．表面から深部に向かって，**球状帯・束状帯・網状帯**の 3 層が区別され，それぞれ異なるホルモンを分泌する．副腎皮質は生命活動に不可欠の内分泌腺で，球状帯からは**電解質コルチコイド**，束状帯からが**糖質コルチコイド**，そして網状帯からは**性ホルモン**と糖質コルチコイド（主にアンドロゲン）が分泌される．これらを総称して**副腎皮質ホルモン**という．

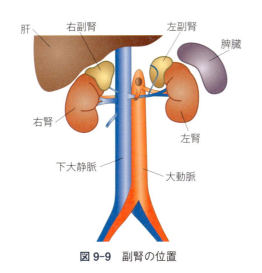

図 9-9　副腎の位置

表 9-4 副腎皮質・副腎髄質ホルモンと標的器官，作用

内分泌器官	ホルモン	標的器官	作用
副腎皮質	電解質コルチコイド（アルドステロン）	腎臓の集合管	Na^+再吸収促進，体液量増加，血圧上昇
	糖質コルチコイド（コルチゾール）	全身	糖新生促進，抗炎症作用
副腎髄質	カテコールアミン（ノルアドレナリン，アドレナリン）	心臓，血管，内臓平滑筋	心拍出量増加，血圧上昇，平滑筋弛緩（消化管）または収縮（括約筋）

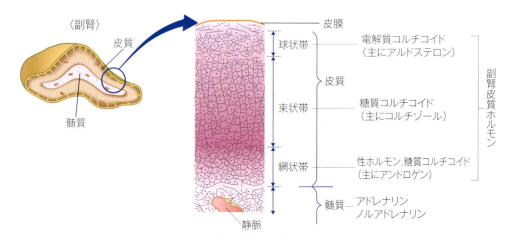

図 9-10 副腎の構造と副腎皮質ホルモン

2. 副腎髄質

　副腎皮質に包まれた深部の領域で，副腎全体の約10%を占める．交感神経節と同等の組織で，クロム親和性細胞（節後ニューロン相当する）で構成され，交感神経刺激によって**アドレナリン（Ad）やノルアドレナリン（NA）**および微量のドーパミン（まとめてカテコールアミン（CA）と総称される）を分泌する．ストレスを受けた状態では交感神経経由で刺激を受け，副腎髄質からも Ad や NA が放出され，交感神経興奮と同様の作用が出現する．

3. 副腎皮質ホルモン

1）電解質コルチコイド（ミネラルコルチコイド）

　水・電解質バランスに関与する副腎皮質ホルモンで，**球状帯**から分泌される**アルドステロン**が重要である．アルドステロンは腎臓の集合管に働き，ナトリウムイオン（Na^+）の再吸収とカリウムイオン（K^+）の排泄を促すが，この際，水も再吸収されるため体液量の増加が起こる．

　アルドステロン分泌は，レニン・アンジオテンシン・アルドステロン系による調節を受ける．たとえば，体液量が減少すると腎血液量や血圧が低下するため，腎臓

における**糸球体濾過量**（**GFR**）は減少する．GFRの減少は尿細管で感じとられ，**レニン**というホルモンの分泌を刺激する．レニンは血液中の**アンジオテンシン**を介して血管収縮を起こすほか，副腎皮質から分泌される**アルドステロン**を介して腎臓のNa$^+$再吸収を促進することで，体液量や血圧の復元に働く．

2) 糖質コルチコイド（グルココルチコイド）

おもに糖代謝に作用するステロイドホルモンで，**束状帯**から分泌される**コルチゾール**や**コルチゾン**に代表される．以下のような生理作用を示す．

① **糖新生促進**（**血糖値上昇**）：肝臓においてアミノ酸や脂肪酸からの**糖新生**を促進し，同時に肝以外の組織での糖の取り込みを抑制する．その結果，血液中のグルコースが増加し，血糖値が上昇する．

② **タンパク異化**：糖新生の材料としてタンパク質分解を促す．このため，過剰になると骨格筋の萎縮（**横紋筋融解**）を生じる．

③ **脂肪分解促進**：脂質代謝にも関係し，血液中のコレステロールやトリグリセリド（中性脂肪）増加を起こす．過剰分泌では体幹に脂肪沈着が集中する**中心性肥満**を起こす．

④ **電解質作用**：血液中のNa$^+$増加，K$^+$減少に働く．Na$^+$が増えると，同時に体内の水分も増加するため，血液量が増えて血圧上昇が起こる．また，K$^+$が減少することで筋収縮力が低下して脱力感や**心不全**を生じる．

⑤ **抗炎症作用**：炎症に関わるサイトカインやプロスタグランジンの産生や作用をブロックすることで炎症を抑える．同時に，好中球の遊走抑制やリンパ球減少に働くため，感染に対する抵抗力の低下が起こる．

⑥ **免疫抑制作用**：リンパ球の働きや増加を抑え，過剰な免疫反応を抑制する．

この糖質コルチコイドを化学的に合成したものをステロイド薬という．とくに抗炎症作用や免疫抑制作用（抗アレルギー作用）を期待して用いられるが，同時に血糖値上昇，高血圧，感染しやすいなどの副作用も現れる．

3) 性ホルモン

網状帯からは，糖質コルチコイドとともに，**デヒドロエピアンドロステロン**（**DHEA**）などの男性ホルモンが分泌される．DHEAはテストステロンに比べて作用は弱いが，女性では男性ホルモンを生成する唯一の場所であり，臨床上は重要である．すなわち，何らかの原因でDHEAの過剰分泌が起こると，多毛，ヒゲ，変声，筋骨発育などの男性化徴候が起こる．

4. 副腎髄質ホルモン

副腎髄質細胞はクロム親和性細胞と呼ばれ，おもに**Ad**（85%）と**NA**（15%）を分泌する．すなわち「神経細胞と内分泌細胞の中間的存在」であり，その性質から「軸索をもたない交感神経節後ニューロン」ともみなされる．すなわち，副腎髄質ホルモンは交感神経刺激と同様の作用を示すが，AdとNAの作用には若干の違いも

表 9-5　アドレナリン（Ad）とノルアドレナリン（NA）の比較

		アドレナリン	ノルアドレナリン
強心作用		強い	ほとんどない
末梢血管への作用		血管の拡張（血流増加）	血管の収縮（血圧上昇に働く）
平滑筋への作用	子宮	収縮	収縮
	瞳孔	収縮	収縮
	気管支	拡張	拡張
	消化管	拡張	拡張
糖新生		血糖の上昇	――

みられる．最も大きな違いは，Ad は強心作用や血糖上昇作用を強く発現するのに対し，NA は末梢血管収縮による血圧上昇作用が強い点である（**表 9-5**）．

　交感神経系と副腎髄質ホルモンの作用は時間的なずれを示す．「闘争か逃走か」といった興奮状態に直面した際，まず交感神経系による迅速な反応が起こり，次に副腎髄質ホルモンによる持続的作用が起こる．これは神経系に比べてホルモンの作用は緩徐なためだが，興奮が鎮静化する際も同様である．すなわち，神経系の作用停止は一瞬に起こるが，Ad や NA が減少して作用が減衰するには一定の時間（半減期：約 40 秒）がかかる．

> **Ad と NA の作用**
> ・強心作用（心拍数増加・心拍出量増加）：Ad で強いが，NA ではほとんどない．
> ・末梢血管収縮：NA は強い血管収縮作用を示すため血圧上昇に働く．骨格筋に分布する血管は Ad によって拡張するため血流が増加する．
> ・平滑筋の収縮：子宮や瞳孔散大筋は，Ad，NA とも収縮に作用する．一方，気管支や消化管に対しては両者とも拡張に働く．
> ・糖新生：Ad によりグリコーゲン分解亢進による血糖上昇が起こり，脳・筋・心臓におけるエネルギー利用が高まる．

E　膵島（ランゲルハンス島）

　膵液の分泌とは別に，膵臓には内分泌腺としての役割もある．膵臓の内分泌細胞は島状に集合し，膵臓全体に散らばっていることから**膵島（ランゲルハンス島）**と呼ばれ，約 100 万個を数えるが，とくに膵尾部に多い．

　膵島を構成する内分泌細胞には **A（α）細胞**，**B（β）細胞**，**D（δ）細胞**などがある．このうち，全体の約 20％を占める A（α）細胞は**グルカゴン**を分泌する．インスリンを分泌する B（β）細胞は約 70％と最も多く，D（δ）細胞は**ソマトスタチン**を分泌する（**図 9-11**）．

1. 膵島ホルモン(表9-6)

1) グルカゴン

A（α）細胞から分泌されるペプチドホルモンで，肝臓のグリコーゲン分解（グルコース生成）や，アミノ酸からグルコースをつくる**糖新生**に働き，**血糖値上昇**に作用する．グルカゴンの働きによって血液中に放出されたグルコースは，インスリンの存在下で細胞に取り込まれて利用される．

2) インスリン

B（β）細胞から分泌されるポリペプチドホルモンで，血液中のグルコースが取り込まれるとB（β）細胞に脱分極が起こり，細胞内カルシウムイオン（Ca^{2+}）の上昇によってインスリン分泌が引き起こされる．分泌されたインスリンは全身の細胞に作用して血液中のグルコースの細胞内取り込みを促進する．

グルコースの細胞内取り込みには，糖の輸送体である糖輸送担体（**GLUT4**）が関与している．すなわち，インスリンが受容体に結合すると細胞内のGLUT4が細胞膜に運ばれ，グルコースを取り込んで細胞内に引き戻されるしくみである（**図9-12**）．このように，インスリンはグルコースの細胞内取り込み・利用を促進することで**血糖値低下**に働いている．

3) ソマトスタチン

D（δ）細胞から分泌されるペプチドホルモンで，視床下部ホルモンの**成長ホルモン抑制ホルモン**（**GHRIH**）と同一物質である．インスリンやグルカゴンの分泌だけでなく，下垂体の成長ホルモン，胃のガストリンや十二指腸のセクレチンの分泌を抑制する．

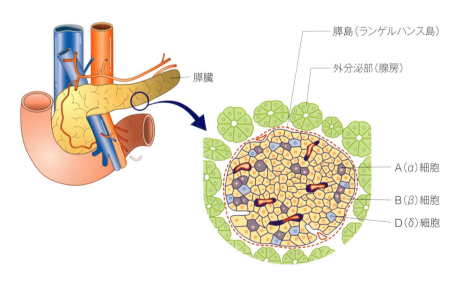

図9-11 膵島と分泌ホルモン

表 9-6 膵島ホルモンと標的器官，作用

内分泌器官	ホルモン	標的器官	作用
膵島	グルカゴン	肝臓	肝臓でのグリコーゲン分解促進
	インスリン	全身	グルコースの細胞内取り込み促進，血糖値の低下
	ソマトスタチン	胃，小腸	ガストリン，セクレチンの分泌抑制

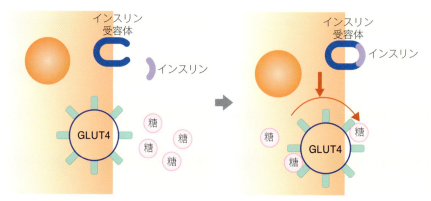

図 9-12 インスリンのグルコース取り込み

Ⅲ 性腺の構造と性ホルモン(表 9-7)

A 精巣と男性ホルモン

1. 精巣の構造(図 8-2 参照)

　精巣は，精子形成にあずかる生殖器であると同時に**男性ホルモン（アンドロゲン）**を分泌する内分泌腺でもある．精巣は重さ約 10 g の卵円形器官で陰嚢に納まるが，もともとは腹部臓器であるため，腹大動脈の直接枝である精巣動脈が分布し，腹部の自律神経叢の枝による支配を受ける．

　精巣は**精細管**が集まってできており，それぞれの精細管は**精巣網**に集まったのち，10 本ほどの**精巣輸出管**となって**精巣上体管**へと続く．精細管は精子形成の場であり，その壁には**支持細胞（セルトリ細胞）**と各成熟段階の精細胞が並び，管腔には形成直後の精子がみられる．**男性ホルモン**を分泌する細胞は**間質細胞（ライディッヒ細胞）**と呼ばれ，精細管にはさまれた結合組織中に存在する．

2. 男性ホルモン（アンドロゲン）

　男性ホルモンには，テストステロン，DHEA，アンドロステネジオンがあるが，精巣から分泌されるのは大部分が**テストステロン**である．テストステロンは**間質細胞**から分泌されるステロイドホルモンで，コレステロールから DHEA を経て生成され，間質の毛細血管に放出される．

　テストステロンの精巣における標的細胞は精細管の**支持細胞**で，これに作用して精細管内での精子形成促進に働く．テストステロンは，このほかにも男性生殖器の成熟・二次性徴の発現，成長ホルモン刺激（骨格筋や骨の発育），エリスロポエチン活性の増大（赤血球生成亢進）などの作用を示す．このため，男性ホルモンが不足すると男性生殖器の成熟が妨げられ，ヒゲ・のど仏・声変わりなどの二次性徴が発現しないなどの徴候が認められる．

　テストステロンの分泌は下垂体への**ネガティブ・フィードバック**によって調節される．間質細胞からのテストステロン分泌は下垂体の **LH** によって亢進するが，テストステロン濃度が上がると下垂体にフィードバックがかかり，LH 分泌が抑制されることでテストステロン生成が低下する．

B　卵巣と女性ホルモン

1. 卵巣の構造（図 8-7 参照）

　卵巣は卵胞成熟によって卵子を形成すると同時に，内分泌器官として女性ホルモンの分泌にもあずかる．卵巣は長さ約 3 cm，重さ 6 g ほどの楕円形の扁平な実質性臓器で，子宮上端の左右で卵管に抱え込まれるように位置する．精巣と同様，もともと腹部臓器であり，血流は腹大動脈の枝である卵巣動脈，神経は腹部の自律神経叢の枝が分布する．

　卵巣の表面は腹膜で覆われ，実質は表層の**皮質**と深部の**髄質**に区別される．緻密な結合組織からなる皮質内には，種々の成熟段階にある**卵胞**（原始卵胞・胞状卵胞・成熟卵胞）や排卵後に形成される**黄体**が認められ，卵胞からはエストロゲン（卵胞ホルモン），黄体からはプロゲステロン（黄体ホルモン）が分泌される．一方，髄質は卵巣の深部にある結合組織部分で，**卵巣門**から出入りする血管・リンパ管・神経などが走る．

2. 女性ホルモン（エストロゲン，プロゲステロン）

　女性ホルモンには，**エストロゲン**（卵胞ホルモン）と**プロゲステロン**（黄体ホルモン）があり，いずれもコレステロールから生成されるステロイドホルモンである．

とくにエストロゲンは生成途中でテストステロンとなるが，卵巣にのみ存在する**アロマターゼ**という酵素によってエストロゲンに変換される．すなわちアロマターゼはエストロゲン生成において重要な酵素である．乳がんのホルモン療法で用いられるアロマターゼ阻害薬は，テストステロンからエストロゲンへの変換を阻害することで乳がん細胞増殖に働くエストロゲンを抑えることを目的としている．

1）エストロゲン

卵巣の卵胞細胞から分泌されるため，**卵胞ホルモン**ともいう．**エストロン**（E1），**エストラジオール**（E2），**エストリオール**（E3）の3種があり，作用の強さは E2 ＞ E1 ＞ E3 の順である．生理作用は，一言でいえば**妊娠の準備と維持**（卵胞の発育促進，子宮内膜の増殖，子宮血流の増加，乳腺の発達，子宮筋収縮など）であり，思春期の二次性徴発現も将来の妊娠に備えるものといえる．

2）プロゲステロン

黄体細胞から分泌されるため，**黄体ホルモン**とも呼ばれる．同様の作用を示すホルモンをまとめて**ゲスターゲン**といい，妊娠中は大部分が**胎盤**から分泌される．プロゲステロンは，エストロゲンによって起こった子宮内膜の増殖を停止し，子宮腺の分泌促進や子宮筋の緊張低下（流産の防止）に働くとともに，視床下部からのGnRH分泌を抑制して妊娠中の排卵を抑える．また，プロゲステロンには視床下部の体温中枢を刺激して体温を上げる作用があるため，排卵後の黄体期には**基礎体温**が上昇する．

表9-7 精巣・卵巣ホルモンと標的器官，作用

内分泌器官	ホルモン	標的器官	作用
精巣	アンドロゲン（テストステロンなど）	全身	男性生殖器の発育促進，男性二次性徴の発現促進
卵巣	エストロゲン（エストラジオールなど）	全身，子宮	女性生殖器の発育促進，子宮内膜の増殖
	プロゲステロン	子宮	子宮腺からの分泌促進，子宮筋の緊張低下

その他の内分泌腺とホルモン

A 消化管ホルモン

　消化管粘膜から分泌されるペプチドホルモンを**消化管ホルモン**という．消化管ホルモンは，①消化管粘膜に散在する特定の内分泌細胞から分泌される，②血液循環で周辺領域を移動し，消化液分泌や消化管運動を調節する，③食物やその消化物の性状が分泌刺激となる，といった特徴を示す．代表的な消化管ホルモンとして次の5種類がある（**表9-8**）．

1）ガストリン

　胃噴門部粘膜にある **G細胞**から分泌されるホルモンで，タンパク質，アルコール，カフェインなどの刺激で分泌され，胃の蠕動や胃酸分泌の促進，食道筋収縮，膵液分泌の促進，胆嚢収縮などに働く．

2）セクレチン

　胃から送られてくる酸性内容物が刺激となり，十二指腸の **S細胞**から分泌され，膵液（重炭酸塩など）分泌や胆嚢収縮を起こす．また，ガストリンと反対に胃液分泌や運動の抑制，食道筋の弛緩に働く．

3）コレシストキニン・パンクレオザイミン（CCK-PZ）

　十二指腸に送られてくるタンパク質や脂肪酸が刺激となり，小腸の **I細胞**から分泌されるポリペプチドホルモンで，消化に時間のかかる内容物の移送をゆるやかにするとともに，胆汁や膵液の分泌を増加させる．胆嚢収縮に働く**コレシストキニン**と，膵液分泌に働く**パンクレオザイミン**が同一物質であると確認されたために併記されることが多い．

表 9-8　胃・腸のホルモンと標的器官，作用

内分泌器官	ホルモン	標的器官	作　用
胃	ガストリン	胃腺の壁細胞	胃酸分泌促進
小腸	セクレチン	膵臓	膵液分泌促進，胃酸を中和
小腸	コレシストキニン・パンクレオザイミン	膵臓，胆嚢	膵酵素分泌促進，胆汁分泌促進

4）胃抑制ペプチド（GIP）

脂肪酸やブドウ糖が刺激となって空腸の**K細胞**から分泌されるホルモンで，名前のとおり，胃酸分泌や胃運動の抑制，インスリン分泌の促進およびガストリン分泌の抑制に働く．発見当初は混合物として**エンテロガストロン**と呼ばれた．

5）ソマトスタチン

膵島の**D（δ）細胞**や胃粘膜の**D細胞**から分泌され，ガストリン，セクレチン，インスリン，グルカゴンなどのホルモン分泌を抑制する．視床下部から分泌されるGIHも同一物質である（**表9-6**参照）．

B　腎臓ホルモン

腎臓の機能はホルモンによって調節されるが，腎臓自体にも内分泌細胞が備わっており，以下のホルモンが分泌される（**表9-9**）．

1）レニン

腎臓の**傍糸球体装置**の**顆粒細胞**から分泌されるポリペプチドホルモン．血圧が低下して腎血流量が減少すると分泌され，血液中の**アンジオテンシノーゲン**を分解して**アンジオテンシンⅠ（AⅠ）**を生成する酵素として働く．AⅠは血管内皮細胞がもつ酵素で分解され，アンジオテンシンⅡ（AⅡ）に活性化される．AⅡは強力な血管平滑筋収縮作用によって血圧を上昇させるとともに，副腎皮質（球状帯）に作用してアルドステロンを放出させる．**アルドステロン**は腎臓に働いて再吸収を亢進させ，体液量の減少を防ぐので血圧は上昇する．

2）エリスロポエチン

おもに尿細管周囲の**線維芽細胞**によって生成される分子量34000の糖タンパク質である．エリスロポエチンは骨髄の赤血球前駆細胞に作用し，その分化・増殖を刺激することで赤血球生成を促すが，濃度が低いと前駆細胞が増殖できないために貧血を生じる．エリスロポエチンの分泌は血液の酸素分圧によって調節され，赤血球減少（貧血）や呼吸障害によって血液酸素分圧が低下すると分泌が増加する．スポーツ選手の高地トレーニングで赤血球増多がみられるのも，エリスロポエチンの増加による反応である．

表9-9　腎臓のホルモンと標的器官，作用

内分泌器官	ホルモン	標的器官	作用
腎臓	レニン	全身	血圧の調整
	エリスロポエチン	骨髄	赤血球生成促進
	活性型ビタミンD_3	小腸粘膜	Ca^{2+}の吸収促進

3）活性型ビタミン D_3

　ビタミン D_3 は，7-デヒドロコレステロールという物質が皮膚で紫外線を受けて生成される．ビタミンDはもともと単一のビタミンと考えられていたが，実際には混合物であったため，現在はビタミン D_2 と D_3 に分けられている．このうち，腎臓と関連するのはビタミン D_3 であるが，腎臓から分泌される訳ではなく，肝臓と腎臓の近位尿細管細胞で二重の水酸化を受けて**活性型ビタミン D_3** となる．

　活性型ビタミン D_3 は血液で運ばれ，小腸上皮細胞における Ca^{2+} の吸収を促す．すなわち，腸管からのカルシウム吸収を促進して血中 Ca^{2+} 濃度を上昇させるとともに，骨組織におけるリン酸カルシウムの沈着（骨形成）を促進する．

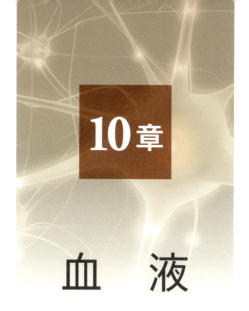

10章

血 液

　あなたも病院や健康診断で血液検査を受けたことがあるでしょう．でも「何を検査しているの？」と聞かれても簡単には答えられません．実は，一口に血液検査といっても，その項目は2000以上あるのです（もちろんすべて検査するわけではありません）．

　人間の血液の量は，体重の1/12（約5L）といわれていますが，健康診断のときの採血量は10〜15mL（大さじ1杯）です．そのとき，何本かの試験管に分けて採血しますが，一般的に使われているのは，生化学検査用（約8mL），血球算定用（約2mL），血糖検査用（約2mL）の3種類です．

　血液には，全身の組織に「酸素」や「栄養」を送り「代謝産物」や「老廃物」を運び去る役割があります．そのため，血液の中身を調べれば組織の代謝の状態（糖尿病など）がわかりますし，赤血球，白血球，血小板，血漿タンパク，各種マーカーの性状や数量から，各系統の疾患（貧血，白血病，凝固異常，がん，AIDS，アレルギーなど）を見つけることもできます．少量の血液から驚くほど多くの情報が得られるのです．

　このほかに，よく耳にする血液型や白血球型も血液検査で調べることができます．性格診断には使われませんが，輸血や移植の際には欠かせません．

　本章では，全身に関わる血液をいろいろな方向から眺めてみましょう．

1 体　液

　培養液の中の細菌と同じように，原始の**単細胞生物**はさまざまな物質を含む「海」の中に生息し，この海との間で栄養分や代謝産物をやりとりしていた．これに対し，ヒトを含む**多細胞生物**では深部の細胞の多くが「海」から離れているため，直接のやりとり（物質交換）をすることはできない．このため，多細胞生物は体内に水分を確保することで細胞の生活環境としての「海」をつくる必要が生じた．こうして身体は体液を備えるに至り，細胞は細菌と同様に体内の海（培養液）中での生活を続けている．

A　体液とは

　成人の体液の1/3を占める細胞外液のうち，75％（体液全体の25％）は「海」に当たる**間質液**である．血液循環器系はこの「海」の環境を維持するための輸送システムであり，その中にある**血漿**（血液の液体成分）は体液の1/12（約8％）に相当する．なお，脂肪組織に含まれる水分の割合は低いため，皮下脂肪の少ない人の水分量は体重の50～55％ほどである．また，乳幼児では皮膚組織の水分量が多いため，体内水分量は体重の70～80％を占めるが，これも加齢とともに減少する．

1. 体液の区分：細胞内液と細胞外液（図10-1）

　ヒトの体重の約60％を占める**体液**は有機物や無機物を含んだ水溶液で，**細胞内液**（40％）と**細胞外液**（20％）に大別される．細胞外液はさらに，細胞間質を満たす**間質液**（15％）と血管やリンパ管内にある**管内液**（5％）に区分される．体液に含まれる物質の大部分は**電解質（イオン）**であるが，細胞内液と細胞外液とではその組成（含まれる量）は大きく異なる．

　細胞内液はpH = 7.0の中性で，カリウムイオン（K^+）やリン酸イオン（PO_4^{3-}）を多く含むが，ナトリウムイオン（Na^+）やカルシウムイオン（Ca^{2+}）は少ない．一方，細胞外液はpH = 7.4とややアルカリ性に近く，Na^+や塩素イオン（Cl^-）を多く含む．間質液と管内液は平衡状態にあるため，その組成はほぼ同じである．

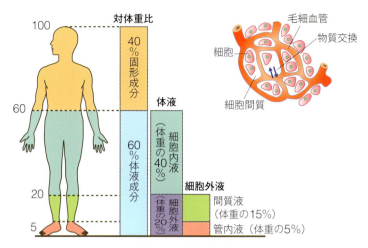

図 10-1　体液の区分

B　体液環境の調節

　体液，とくに**細胞外液**は，細胞にとっての生活環境であり，極端に変動することは生命活動にとって大きな障害となる．このため，細胞外液の性状は一定に維持される必要があり，これを**ホメオスタシス（恒常性）**という．体液の恒常性に関わる代表的要素として，**体液量・浸透圧・pH**（水素イオン濃度）があげられる．

1. 体液量の調節（図10-2）

　成人では，1日約 2500 mL の水分が摂取され，同時に排泄されている．その内訳は，摂取量では**飲水** 1500 mL，**食物中の水分** 700 mL，**代謝水（燃焼水）** 300 mL で，排泄量では**尿** 1500 mL，**糞便その他** 100 mL，**不感蒸泄** 900 mL である．このうち，**代謝水（燃焼水）**とは体内でエネルギーを燃焼する際に生じる水分で，**不感蒸泄**とは運動時の発汗以外の皮膚からの**蒸散**（約 600 mL/日）や**呼気**によって放出される水分（約 300 mL）をさす．

　体液量は**浸透圧**（体液内物質の濃度）の変化に応じて調節される．すなわち，体液の浸透圧が一定範囲を超えて上昇すると，その情報は間脳の**視床下部**に送られ，のどの渇き（**口渇感**）を感じて飲水行動を起こす．同時に**抗利尿ホルモン（ADH）**の分泌が増加して腎臓における水の再吸収が促進され，尿量が減少する．また，体液量が減少すると腎臓に送られる血液量や血圧も低下するため，腎臓における**糸球体濾過量**（尿生成）が減少する．糸球体濾過量の減少は尿細管で感じとられ，**レニン**と

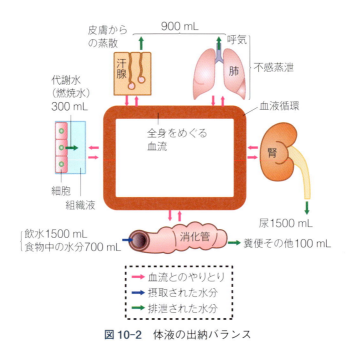

図10-2 体液の出納バランス

いうホルモンの分泌を刺激する．レニンは血液中の**アンジオテンシン**を介して血管収縮を起こすほか，副腎皮質から分泌される**アルドステロン**を介して腎臓のナトリウム再吸収を促進し，体液量や血圧の復元に働く．このシステムは，まとめて**レニン・アンジオテンシン・アルドステロン系（RAAS）**と呼ばれる．

2. 浸透圧の調節

身体の水分出納は，**浸透圧・血圧・毛細血管の透過性**のバランスにより血液と間質液の間で行われ，これによって体液量が調節される．とくに大きな役割を果たすのは**浸透圧**で，血漿〜間質液間において濃度の低い側から高い側に水分が移動して濃度差をなくそうとする力をさす．浸透圧には，電解質の濃度差で生じる**血漿浸透圧**（晶質浸透圧）とタンパク質による**膠質浸透圧**とがある．

塩分濃度が高くなって**血漿浸透圧**が上昇すると**ADH（バゾプレッシン）**が分泌され，腎臓における水の再吸収が促進される．一方，血漿と間質液とは成分はほぼ同じだが，血漿にはタンパク質が含まれるために**膠質浸透圧**が発生し，組織間液を血管内に回収する力となる．このため，腎臓における血漿タンパク質の漏出（例：ネフローゼ症候群）や肝臓での血漿タンパク質の合成低下（例：肝硬変）で**低タンパク血症**が起こると，間質液から血漿への水分移動が妨げられ**浮腫**を生じる（**図10-3**）．

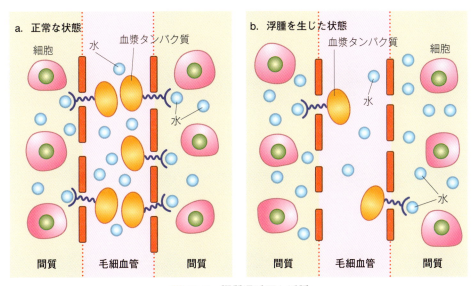

図 10-3 膠質浸透圧と浮腫
浸透圧は溶けている物質の粒子数に比例するため，血漿の膠質浸透圧は数の多いアルブミンがその主体をなし，約 28 mmHg を示す（a）．一方，間質液のタンパク質濃度は血漿の半分以下であり，これによる膠質浸透圧は約 8 mmHg である．このため，血漿タンパク質の減少は間質液からの水分吸収低下を生じ，浮腫を招く（b）．

3. pH（水素イオン濃度）の調節

　体液の pH は，含まれる酸とアルカリのバランスによってほぼ中性（pH = 7.4）に保たれるが，代謝産物などによって酸性に傾いたりアルカリ性に傾いたりすることも多い．とくに血液は全身組織で生じた代謝産物を輸送するため，pH の変動を起こしやすいことから，これを一定に保つ**緩衝系**という機構を備えている．緩衝系の代表的なものとして**炭酸・重炭酸緩衝系**がある．

炭酸・重炭酸緩衝系

　血液を含む細胞外液の pH は，水素イオン（H^+）と重炭酸イオン（HCO_3^-）のバランスで調節されており，その状態は $H^+ + HCO_3^- \rightleftarrows H_2CO_3 \rightleftarrows H_2O + CO_2$ の平衡式で表すことができる．たとえば，代謝によって生じた酸（H^+を出す物質）が血液中に入ると重炭酸イオンがこれと結合して炭酸（H_2CO_3）をつくり，さらに水（H_2O）と二酸化炭素（CO_2）に分解する．血液中に CO_2 が増加すると呼吸中枢が刺激されて呼吸数を増し，肺からの CO_2 排出を促す．これにより，血液中に増加する酸が処理される．反対に，血液中の H^+ や H_2CO_3 が低下すると呼吸数は減少し，CO_2 の排出が制限される．このようにして，細胞外液や血液の環境は保たれているが，何らかの原因で変動することがある．その結果，血液の pH が 7.35 より低くなった状態をアシドーシス，7.45 より高くなったものをアルカローシスという．

2 血液

A 血液の構成成分

　管内液の大半を占める**血液**は体重の約8％に当たり，細胞成分である**血球**と，細胞間質に相当する**血漿**をもつことから特殊な**結合組織**に分類される．血漿には通常の組織がもつ線維のかわりに水溶性の**フィブリノーゲン**という物質が含まれており，採血したまま放置しておくと凝固して**フィブリン**が析出する．血液を遠心分離して残った上澄み液を**血清**といい，フィブリン（フィブリノーゲン）は含まれないがアルブミンやグロブリンなどのタンパク質や電解質が含まれる（**図10-4**）．

1. 血液の液体成分（図10-5）

　血液の液体成分は細胞間質に相当する**血漿**で，ナトリウムや塩素を中心とした**電解質（イオン）**に加え，フィブリノーゲンも含めて6.5～8 g/dL（100 mL）の**タンパク質**（アルブミン・αグロブリン，βグロブリン，γグロブリン・トランスフェリン・アンチトロンビンなど）が存在する．これらのタンパク質は**血漿タンパク質**と呼ばれ，**物質輸送・血液凝固・血漿の浸透圧・免疫**などに関わる働きをもつ．血漿タンパク質は血漿の約7％を占め，以下のようなものがあるが，最も多く含まれるのはアルブミンであり，血漿に生じる**膠質浸透圧**の主体となっている．

- アルブミン：血漿タンパク質の約60％（35～55 mg/mL）を占める．肝臓で合成され，脂肪酸の輸送に働くほか，薬物と結合してその輸送に関わるため，薬物の臓器移行性や血中濃度に影響を及ぼす．
- γグロブリン：形質細胞（Bリンパ球から分化した細胞）が生成する糖タンパク質で，抗体と呼ばれる．免疫グロブリン（Ig）G，IgM，IgA，IgD，IgEの5種類があり，血漿中にはIgGが最も多量に存在する（8～18 mg/mL）．
- トランスフェリン：鉄イオンと結合しその輸送を担う糖タンパク質（2～4mg/mL）．
- アンチトロンビン：肝臓で生成される抗凝固因子（0.2～0.3 mg/mL）．

2. 血液の細胞成分（図10-6）

　血球（血液細胞）の大部分は**赤血球（RBC）**と呼ばれる細胞で，血液全体に占める容積比〔**ヘマトクリット（Ht）**〕は男で約45％，女で約40％とされる．実際のRBC

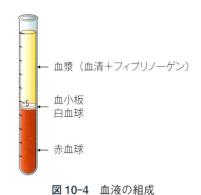

図10-4　血液の組成

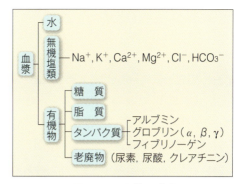

図10-5　血漿の成分

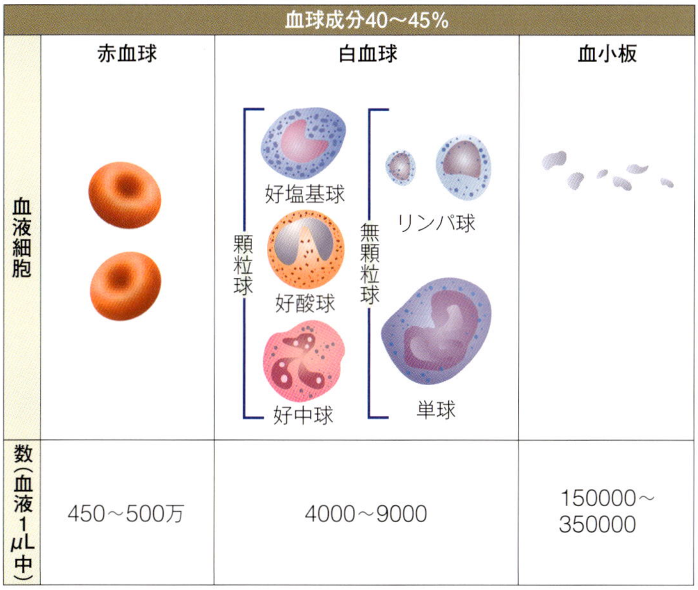

血球成分40〜45%			
血液細胞	赤血球	白血球	血小板
		顆粒球：好塩基球・好酸球・好中球　無顆粒球：リンパ球・単球	
数（血液1μL中）	450〜500万	4000〜9000	150000〜350000

図10-6　血液の細胞成分

数は血液1μL（1mm³）当たり，男性で500万，女性で450万である．これに対し，**白血球**（WBC）および**血小板**（Plt）の容積比は0.5％ほどで，その数はWBCで4000〜9000/μL，Pltで15〜35万/μLである．

1）赤血球（RBC）[*]

骨髄で生成される径約8μmの円盤状細胞で，その寿命は120日ほどとされる．RBCには酸素との結合能をもつ**ヘモグロビン**（Hb）という色素が含まれ，血液の役割の一つである**酸素運搬**を担っている．RBCのHb量は血液100mL中，男性で約

---

[*]：RBC：red blood cell，erythrocyte

16 g，女性で約 14 g であり，1 g の Hb は 1.34 mL の酸素と結合するので，男性の場合，血液 100 mL は 21.4 mL（≒ 1.34 × 16）の酸素と結合できる計算になる（これに加え，血清には 100 mL 中に 0.3 mL の酸素が溶け込んでいる）．貧血になって Hb 量が減少すると血液の酸素運搬量は減少し，組織への供給が低下することになる．

2）白血球（WBC）*

RBC と同様，骨髄の造血幹細胞から生成される血球で，炎症などで増加する免疫細胞であるが，その寿命は数日〜3 週間と短い．WBC は，その細胞内に特徴的な顆粒をもつ好中球，好酸球，好塩基球（合わせて**顆粒球**という）と，リンパ球，単球（合わせて無顆粒球という）に分類される．

a）好中球

中性色素に染まる顆粒を含む RBC よりやや大きい細胞で，不規則な分葉核をもつ．顆粒球のうちで最も多く（WBC 全体の 30〜70% を占める），血液 1 μL 当たり 2000〜7000 個を数える．好中球は活発な遊走性を示し，感染時に増加して侵入してきた細菌などの異物を**貪食**することで生体防御に働いている．貪食された異物は顆粒に含まれる酵素や活性酸素により消化・殺菌される．

b）好酸球

特徴的な 2 分葉核と酸性色素（エオジン）に染まる顆粒をもつ直径 10〜15 μm の顆粒球で，血液 1 μL 中に 0〜700 個みられる（WBC 全体の 0〜5%）．顆粒には寄生虫などに毒性をもつタンパク質を含んでいるため，**寄生虫感染**やⅠ型アレルギーでも増加する．

c）好塩基球

塩基性色素に染まる大型顆粒をもつ直径 10〜15 μm の顆粒球で，WBC で最も少なく，血液 1 μL 中に 0〜150 個（WBC 全体の 0〜1.2%）認められる．顆粒にはヒスタミンやヘパリンなどが含まれ，細胞膜には IgE 抗体に対する受容体を備える．この受容体に IgE 抗体と抗原が結合すると脱顆粒が起こり，顆粒内の炎症性物質（ヒスタミンなど）が放出され，**アナフィラキシー・蕁麻疹・気管支喘息**などのⅠ型アレルギー反応が発症する．

d）リンパ球

好中球よりやや小型の無顆粒 WBC で，血液 1 μL 中に 1500〜2500 個（WBC 全体の 10〜40%）存在する．リンパ球は骨髄で造血幹細胞から生成され，一部は胸腺で成熟して**T リンパ球**に，そのほかは末梢リンパ組織で**B リンパ球**になる．循環血液中での割合は，75% が T リンパ球，25% が B リンパ球とされる．

T リンパ球は細胞を直接攻撃する作用（**細胞性免疫**）をもつほか，B 細胞の機能を促進したり（**ヘルパー T 細胞**），反対に抑制したり（**サプレッサー T 細胞**）してその制御に働く．一方，B リンパ球は抗原情報を受けて**抗体産生細胞（形質細胞）**に分化

＊：WBC；white blood cell，leucocyte

し，それぞれの抗原に対する**抗体（免疫グロブリン）**を産生する（**液性免疫**）．

e）単　球

WBC中で最も大型の遊走性細胞で，好中球以上に活発な貪食・殺菌能を示す．血液1μL当たり200～600個（WBC全体の約5％）認められ，血液中では直径15～20μmであるが，血管から組織に移行すると数倍に大きくなり，**マクロファージ（大食細胞）**と呼ばれるようになる．マクロファージは存在場所によってさまざまな役割を担うが，異物の貪食・消化（**貪食**）と異物の抗原情報をリンパ球に伝える機能（**抗原提示**）が代表的である．抗原情報を受けたリンパ球は免疫反応を起こすとともにその情報を記憶する（メモリー細胞）．

3. 血小板

骨髄中で**巨核球**と呼ばれる大型細胞の細胞質が分離したもので，1個の巨核球から2000個ほどのPlt*が生成される．Pltは直径1～5μmと小さく，血液1μLに10～40万個含まれている．寿命は10日ほどで，最終的にはおもに脾臓で処理される．Pltは止血の初期段階（**一次止血**）に関与しており，血管が傷つくとそこにPltが集まって血栓をつくる．また，Pltに含まれる**セロトニン**や**ヒスタミン**も一時的に血管収縮を起こすことで止血に働く．

B　造血とそのしくみ

1. 造血幹細胞（図10-7）

循環血中の血球（血液細胞）の寿命は，種類によって異なるが（RBC：約120日，Plt：約10日，好中球：1～数日，単球：数カ月，リンパ球：数週～数年），いずれも絶えず新しい血球に入れ替わっている．これらの血球生成の過程を造血といい，どの血球も同一の母細胞（造血幹細胞）から生成される．

造血幹細胞は，すべての種類の血液細胞に分化する能力をもつことから多能性幹細胞と呼ばれ，ここからRBCに分化する幹細胞，各種の顆粒球へと分化する幹細胞，リンパ球に分化する細胞などが生成される．各血球に分化することが決まった幹細胞は，分裂をくり返しながら，いろいろな成熟段階を経てそれぞれの血球に分化する．

造血は多くが骨髄で起こる．すなわち，RBCや顆粒球，Pltの母細胞（巨核球）などはいずれも骨髄内で分化し，成熟したのち循環血液中へと出る．これに対し，リンパ球はその役割によって成熟の場所が異なり，未熟な段階で骨髄から胸腺に移っ

＊：Plt：platelet

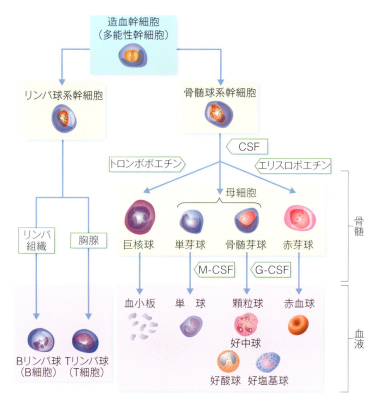

図 10-7 造血のしくみ

て分化するTリンパ球（T細胞），骨髄で分化してから全身のリンパ組織に移り，さらに成熟するBリンパ球（B細胞）などがある．

2. 造血因子

血球の成熟（造血）はこれを促進する物質が働いて起こる．RBC生成を促す**エリスロポエチン**や，巨核球成熟に働く**トロンボポエチン**，そして各系列の血液細胞の集合（コロニー）に作用する**コロニー刺激因子**（CSF）が知られている．また，WBCや間質細胞が産生するインターロイキン（IL）の多くもCSFと同様の造血促進作用をもつため，これらを含めて造血因子と呼んでいる．造血因子は，いずれも細胞同士の情報伝達に働く物質であることからサイトカイン（細胞作動因子）と呼ばれる物質群に分類される．

C 血液の働き

血液は血管系によって全身を循環しており，**物質輸送**に加えて**生体防御**（免疫），**血液凝固**（止血），**体温調節**などの役割をもつ．

1. 物質輸送

　血液で輸送される物質のうち，**酸素**（O_2）はおもに RBC によって運ばれる．RBC に含まれるヘモグロビンは O_2 との親和性が高く，血漿に溶けるよりも多くの O_2 を運ぶことができる．また，RBC は炭酸脱水素酵素を含んでおり，この酵素が CO_2 を炭酸に変えて血漿に溶けやすくすることで CO_2 の輸送の効率化に役立っている．これに対し，栄養分や老廃物は血漿に溶けて運ばれる．とくに薬物などで非水溶性の物質はアルブミンに結合して運ばれるため，尿から排泄されにくい．

2. 生体防御（免疫）

　感染など，外来異物（抗原）の侵入から身体を防御する役割を生体防御機構（免疫）といい，**WBC** と**血漿**が担っている．WBC のうち，**顆粒球**は顆粒内に細菌のタンパク質を分解する酵素を含み，とくに好中球は血管から組織中に出て細菌を貪食・消化する働きをもつ．一方，**リンパ球**は 2 回目以降の抗原侵入で起こる免疫反応に関わる細胞で，侵入抗原を直接攻撃する **T リンパ球**と，抗原の無毒化に働く**抗体**（免疫グロブリン）を生成する **B リンパ球**とに大別される．

　2 回目の抗原侵入時などに，免疫反応が過剰に起こると生体に障害を及ぼす．これを**アレルギー**といい，いくつかのタイプに分類される．とくに**I 型アレルギー**は 2 回目の抗原侵入後 10 分ほどで起こるため**即時型アレルギー**とも呼ばれ，抗原と IgE 抗体（好塩基球などが生成）との反応によってもたらされる．蕁麻疹・気管支喘息・花粉症などがこのタイプに含まれ，血管拡張や血管透過性亢進などによって浮腫などの症状が発現する．このうち，全身に及ぶ激しい症状を伴うものを**アナフィラキシー**といい，急激な血圧低下を引き起こすことがある（アナフィラキシー・ショック）．

3. 血液凝固と線溶（図10-8, 9）

1）血液凝固

　出血を止めるために働く生理的防御反応である．これに働く物質群を血液凝固因子といい，代表的なものとして約 12 種類がある．

　血管の内皮が傷つくとそこに **Plt** が集まって血栓を形成し，とりあえず傷口をふさぐ（**一次止血**）．次いで 10 種類ほどの**凝固因子**が順に活性化することで「水溶性のフィブリノーゲンが不溶性のフィブリンになる現象」を起こす．このようにして起こる血栓の安定化を**二次止血**あるいは**血液凝固**という．

　血液凝固は止血に働く重要な機構だが，血管内で血液凝固が起こると，その塊（凝血塊）が血管に詰まることがある．これを血栓症といい，その血管が血液供給している組織に虚血性障害を引き起こす．脳の血管が詰まって起こる脳梗塞，心臓の冠動脈で生じる心筋梗塞のほか，下肢の静脈で生じた血栓が肺血管に詰まって起こ

る場合（いわゆるエコノミークラス症候群）もある．

なお，血液凝固に働く凝固因子のほとんどは肝臓で生成されるため，肝硬変などでは凝固因子が欠乏し，出血傾向や凝固障害などの症状が現れる．

2）線　溶

凝血塊をつくっているフィブリン（線維素）が溶解され，凝固が解消される反応を線溶といい，フィブリン分解酵素であるプラスミンが働いて起こる．止血後の組織修復過程や凝血塊を排除する場合，凝固せずに排出される月経血でみられる反応である．

凝固のカスケードの説明（血液凝固因子の活性化と血液凝固）

血液凝固は，Ca^{2+}の存在下で，血漿タンパク質の一種である血液凝固因子が次々に凝固因子を活性化することで起こる．血液凝固の始まり方には内因系と外因系の2つの経路があるが，最終的には，活性化された第X因子（Xa）の作用でプロトロンビンがトロンビンとなり，このトロンビンの働きでフィブリノーゲンが不溶性のフィブリンに変わることで凝固に至る．

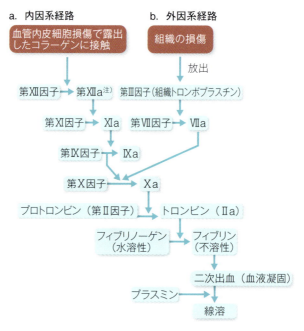

図10-8　血液凝固因子の活性化と血液凝固

血液凝固は，Ca^{2+}の存在下で血漿タンパク質の一種である血液凝固因子が次々に凝固因子を活性化することで起こる．
血液凝固の始まり方には内因系と外因系の2つの経路があるが，最終的には活性化された第X因子（Xa）の作用でプロトロンビンがトロンビンとなり，このトロンビンの働きでフィブリノゲンが不溶性のフィブリンに変わることで凝固に至る．

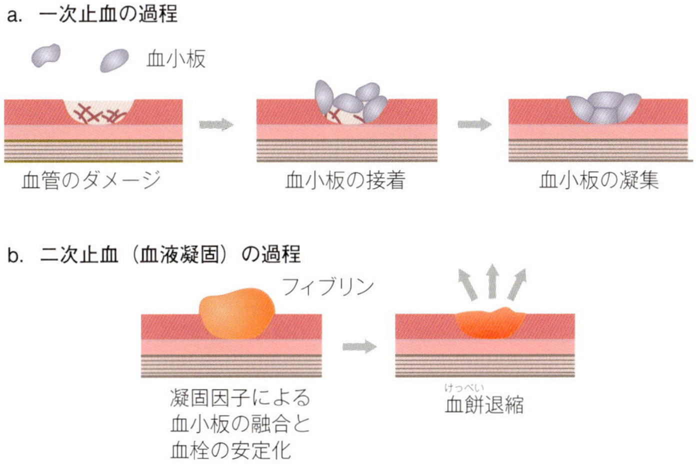

a. 一次止血の過程

血管のダメージ　→　血小板の接着　→　血小板の凝集

血小板

b. 二次止血（血液凝固）の過程

凝固因子による血小板の融合と血栓の安定化　→　血餅（けっぺい）退縮

フィブリン

図 10-9　一次止血と二次止血

4. 体温調節（図 10-10）

　生命活動は細胞内で起こる化学反応によって起こるが，この化学反応には**至適温度**（最も効率的に反応が起こる温度）がある．とくに体内核心部（脳や内臓）の温度が至適温度の範囲からはずれると生命に危険が生じるため，変動しないように調節する必要がある．ヒトの体温がほぼ一定なのは，至適温度の範囲に維持するために体内の熱産生と熱放散のバランスがとられているためである．

　体熱は組織における糖質・脂質・タンパク質の代謝によって産生される．熱産生量は組織によって異なり，肝臓や心臓で高いが，総量では全身の**骨格筋**における熱産生が最大である（体熱の約60％が骨格筋，20％が肝臓で発生する）．産生された体熱は血流によって全身に送られ，各組織の体内環境温度の維持に用いられるとともに，皮膚の血流や発汗を介して体表から放散される．

　体温調節中枢は視床下部の前部にあり，体温が**設定温度（セットポイント）**からはずれないように調節している．この中枢には全身の皮膚や内臓に加えて脳内の温度情報が集められ，セットポイントと比べられる．その結果，体温がセットポイントより高くなると皮膚血管の拡張や発汗によって熱放散を増加させる．反対にセットポイントより低くなるとふるえ（筋収縮）などによって熱産生を促す．風邪にかかったりすると体温中枢のセットポイントが上昇するため，体温が低いと判断されて発熱が起こり，寒気を感じたりふるえが起こる．

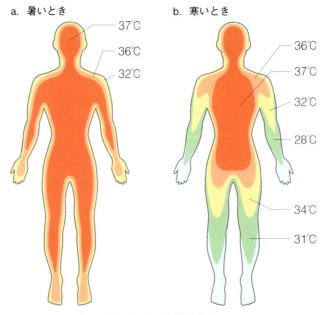

図 10-10 体温の分布
体温を最適な温度に保つため，暑いとき（a）は，皮膚血管が拡張し発汗を亢進させ，体表からの放熱が増える．寒いとき（b）は，逆に血管は収縮し，筋が収縮して，ふるえ散熱を起こす．

D 血液型

　RBC の膜には人によって異なる**抗原**（**凝集原**）があり，血液はその種類によっていくつかの**血液型**に分類される．同様に，血清中には**抗体**に相当する**凝集素**が存在し，凝集原と同じ数だけ種類がある．このため，凝集原の種類（血液型）が不明の血液に凝集素の種類が判明している血清を加えた際，凝集が起こるかどうかで血液型を判定することができる．現在，凝集原の型は 250 種類以上発見されているが，ABO 式血液型と Rh 式血液型が代表的である．

1. ABO 式血液型（図 10-11）

　ヒトの血液は，RBC 表面にある 2 種類の型物質（**凝集原 A・B**）と血清に含まれる 2 種類の凝集素（**抗 A・抗 B**）の組み合わせによって A 型，B 型，AB 型，O 型の 4 種類に分類される．たとえば，ある血液に抗 A 血清と抗 B 血清を反応させたとき，抗 A で凝集すればその RBC は凝集原 A をもち，抗 B で凝集すれば凝集原 B をもつといえる．この原理により，抗 A 血清でのみ凝集する血液は **A 型**，抗 B でのみ凝集する血液は **B 型**，両方の血清で凝集する血液は **AB 型**，どちらでも凝集しない（凝集原 A も B ももたない）ものは **O 型**に分類される．

2. Rh式血液型

ヒト血液とRh抗体（アカゲザルRBCに対する抗体）の反応によって判定する型分類である．Rh抗体に対してRBCがもつ抗原をRh因子といい，Rh因子の有無によって分類される．すなわち，ヒトの血液にRh抗体を反応させて凝集が起こる場合をRh（＋），凝集が起こらない場合をRh（－）という．

Rh抗体はIgGに属す血漿タンパク質で胎盤を通過することができるため，Rh（－）の母親がRh（＋）の児を妊娠すると，胎児血のRh因子が母体内に入ってRh抗体が産生されることがある．2回目の妊娠時に母体内のRh抗体が胎盤を通って胎児に移行すると，胎児のRBCに作用して溶血を起こす危険が生じる．これをRh式血液型不適合妊娠という．

3. ヒト白血球型抗原（主要組織適合抗原）（図10-12）

ABO式血液型分類のもとになるA抗原やB抗原に加え，WBCなどの膜表面にも別の抗原物質が備わっている．ヒトではWBCで最初に発見されたためヒト白血球型抗原（HLA抗原）と呼ばれるが，同様の抗原物質はすべての細胞に備わっており，指紋のように個体ごとに異なるパターンを示す．これらの抗原物質は，移植などで体内に他の組織や細胞が入った場合に「自己と非自己の認識」とその「拒絶」に働くことから組織適合抗原と総称されるが，中でも移植の際の拒絶反応の主役を担う抗原を主要組織適合抗原（MHC分子）といい，その生成（発現）に働く遺伝子群を主要組織適合遺伝子複合体（MHC）という．

ヒトのMHC分子であるHLA抗原を発現する遺伝子群は第6染色体の短腕に存在し，HLA-A，HLA-B，HLA-C，HLA-DR，HLA-DQ，HLA-DPの6つの領域（遺伝子座）に区分される．それぞれの遺伝子座には多くの種類の遺伝子が含まれるうえ，染色体は両親から半分ずつもらうので遺伝子も対をなして存在する．このため，遺伝子の組み合わせ（HLA型）は膨大な数になり，非血縁者で一致する確率は数百～数万分の1ときわめて低い．

HLA型が一致する確率は，同じ両親から生まれた兄弟姉妹間で1/4（25％）となるが，親子間では1％以下，血縁関係のない人どうしでは0.1～0.01％とされる．すなわち，非血縁者どうしでHLA型が一致するのは，同じ祖先をもつ子孫が偶然同じA・B・DRセット（HLA型）を再現したことを意味する．

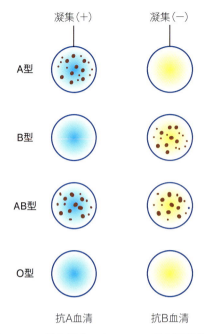

図 10-11 凝集反応による ABO 式血液型判定

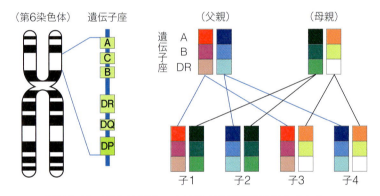

図 10-12 HLA 抗原をつくり出す遺伝子座の組み合わせ
第6染色体短腕の遺伝子座のうち，移植に際して重要なのは，HLA-A，HLA-B，HLA-DR の3つで，それぞれ1セットずつを父親(母親)から受け継ぐ．このため，子の遺伝子座の組み合わせ (HLA 型) は4通りになる．

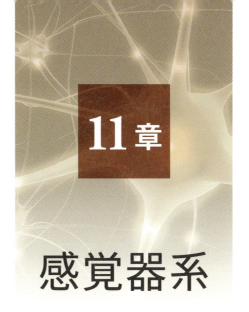

11章 感覚器系

　「五感」を辞書で引くと「嗅覚・視覚・聴覚・味覚・触覚の5つ」と説明があり，なぜか痛覚や温度覚，内臓感覚は含まれていません．実は，仏教や陰陽道では，この「五」は「すべて」の意味で，「五体満足」の五も「5つ」の意味ではありません．よく耳にする「第六感」も「すべての感覚を超える感覚」というわけです．

　これらの五感のうち，嗅覚・視覚・聴覚・味覚の4つは，頭部にある特別な装置で受け取られる感覚なので「特殊感覚」と呼ばれます．これに対し，触覚・温度覚・痛覚は受容装置が全身に広がっているふつうの感覚で，おもに皮膚や筋肉などに分布するので「体性感覚」といいます．これに加え，内臓からの情報を伝える「別格」の感覚があり，これを「内臓感覚」といいます．ちょうど，中性ヨーロッパの貴族と平民と僧侶の区別に通じるかも知れません．

　どの感覚も，感覚受容装置で受け取った情報は神経系により脳へと送られます．このとき，感覚は「意識にのぼる感覚」と「意識されない感覚」に区別されます．簡単にいうと，大脳皮質まで情報が伝わる感覚は意識にのぼり，皮質以外の中枢で処理される感覚は意識されません．神経ブロックで痛みが消えるのも，薬を使って痛覚情報が大脳皮質に伝わらないようにしているからです．

　一見複雑な感覚器系ですが，感覚の種類（特殊感覚・体性感覚・内臓感覚）と意識（にのぼるか，のぼらないか）による区別をもとに，イメージ化してみましょう．

1 感　覚

　動物は，外敵や環境の変化から身を護り，エネルギー源となる餌を得ることで生命をつないでいる．生きていくためには「近くに敵はいるか？」「獲物はいるか？」「目の前のものは食べられるか？」「のどは渇いているか？」「寒いか？」といったさまざまな情報を感知し，それぞれの状況に対して適切な身体活動を行うことが必須である．このような，身体内外の状況を感知するために備わった装置を感覚受容器という．

　しかしながら，動物は自然界の情報をすべて感受しているわけではない．ヒトには紫外線を感受する装置はないし，コウモリのように超音波を感じとることもできない．すなわち，それぞれの動物が感知できる情報は限られており，それぞれが感受できる範囲の情報を頼りに生きているのである．

I 感覚とは

　ヒトが日常で意識できる感覚として，**嗅覚・視覚・聴覚・味覚・触覚**を五感というが，実際にはほかにも多くの感覚があり，**平衡覚**や**温度覚**もその1つである．

　感覚とは「神経系が身体の内外からの情報（刺激）を受け取ること」である．その情報は感覚受容器で神経インパルス（電気信号）に変換され，神経路を通って大脳皮質の特定領域（**感覚中枢**）に送られて意識にのぼる．中枢が受けた感覚情報は大脳皮質の広い領域（**連合野**）で記憶などと照合され，具体的なイメージとして認知（**知覚**）される．一方，感覚情報には意識にのぼらないもの（血圧・体温・筋緊張度など）もある．これらの感覚は大脳皮質に達することなく脳幹や小脳などに送られ，ここで無意識下での反射的調節に利用される．すなわち，感覚が意識される（たとえば痛いと感じる）には，情報が大脳皮質に到達することが必要であり，大脳皮質に向かう途中の神経路でブロックされると感覚は意識されない．麻酔下で痛みを感じないのもこの原理に基づく．

A　感覚の分類

感覚は**特殊感覚・体性感覚・内臓感覚**の3種類に大別され，体性感覚はさらに**皮膚感覚**（表在感覚）と**深部感覚**（固有感覚）に区分される．**特殊感覚**とは，頭部の特別な感覚受容器が受ける感覚で，嗅覚・視覚・聴覚・平衡覚・味覚をさす．一方，体性感覚のうち，**皮膚感覚**は全身の皮膚で感じとられる最もなじみ深い感覚（温度覚・痛覚・触覚・圧覚など）をさし，**深部感覚**は筋の緊張度や関節の曲がり具合から手足の位置や状態を認識する感覚（位置覚・振動覚）をいう．これに対し，内臓平滑筋の収縮具合・血圧・体温などの感覚は**内臓感覚**と呼ばれる．内臓感覚には，意識にのぼる感覚（尿意・便意・腹痛など）と意識されない感覚（血圧・体温など）がある（**図11-1**）．

B　感覚受容器の種類

末梢で身体内外の情報を受け取る装置を**感覚受容器**という．感覚受容器には，眼や耳のように独立した器官（**感覚器**）として存在するものや，細胞が集まって小さな構造をなすもの，さらには感覚神経の終末部だけでできているものがある．とくに皮膚感覚や深部感覚の受容器は受け取る感覚の種類によってさまざまなタイプのものがある．しかし，いずれの感覚受容器も物理的あるいは化学的刺激を神経インパルスに変換するしくみを備えており，刺激の強さはインパルスの頻度に変換して中枢に送られる．

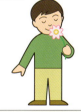
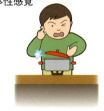
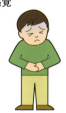

図11-1　感覚の分類

2 皮膚の構造と機能

　ヒトでは「肌」とも呼ばれる皮膚は，身体表面を覆い，外界と体内の境界をなす細胞層からなる．皮膚は単なる膜構造ではなく，毛髪，爪に加え，汗腺，立毛筋，皮膚感覚受容装置を含めて，1つの器官系（外皮系）として扱われる．すなわち，皮膚は体表面にあって侵害刺激から身体を保護するバリアの役割を担うとともに，外界からの情報を感受する感覚器として，また，付属器官である汗腺は体熱放散装置として体温調節に働く．なお，ヒトの皮膚は深部の細胞層が順に表層に移動しながら角化し，古くなった皮膚表面はおよそ2～3カ月ほどで垢となって剥がれ落ちる．

A 皮膚の構造

　皮膚は身体表面をくまなく覆う大きな器官であり，その面積は新生児で約 $0.2\,m^2$，成人男性でおよそ $1.7\,m^2$ とされる．体表面積は熱傷時の治療方針決定や，小児の薬剤投与量の計算において重要な指標となる．また，皮膚は，**表皮・真皮・皮下組織**の三層から構成され，毛髪や爪などの角質器および汗腺・脂腺などの**皮膚付属器**を備える．顕微鏡レベルでは，表皮は五層に区別され，メラニン色素を含むメラニン細胞や免疫細胞であるランゲルハンス細胞が表皮細胞に混じって認められる．なお，表皮内には血管や神経はみられない（図11-2）．

1. 表　皮

　皮膚の最表面を覆う丈夫な層で，組織学的には**角化重層扁平上皮**からなる．表皮の厚さはおよそ 0.1 mm と薄いが，深層から表層に向かって起こる持続的な再生・角化（角質化）と表面における剥離によって日々入れ替わっている．また，表皮の有棘層にはランゲルハンス細胞（樹状細胞の一種）が存在し，抗原提示細胞として働く（p.230参照）．

2. 真　皮

　表皮の深層に位置する結合組織の層を真皮という．**コラーゲン線維**や**弾性線維**が縦横に走って強靱な組織をつくっており，神経終末や感覚受容器および毛細血管が分布している．真皮は線維の間にヒアルロン酸などの保水成分を含み，これによって硬化や弾力性低下を防いでいるが，加齢に伴ってコラーゲン線維の増加や弾性線

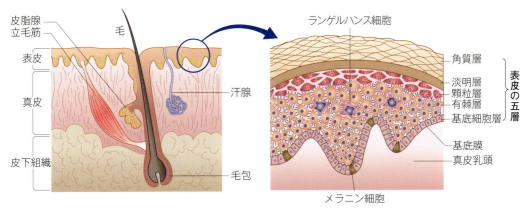

図 11-2　皮膚の組織構造

維の断裂などが起こると皮膚のハリが失われ，たるんで「しわ」が形成される．

3. 皮下組織

　真皮の下層にあり，表層の皮膚と深層の筋や骨を連結する結合組織からなる．多量の脂肪細胞を含む皮下脂肪層を形成するが，その量は年齢・性別・部位・栄養状態によって異なる．なお，皮下組織にも一部の感覚受容器（ファーター・パチニ小体など）が存在する．

B　皮膚の感覚受容器（図11-3）

　皮膚に存在する感覚受容器で受け取られる感覚を**皮膚感覚**といい，その情報は大脳皮質に送られて「体表面における刺激」として認知（知覚）される．通常，皮膚感覚は**温覚・冷覚・触圧覚・痛覚**に分けられ，それぞれ異なる感覚受容器によって受け取られている．皮膚にはそれぞれの感覚を感じる受容器が点状に散らばっており，これらの点を**感覚点**（**温点・冷点・触圧点・痛点**）という．

　このように，皮膚には物理的刺激を感受する**感覚点**があり，外部環境の変化や外界からの侵襲を敏感に感じ取る．このしくみは外部環境への反応だけでなく，自らの生命を守る機構としても重要な役割をはたす．感覚点はほぼ全身の皮膚にみられるが，その密度は感覚の種類や部位で異なる．たとえば，**痛点**の数は $1\,\mathrm{cm}^2$ 当たり100〜200個あるのに対し，**冷点**は約10個とされる．また，**触圧点**の密度は，手指や顔面では100個/cm^2 以上に及ぶが，殿部では10個/cm^2 ほどであり，2点識別覚の違いにも反映される．

1. 温度覚（温覚・冷覚）

熱さや冷たさの情報は，複雑な受容器をもたない**自由神経終末**で感受される．温覚は 30〜45℃，冷覚は 10〜30℃で最も敏感に反応するが，皮膚温にも影響される（例：井戸水の水温は年間を通じて変わらないが，夏は冷たく，冬は暖かく感じる）．

2. 触圧覚

機械受容器と呼ばれるさまざまな受容器（例：ファーター・パチニ小体，マイスネル小体など）によって受け取られる．まとめて触圧覚というがさまざまな感覚刺激があり，それぞれ異なる受容器が感じ取る．

3. 痛　覚

皮膚に対する物理的・化学的侵襲は，温度覚と同様，**自由神経終末**で痛みとして感受される．温度覚との共通点が多いため，極端に熱かったり冷たかったりすると痛みとして感じる．

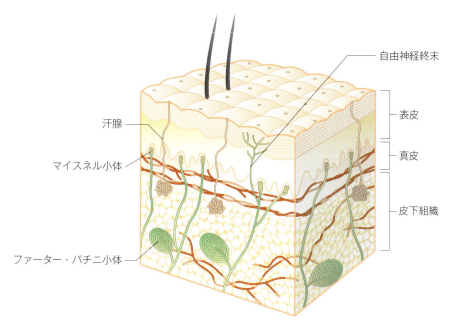

図 11-3　皮膚の感覚受容器

C 皮膚の機能

　皮膚は単なる身体被覆シートではなく，身体保護・体温調節・感覚受容などの役割を担っている．これに加え，皮膚はビタミンDの生成部位でもあり，これによって体内のカルシウム代謝にも関わっている．

1. 身体保護作用

　表皮細胞の角化および入れ替わり機能により，皮膚は外界からの侵害刺激に対して身体を保護するとともに，水分の透過を抑えることで体内の水分喪失や皮膚の乾燥・劣化を防いでいる．また，メラニン色素は紫外線の深部への到達を防止し，ランゲルハンス細胞は樹状細胞の一種で，抗原の侵入をリンパ球に伝える役割を担っている（抗原提示細胞）．

2. 体温調節機能

　皮膚や皮下脂肪は熱伝導率が低いため，外部の温熱ないし寒冷状態の影響を受けにくい．一般に，肥満者が寒さに強いとされる理由はここにある．これに加えて血液循環や発汗も体温を一定に保つのに働いている．すなわち，皮膚血管が拡張すると血流で運ばれてきた体熱は皮膚から放散し，血管が収縮すると皮膚からの体熱放散は抑えられる．さらに，**発汗**は気化によって体熱を放出する役割を果たしており，暑い時期に汗をかくのは体温を一定に維持するうえで重要である．

3. 感覚受容機能

　皮膚には物理的刺激に対する**感覚受容器**（**感覚点**）が備わっており，外界からの情報や刺激を敏感に感じとる．このため，皮膚は「人体最大の感覚器」として位置づけられる．

4. ビタミンD生成

　皮膚には**ビタミンD**を生合成する役割もある．ビタミンDは体内のカルシウム代謝に働く物質で，食物から摂取されるほか，皮膚においても生成される．すなわち，皮膚は紫外線によってコレステロールからビタミンDを生成し，これが腎臓で**活性型ビタミンD**に変えられて血中カルシウム濃度維持に働く．このため，日照時間の少ない地域ではビタミンDが不足し，骨形成に支障を生じることがある（くる病，骨軟化症）．

3 眼の構造と機能

　動物に備わっている感覚器のうち，視覚器は最もバラエティに富む構造をもつ．光だけを感じる原始的な視覚器から，ヒトの視覚器のように，色，形，遠近などを感受できるものまである．また，視覚の能力自体も動物によって大きな違いがある．たとえば，ネコは暗闇の微かな光でも認識できるし，馬は360°近い視野を有している．これらはヒトには備わっていない能力であるが，色の認識はほかの多くの動物に比べてヒトでよく発達している．このように，視覚器はそれぞれの動物の生活環境に密接した進化を遂げた感覚器であり，それぞれが独特な構造を有している．

A 眼球の構造

　眼球は直径約25 mm，重さ約7 gの球形器官である．眼球の壁は外側から**線維膜・ブドウ膜・網膜**の三層構造を示し，内腔はレンズ（**水晶体**）をはさんで前方は**眼房水**，後方はゼリー状の**硝子体**で満たされる．眼球は光情報を眼球内面の網膜で受容する感覚器であり，光の通路となる部分は高い透明度が求められる．このため，線維膜の前面は透明な**角膜**となり，ブドウ膜は**瞳孔**と呼ばれる光を通す穴を形成する（**図11-4**）．

B 眼球壁

1. 線維膜（強膜・角膜）

　眼球壁表面の結合組織層で，前方の透明な**角膜**と後方の**強膜**（白目の部分）からなる．小児の強膜は薄く，ブドウ膜が透けて見えるので青白いが，成人では脂肪を含むため黄白色を呈する．角膜は光の通路上にあり，規則的に配列するコラーゲン線維からなるため，高い透明度をもつ．また，角膜は球面状をなすことで高い屈折率を示し，光を網膜上に集めるのに役立っている．なお，角膜には豊富な感覚神経（三叉神経）が分布しており，埃などが目に入ると敏感に感じ取る．

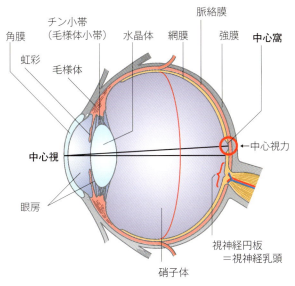

図11-4 眼球の構造

2. ブドウ膜（脈絡膜・毛様体・虹彩）

豊富なメラニン色素と血管分布を特徴とする眼球の中膜で，外部からの余計な光を遮断する暗幕として働くとともに網膜への栄養供給を担っている．ブドウ膜の大部分は**脈絡膜**と呼ばれるが，前方では光の通路となる部分の穴（瞳孔）を囲む**虹彩**と**毛様体**を形成する．虹彩は瞳孔の大きさを変えて眼に入る光量を調節し，毛様体は**チン小帯**（毛頭体小帯）を介して水晶体の厚みを調節する．

3. 網　膜

眼球内面を裏打ちする厚さ100～500 μmの膜で，光刺激を感じる**視細胞**や光情報を中枢に伝える**神経節細胞**を含む．視細胞には**杆体細胞**と**錐体細胞**とがあり，杆体細胞はおもに光の感受に，錐体細胞は色（赤・緑・青）の感受に働く．ただし，錐体細胞が色を感受するには一定の明るさが必要であり，明るさが低下する夕暮れ時などには色を感じにくくなる（世界が灰色になる）．平均すると，ヒトの視細胞は網膜全体で1億2000万以上あり，その大半が杆体細胞である．

網膜の神経節細胞から起こる神経線維は束（視神経）をなし，眼球底の**視神経乳頭**から眼球を出す．視神経乳頭には視細胞の存在する余地はなく，ここに像を結んでも感受できないため，視野の上で**盲点**（マリオット盲点）を形成する．一方，視神経乳頭の耳側（外側）には多数の視細胞（とくに錐体細胞）を備える**黄斑**という領域があり，その中央にある**中心窩**は最も明瞭に像を結ぶ部位である．このため，中心窩における視力を**中心視力**といい，何かを注視する場合，眼球はここに像を結ぶように動く．

C 眼球の付属器(図11-5)

1. 眼瞼

光の遮断や眼球の保護に働く構造で，外面は皮膚，内面は結膜によって覆われる．眼瞼の縁には**睫毛**（まつげ）が50〜100本生え，その根元には**毛包脂腺**（ツァイス腺）や**睫毛腺**（モル腺）がみられる．眼瞼の深層には結合組織性の**瞼板**があり，内部には**瞼板腺**（マイボーム腺）という脂腺や，瞼板筋と呼ばれる**平滑筋（交感神経支配）**がある．交感神経麻痺ではこの瞼板筋の麻痺により**眼瞼下垂**が起こる．このほか，眼瞼内面上部には**副涙腺**（ウォルフリング腺・クラウゼ腺）が備わっている．

> **ものもらい**
> 毛包脂腺の急性化膿性炎症を**外麦粒腫**（ものもらい），瞼板腺の急性化膿性炎症を**内麦粒腫**，瞼板腺の慢性肉芽腫性炎症を**霰粒腫**という．

2. 涙腺と涙液

涙腺は眼球の上外側に位置する分泌腺で，**主涙腺**とも呼ばれ，12本ほどの導管によって上眼瞼の奥に開口する．一方，上眼瞼結膜には**副涙腺**（ウォルフリング腺・クラウゼ腺）があり，主涙腺の分泌液とともに眼球表面を潤す涙液を構成する．

涙液は，睡眠中を除いて1日約1mL分泌され（基礎分泌という），**瞬目**（まばたき）によって角膜表面に厚さ30μmほどの涙液の層（**涙膜**）をつくる．涙膜は外層から**油層・涙液層・ムチン層**の三層で構成され，それぞれマイボーム腺，主涙腺＋副涙腺，結膜の杯細胞の分泌液によって形成される．

主涙腺からは種々の刺激によっても分泌が起こる．これを反射性分泌といい，角膜刺激（三叉神経刺激）や情動による分泌もこれに含まれる．

3. 外眼筋と眼球運動(図11-6)

眼球運動は6種類の**外眼筋**（上直筋・下直筋・内側直筋・外側直筋・上斜筋・下斜筋）によって起こり，各筋は以下のように作用する．外眼筋は，外側直筋（**外転神経支配**）と上斜筋（滑車神経支配）を除いて**動眼神経支配**である．

①**外側直筋**は眼を耳側（外側）に，**内側直筋**は眼を鼻側（内側）に向ける．
②眼を外側に向けた状態で，上直筋は眼を上方に，**下直筋**は眼を下方に動かす．その結果，上直筋は眼を耳側上方に，下直筋は眼を耳側下方に向ける
③眼を内側に向けた状態で，**上斜筋**は眼を下方に，**下斜筋**は眼を上方に動かす．その結果，上斜筋は眼を鼻側下方に，下斜筋は眼を鼻側上方に向ける．

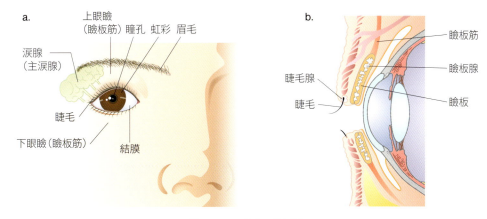

図 11-5　眼球の付属器

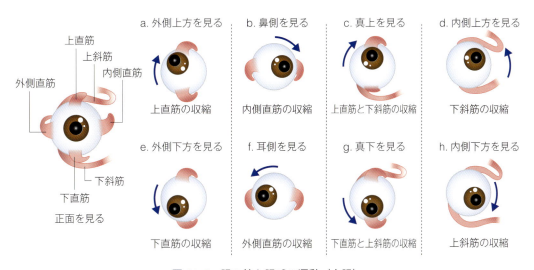

図 11-6　眼の筋と眼球の運動（右眼）

4. 眼房と眼房水

　　角膜と水晶体にはさまれた空間を**眼房**といい，虹彩によって前眼房と後眼房に分けられる．眼房は透明な**眼房水**（房水）で満たされ（約 0.2 mL），血管分布を欠く水晶体と角膜の栄養供給源となっている．

　　眼房水は虹彩の後眼房辺縁の毛様体から毎分 4 μL ほど分泌され，瞳孔を通って前眼房に送られたのち，隅角（虹彩と角膜の間）にある静脈洞（シュレム管）に排出される．この循環により，眼圧（眼房内圧）は 10〜21 mmHg に調節されている．

　　眼房水の循環のバランスが崩れ，眼圧が病的に上昇した状態を緑内障というが，眼圧が正常範囲であるのに視神経萎縮などが出現する場合（正常眼圧緑内障）もある．

D 眼の機能

1. 視野と視力（図11-7）

1）視野

　一点を注視した状態で見える範囲を視野といい，片眼の視野は健常者で上方に60°，下方に75°（垂直視野），鼻側に60°，耳側に100°（水平視野）である．視野は色によってもその広さが代わり，白に対する視野に比べて色に対する視野は狭く，とくに緑に対する視野は最も狭い．これは，網膜周辺部に色を感受する錐体細胞が少ないためとされる．なお，左右の視野を合わせたものを**両眼視野**といい，左右の情報が脳内で互いに補足して形成される．このため，片眼に視野欠損があっても自覚されないことが多い．

2）視力

　対象物の形を識別する眼の能力をいい，識別できる最小の**視角**（分単位）をもとに表わす．視力検査では「5 mの距離で**視角**1分（1/60°）の2点（間隔1.5 mm）を識別できる場合を視力1.0〔**視力** = 1/ 視角（分）〕とし，同じ2点が2.5 mまで近づいたときに識別できる場合を視力0.5とする．

2. 遠近調節（図11-8）

　直径約25 mmの眼球内で網膜に焦点を合わせるために，角膜や水晶体は光を大きく屈折させる性質をもっている．これを**屈折力**といい，〔ジオプトリ（D）= 1/ 焦点距離（m）〕で表される．すなわち，焦点距離1 mのレンズの屈折力は1D，焦点距離0.1 mの場合は100Dと計算される．通常，角膜の屈折力は40D，水晶体は20Dであるが，**水晶体**は**毛様体**の収縮・弛緩で厚みを変えることで屈折力を調節する．すなわち，間近を見る際には**チン小帯**がゆるんで水晶体は厚くなり，遠くを見るときはチン小帯が緊張して水晶体は薄くなるしくみであり，この機構を**遠近調節**という．

　このように，水晶体は網膜上に光を集めるために高い透明度が要求される．水晶体を構成するタンパク質が変性・白濁し，透明度が低下したものを**白内障**という．

3 眼の構造と機能

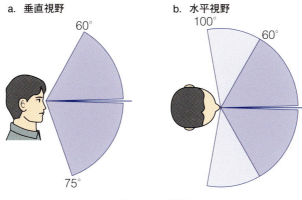

図 11-7　視野

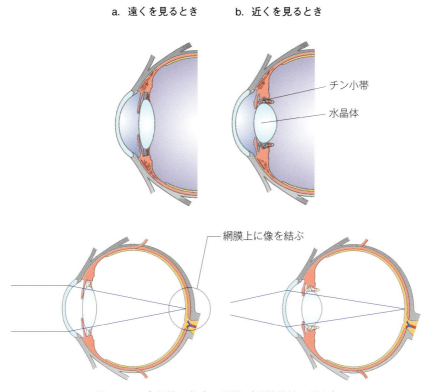

図 11-8　水晶体の焦点の調節（毛様体筋の働き）

3. 明暗順応（図11-9）

急に暗い場所に入ったとき，最初は見えにくいが次第に眼が慣れる．これを**暗順応**といい，数分～数十分かかる．これに対し，暗い場所から明るい場所に出たときのまぶしさは1分ほどでとれる．これを**明順応**という．

暗順応と明順応は，**杆体細胞**に含まれる**ロドプシン**という物質が分解・再合成をくり返すことで行われる．明所ではロドプシンの多くは分解された状態にあるため，暗所に入った直後はロドプシン不足のため杆体細胞が反応できない．時間が経つとロドプシンが合成され，杆体細胞が機能するようになる．明順応に比べて暗順応に時間がかかるのは，ロドプシンの分解に比べて合成の方が時間を必要とするためである．

ロドプシンは**ビタミンA**から生成される物質を含むため，ビタミンAの欠乏によって合成が低下する．この結果，杆体細胞の機能が弱まり暗所での視力低下を引き起こす．ビタミンA欠乏が**夜盲症（鳥目）**を引き起こすのはこのためである．

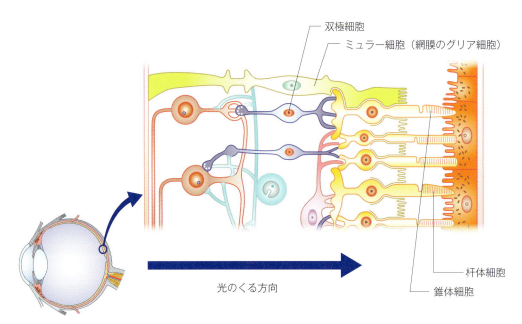

図11-9　明暗順応のしくみ

4 耳の構造と機能

A 外耳と中耳

　耳は「音を聞く聴覚器」であり，同時に「身体の回転や傾きを感じ取る平衡覚器」でもある．ヒトは視覚情報に依存する傾向が高く，聴覚の能力はコウモリや他の動物に比べて劣る．これに対し，多くの動物の平衡覚器はほぼ共通している．重力は地球上のどこにいてもほとんど同じように作用するためである．

　耳は**外耳・中耳・内耳**からなり，外耳と中耳には聴覚器，内耳は**聴覚器**（蝸牛）および**平衡覚器**（前庭・三半規管）が備わっている（**図 11-10**）．

1. 外　耳

　いわゆる「耳」をさす**耳介**と**外耳道**からなる．**耳介**は弾性軟骨を支柱とする独特の形状を示し，集音器としての役割を担うほか，表面の溝によって音源の方向を探知するといわれる．**外耳道**は耳介から鼓膜に至るまでの 3 cm ほどの管状部で，音波の共鳴管として鼓膜に音を伝える．

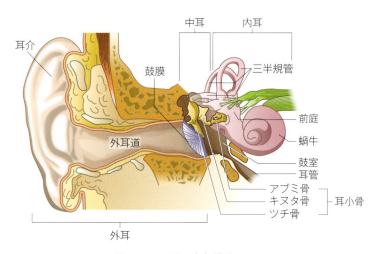

図 11-10　耳の内部構造

2. 中　耳（図11-11）

鼓膜とその内側の鼓室からなり，内部には鼓膜の振動を内耳に伝える耳小骨（ツチ骨・キヌタ骨・アブミ骨）が存在する．鼓室は，前方では耳管を介して咽頭に通じ，後方では乳様突起内の乳突蜂巣と連絡している．

1）鼓膜

外耳と中耳の間に存在する直径約1 cm，厚さ約0.1 mmの膜で，内面上部でツチ骨柄と付着している．これによって鼓膜の振動はツチ骨へと伝えられる．

2）耳小骨

人体最小の骨で，ツチ骨・キヌタ骨・アブミ骨がある．ツチ骨は鼓膜と接着するが，耳小骨どうしは関節で連結し，最後のアブミ骨は前庭窓にはまり込んで内耳に連絡する．鼓膜の振動は耳小骨の連結運動によって内耳に伝えられる．

3）耳管

鼓室前端から鼻咽頭の側壁に至る長さ約2.5 cmの管で，鼓室内の気圧を外気圧と等しくなるように調節し，鼓膜の振動を助ける．高所では鼓室内圧より外気圧が低いために鼓膜が内面から圧迫される感覚を生じるが，嚥下運動によって耳管を開くと鼓室内圧と外気圧が等しくなり，圧迫感は解消される．

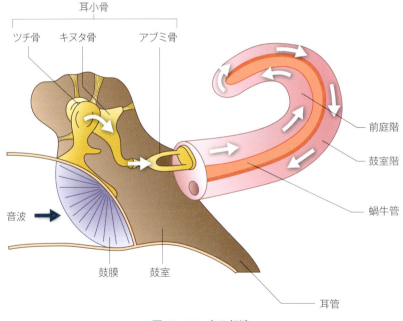

図11-11　音の伝達

B 内耳

側頭骨内に位置する複雑な管状構造で，渦巻き状の**蝸牛**と，3本の直交するループ状の管からなる**半規管**，そして蝸牛と半規管との連絡部にある**前庭**に大別される．いずれも骨性腔（**骨迷路**）の中に膜性の管（**膜迷路**）を含んでおり，内部はリンパと呼ばれる液体で満たされている．

1. 蝸　牛（図11-12）

内部にある膜性の**蝸牛管**が聴覚受容器である．蝸牛内部は**外リンパ**と呼ばれる液体で満たされるため，蝸牛管は外リンパに浸った状態にある．蝸牛は**前庭窓**と**蝸牛窓**で鼓室と連絡し，前庭窓はアブミ骨，蝸牛窓は膜で塞がれる．

アブミ骨に伝えられた振動は前庭窓から蝸牛内に送られ，外リンパに振動を起こして蝸牛管内の**コルチ器**を刺激する．コルチ器に伝わった刺激は神経インパルスとなって中枢に送られる．コルチ器で感受される音の高さは各部位で決まっており，鼓室近くでは高い音，奥の方では低い音が感受される．

2. 半規管（図11-13）

直交する3本のループ状の管で，**外側・前・後半規管**に分けられる．内部には膜性半規管があり，その基部の**膨大部**にはリンパの流れを感受する**膨大部稜**が備わってる．

頭部の回転運動により，いずれかの半規管の内リンパが動き，**膨大部稜**を刺激することで回転の方向などが感受される．この情報は大脳皮質に送られるとともに，小脳や脳幹の神経核を介する反射を生じ，眼の位置や姿勢の調節が行われる．

3. 前　庭（図11-14）

半規管と蝸牛の間にみられる径5mmほどの袋構造（**卵形嚢・球形嚢**）で，内部には**平衡斑**と呼ばれる感覚受容器を備えている．平衡斑は，前庭神経に連絡する有毛細胞とその上に並ぶ**平衡砂**からなり，直線加速度や身体の傾きによって平衡砂がずれると，有毛細胞の平衡毛が傾いてこれを感受する．

> **2つの平衡斑**
> 卵形嚢の平衡斑は水平位にあって前後・左右方向の加速を感じ取るのに対し，球形嚢の平衡斑はほぼ垂直に配置され，重力による加速で刺激される．下りのエレベーターで感じる降下感は球形嚢で感じ取られると考えられている．

11章　感覚器系

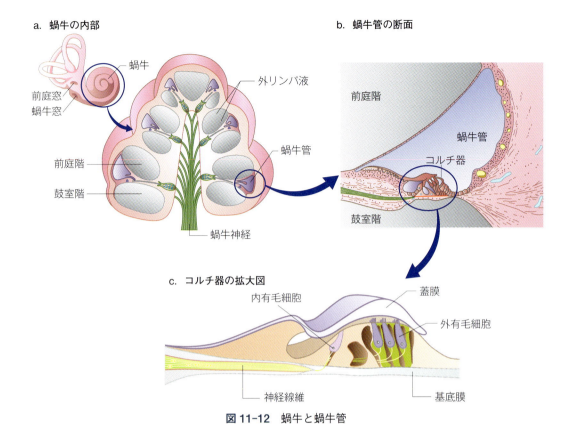

図 11-12　蝸牛と蝸牛管

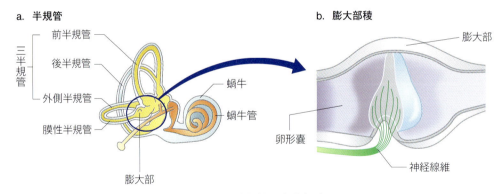

図 11-13　半規管と膨大部稜

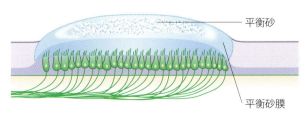

図 11-14　平衡斑

5 鼻の構造と機能

　鼻は「呼吸器の入口」であると同時に「匂いを感じ取る嗅覚器」でもある．嗅覚は四足動物の五感のうちでも最も古くから備わっている重要な感覚であり，地面から外敵や獲物などの匂い情報を得たり，雌の匂いから種族保存を図るために必須の感覚である．

A 嗅覚器の構造

　鼻腔は，気道の入り口であると同時に嗅覚器でもある．ヒトの嗅覚受容器は鼻腔の天井部にある切手1枚分ほどの領域（**嗅粘膜**）であり，ここに約500万個の**嗅細胞**をもつ．嗅細胞は鼻腔に向かって突起を出し，その先端から10本ほどの嗅毛が鼻腔内面の粘液層内に伸びている．一方，嗅細胞の基底側（上面）からは軸索が伸びており，約20本ずつ集まって**嗅神経**を形成する．嗅神経は鼻腔天井部の篩骨の孔を通って頭蓋腔に入り，前頭葉底面の**嗅球**に達したのち，嗅索を通って中枢へ向かうニューロンへとシナプス連絡する（**図11-15**）．

1. 嗅覚の特性

　嗅覚は空気中の匂い物質を感受する感覚であり，粘液層に溶け込んだ**匂い物質**が嗅毛にある**嗅覚受容体**に結合することで嗅細胞に電気的興奮を起こす．この粘液は嗅上皮内の**嗅腺**（**ボウマン腺**）から分泌されて次々に更新されており，新しい匂い物質が溶け込みやすいしくみとなっている．また，1個の嗅細胞の備える受容体は1種類であり，基本的には1〜数種類の匂い物質と結合する．しかしながら，ヒトは全部で数百種類の受容体をもち，匂い物質の結合する受容体の組み合わせによって数万種類の匂いを嗅ぎ分けている．

2. 鼻腔の生体防御機構

　鼻腔には吸気とともに埃や細菌が入りやすい．このため，鼻腔には，埃を除去する鼻毛とともに，細菌などを捉える粘液を分泌する杯細胞や鼻腺が備わっており，これが血管からの浸出液と混じって「鼻水」を形成する．ふだんの分泌量は少ないが，風邪や花粉症時には炎症反応によって分泌亢進が起こる．
　一方，鼻腔は，塵埃の侵入から肺を護るための防御反応である「くしゃみ」にも

関わっている．くしゃみは，鼻腔に分布する三叉神経が刺激されて起こる反射で，反射中枢は脳幹の呼吸中枢である．

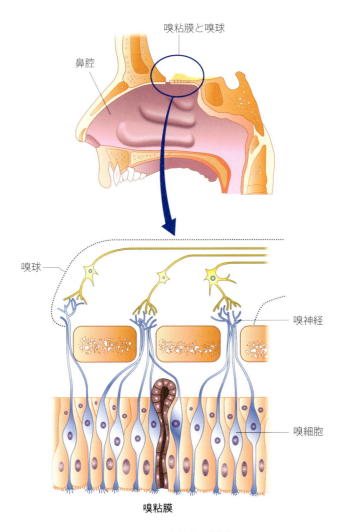

図 11-15　嗅覚器の構造

6 感覚器としての舌

A 味覚器の構造

舌は消化器の入り口にある咀嚼器官であるが，その粘膜上皮内には**味蕾**と呼ばれる受容器が備わっており，舌はこれによって味を感じ取る**味覚器**としての働きをもつ．舌にはおよそ3000個の**味蕾**が存在するが，その約半数は舌背と舌根との境界部付近にある有郭乳頭にみられる．

味蕾は高さ約70μm，幅約40μmのつぼみ形の小器官で，味物質を受容する**味細胞（味覚受容細胞）**，支持細胞，基底細胞から構成される．1個の味蕾には50〜100個の味細胞が含まれており，細胞先端部には膜表面の開口部（**味孔**）で口腔内に露出する小突起をもつ．この突起には味物質に対する受容体があり，それぞれ5つの基本味（**塩味・酸味・甘味・苦味・うま味**）に対して特異的に応答する．水や唾液中の味物質がこの受容体に結びつくと味細胞に電気的興奮を生じ，味細胞と連絡する神経線維（一次ニューロン）に伝えられた後，神経インパルスとなって中枢（頭頂葉の**味覚野**）へと送られる．味細胞は基底細胞から分化して形成され，約10日ごとに交代する（図11-16）．

a. 舌の表面

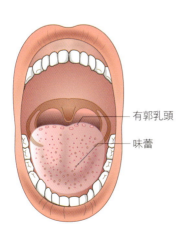

b. 味蕾の内部構造

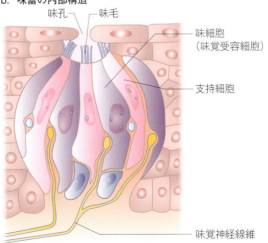

図11-16 味蕾

味覚障害

　味覚障害では，食物の味がわからない（味覚減退・消失）だけでなく，何も口にいれていないのに苦味などを感じる（異味症）などが起こる．味覚を伝える神経の障害でも起こるが，代表的なのは亜鉛欠乏などによる味蕾の機能不全である．亜鉛は細胞の代謝・分裂に必須な電解質であり，不足すると味細胞の交替が阻害される．

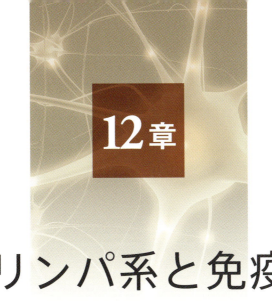

12章

リンパ系と免疫

　タクシーで「国道が渋滞しているので裏道を行きます」などといわれることがあります．これと同様に，リンパ系は血管系（国道）に対して裏道に当たる老廃物回収の迂回路です．全身の組織でできた老廃物は，毛細血管だけでは回収できないため，リンパ管に回収されて運び去られるのです．
　リンパ管には老廃物だけでなく，外から侵入した病原菌も入り込みます．リンパ管は，最後は静脈に注ぐので，このままでは血液に菌が入って全身感染を起こしてしまいます．このため，リンパ管の途中にはリンパ節があり，バリアとなっているのです．
　ところで，リンパ節には多数のリンパ球が常駐しており，捕らえた病原菌に対して免疫反応を発動，これを攻撃します．リンパがスムーズに流れていれば侵入した病原菌を待ち伏せして捕らえ，撃退するというしくみです．
　また，リンパ節には貪食作用をもつ樹状細胞も存在します．樹状細胞は細菌やウイルスを食べ，その情報を他のリンパ球に知らせる役割があります．同じ病原菌が他の場所に現れても，情報を得たリンパ球が撃退するというわけです．
　このように，リンパ系は単なる体液回収のバイパスではなく，免疫系の一翼を担っている強者でもあります．
　本章では，この「ただ者ではないリンパ系」について見ていきましょう．

1 リンパ系の構造と機能

　化粧品の広告などで「お肌の潤い」という言葉が使われているが，お肌（皮膚）に限らず，身体組織の細胞間質（細胞どうしの隙間）は**間質液（組織液）**と呼ばれる水分で満たされている．この間質液はいわば細胞の「生活環境」であり，細胞は間質液から栄養分を受け取り，間質液中に代謝産物（老廃物）を排出している．このように，組織液は細胞が生命活動を営む住環境にあたり，生活に適した状態に保つ必要がある．そのため，細胞間質には毛細血管や毛細リンパ管が分布し，間質液への栄養供給や老廃物排出の役割を担っている．

I リンパの循環 (図12-1, 2)

1. 組織液（間質液）とリンパ

　間質液はおもに毛細血管に吸収されるが，すべてが血液循環に吸収されるわけではない．とくに，脂肪やタンパク質などの高分子物質は毛細血管壁を通過できないため，**毛細リンパ管**に吸収されて静脈へと向かう．これは，毛細血管に比べて毛細リンパ管の内皮細胞は結合がゆるく，脂肪などの高分子物質が通過しやすいためである．このため，小腸における脂肪の吸収も，おもに腸絨毛内のリンパ管で起こる．

2. 生体防御機構としてのリンパ系

　リンパ管は，血液循環に直接入ることのできない物質の輸送に大きな役割を果たす反面，細菌などの侵入を受けやすい．リンパ管は静脈に続いているため，侵入した細菌が血液循環に入り込むと全身に広がる（**菌血症**）危険性がある．このため，リンパ管の途中には，ところどころに**リンパ節**と呼ばれる関所のような器官が備わっており，リンパに紛れ込んだ病原体が血液循環に入るのを防いでいる．
　リンパ系には，リンパ管とそれによって連絡されるリンパ節，脾臓や胸腺，そして扁桃や消化管の粘膜付属リンパ組織が含まれる．また，リンパに含まれるリンパ球は，血液循環とリンパ組織の間を行き来しながら全身をパトロールし，病原体などの侵入に対する準備をしている．

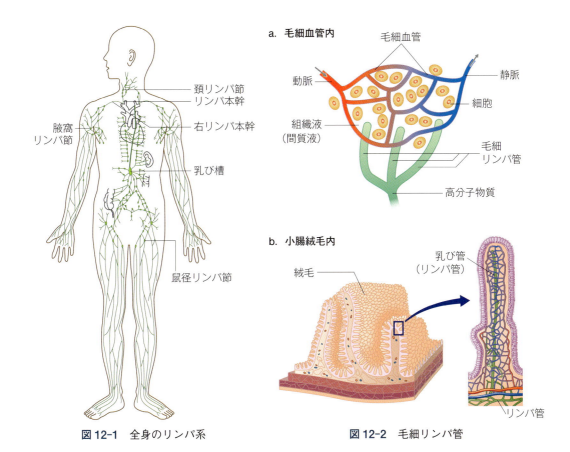

図 12-1　全身のリンパ系

図 12-2　毛細リンパ管

3. リンパ管系

　リンパ管系は末梢組織の**組織液**（間質液）を吸収，リンパとして静脈（血液循環系）に送り届ける循環路である．末梢組織に張り巡らされた**毛細リンパ管**に始まり，しだいに合流して太いリンパ管となったのち，最終的には**リンパ本幹**となって鎖骨下静脈基部の**静脈角**に注ぐ．リンパ本幹の中でも左リンパ本幹（**胸管**）は最も太く，下半身および左上半身からのリンパをすべて集めて左静脈角に注ぐ．これに対し，**右リンパ本幹**は右上半身のリンパを集め，**右静脈角**に流入する．なお，リンパ系は腸管からの栄養吸収にも関わっており，摂取された栄養のうち，脂肪などの高分子物質を腸絨毛の中心リンパ管（**乳び管**）から吸収する．

　毛細リンパ管において，組織液は1日に3～4 L（心拍出量の1/2000）吸収される．しかし，リンパ管系には心臓のようなポンプがないため，その輸送は筋収縮や動脈拍動によるリンパ管の圧迫に頼っている．とくに，手足のリンパ循環は筋収縮が原動力であるため，立ちっぱなしや座りっぱなしの状態が続くとリンパの停滞が起こり，組織液の吸収も低下する．このようにして起こる間質液の貯留を**浮腫**（むくみ）という．また，乳がん手術などのリンパ節郭清（摘出）でもリンパ管が切断されるため，その末梢に浮腫が起こる．

II 末梢リンパ組織の構造

A リンパ節（図12-3）

リンパ節はリンパ管の途中に備わるフィルター機能をもつ豆形の器官で，凸面には多数の**輸入リンパ管**，凹面には少数の**輸出リンパ管**と血管を備える．リンパ節におけるリンパの流れは一方通行で，輸入リンパ管から入り，輸出リンパ管から出る．

リンパ節には多数の**リンパ球**に加え，貪食作用をもつ**樹状細胞**が詰まっている．このため，リンパ節はリンパ管を流れてきた細菌などの異物を捕捉し，異物が血液循環に侵入するのを防ぐ．捕捉された細菌は樹状細胞に貪食され，その情報はリンパ球に伝えられる（**抗原提示**）．抗原提示されたリンパ球はその抗原をもつ細菌に対して免疫反応を発動し，これを攻撃する．なお，リンパ節のリンパ球はおもに液性免疫に働く **B 細胞**（**B リンパ球**）だが，細胞性免疫に働く **T 細胞**（**T リンパ球**）も含まれる．

リンパ節は全身に散在するが，とくに各内臓の周辺，体肢の付け根（腋窩・鼠径部）や頸部に発達している．内臓周辺のリンパ節は**所属リンパ節**と呼ばれ，内臓から感染が広がるのを防ぐ役割をもつが，がん細胞が広がる経路となる場合（**リンパ行性転移**）もある．また，体肢の付け根や頸部のリンパ節は，感染が体幹や血液循環に広がるのを防ぐ．リンパ節に病原体が侵入すると炎症性腫大を起こすが，これはリンパ節における防御反応であり，扁桃炎・虫歯などで頻繁に経験される．

B 粘膜付属リンパ組織（図12-4）

消化管のように外界と続いている管腔臓器では，その粘膜に病原体の侵入を防ぐためのリンパ組織が発達している．これを**粘膜付属リンパ組織**といい，代表的なものとして，口腔〜咽頭を取り囲んで位置する**扁桃**（**咽頭扁桃・耳管扁桃・口蓋扁桃・舌扁桃**）がある．口を開くと見える「扁桃腺」は口蓋扁桃の俗称である．

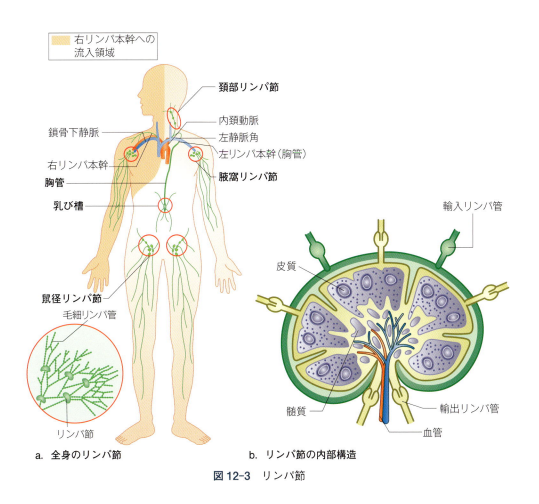

a. 全身のリンパ節　　b. リンパ節の内部構造

図 12-3　リンパ節

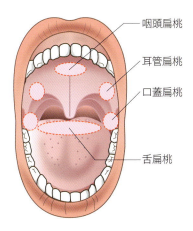

図 12-4　リンパ性咽頭輪

III 胸腺と脾臓

A 胸腺（図12-5）

　胸骨上部の後面に接し，心基部〜大血管の前に位置するリンパ器官である．乳幼児〜小児期に発達し，新生児に10〜15 gであったものが思春期には30〜40 gになるが，その後は加齢とともに退縮して脂肪に置き換わる．

　胸腺では骨髄で生成された未熟なリンパ球を受け入れ，**T細胞**（**Tリンパ球**）に成熟させて末梢循環に放出する．このため，胸腺には成熟途中にあるリンパ球に加え，**上皮細胞・樹状細胞・マクロファージ**などがみられる．これらの細胞は胸腺におけるリンパ球の成熟・分化を促し，自己と非自己を区別できるT細胞の生成に働く．生成されたT細胞は，非自己細胞（がん細胞や感染細胞など）を認識し，これを攻撃する免疫機構（**細胞性免疫**）を担う．

B 脾臓（図12-6）

　脾臓は，左上腹部の背側で横隔膜と胃に接する重さ100〜200 gほどの臓器で，その内側面には**脾動脈**や**脾静脈**の出入口である**脾門**がみられる．脾動脈は腹大動脈から分かれる腹腔動脈の枝で，脾臓はこの動脈によって毎分約300 mLの血液を受けている．脾臓の実質は**赤脾髄**と**白脾髄**とに区別される．

1．赤脾髄

　脾臓の大部分を占め，古くなった赤血球を濾過するフィルターの役割をもつ．赤脾髄は赤血球を満たした静脈洞（**脾洞**）とその周りの細網線維組織（**脾索**）からなり，老廃赤血球はここで処理される．すなわち，脾動脈によって送られてきた血液の多くは赤脾髄に向かい，脾索を通過したのち脾洞に流れ込む．この際，硬化・変形した老廃赤血球は脾索内の**マクロファージ**に貪食され，血液から取り除かれる．1時間に100億の赤血球が処理され，処理された赤血球に含まれる鉄は造血器で再利用される．

2. 白脾髄

　脾臓の実質内に島状に散在するリンパ組織で，中心にはリンパ球成熟の場である**胚中心**がみられる．脾臓に流入した血液の一部は白脾髄内の毛細血管網に注ぎ，成熟前のリンパ球はここで白脾髄に取り込まれる．取り込まれたリンパ球は白脾髄に常駐し，異物の体内侵入に備える．体内に異物が侵入し，抗原が血液中に入ると，その血液は脾臓にも送られてくる．血液中の抗原は白脾髄の貪食細胞（樹状細胞やマクロファージ）に捕捉され，その情報はリンパ球に伝えられる（このため，これらの貪食細胞を**抗原提示細胞**という）．抗原情報を得たリンパ球はその抗原に対する抗体を産生できる**Bリンパ球**（**形質細胞**）に分化し，抗体を放出する．

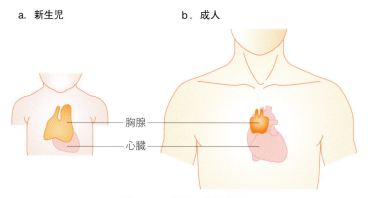

図12-5　胸腺の位置と形

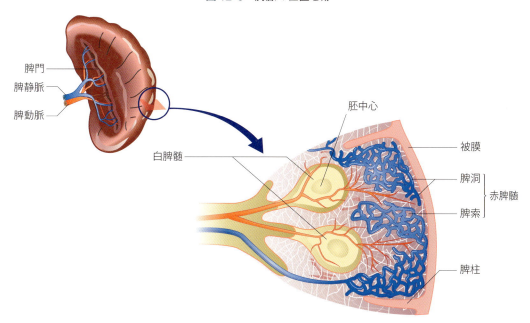

図12-6　脾臓の位置
脾臓の組織は赤脾髄と白脾髄に分けられる．白脾髄にはリンパ球があり，生体防御の一端を担っている．

2 免 疫

　最近，多くの会社や学校では，関係者や職員以外の人が簡単に入れないようにセキュリティ・システムが敷かれており，とくに危険な人物（指名手配犯など）については写真入りポスターを掲示して警戒するとともにガードマンが警備している．このようなセキュリティ・システムはヒトの身体にも備わっており，**生体防御機構**と呼ばれている．生体防御機構とは，外来異物や病原体（細菌・ウイルスなど）が体内に侵入するのを防いだり，入り込んでしまった異物や病原体を死滅させて身体を守るしくみをいい，これは不特定多数の外来異物に対するセキュリティ（**非特異的防御機構**）と，指名手配犯に当たる特定の異物に対するセキュリティ（**特異的防御機構**）とに区分される．また，生体には警備担当のガードマンとして働く組織があり，**免疫組織**と呼ばれている．

A 非特異的防御機構（自然免疫）

　体内に侵入するすべての外来異物や病原体を無差別に排除するセキュリティ・システムを**非特異的防御機構**という．この機構は異物や病原体と接触する前から生体に備わっているため，**自然免疫**（**先天免疫**）とも呼ばれる．非特異的防御機構は，生体表面のバリア構造（皮膚および粘膜）による防御と，ガードマンに相当する**貪食細胞**や**細胞傷害性物質**による防御とから構成されている．

1. 生体表面のバリア（図12-7）

　外来異物や病原体の体内侵入を防ぐため，生体には皮膚や粘膜などの物理的バリア構造に加え，異物の排除に働く粘液や線毛が備わっており，さらにその表面には異物を弱らせる酸や抗菌性物質を含む分泌液が広がっている．

1）皮膚・粘膜

　皮膚や粘膜は異物の侵入を阻止する物理的バリアとして働く．たとえば，皮膚を構成する**角化重層扁平上皮**には，紫外線を防ぐ**メラニン**や化学物質の浸透を防ぐ**ケラチン**が含まれている．また，外界と通じる気道粘膜などには**粘液腺**や**線毛**があり，侵入異物を粘液にからめ捕って排除する．さらに，体表面には皮膚環境に適応した**常在細菌**が，大腸には多数の非病原性細菌が生息しており（**腸内細菌叢**），他の外来細菌の増殖を抑制している．

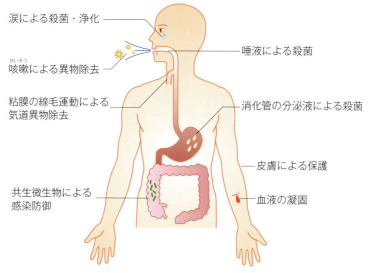

図 12-7　生体表面のバリア

2) 抗菌分泌液

　汗や胃液は酸性を示し，細菌の生息・増殖を抑える．また，涙液・唾液・鼻汁には抗菌性タンパク質であるリゾチームやラクトフェリンが含まれる．リゾチームは小腸粘膜からも分泌される物質で，微生物分解（溶菌）作用をもつ．また，ラクトフェリンは母乳にも含まれ，細菌増殖に必要な鉄分を奪うことで抗菌作用を示す．

2. 貪食細胞と細胞傷害性物質（図 12-8）

　皮膚や粘膜などのバリアを破って病原体が侵入すると，バリアとは別の防御機構が作動する．すなわち，病原体によって組織が傷害されると，細胞からヒスタミン（血管拡張物質）やブラジキニン（発痛物質）が放出され，局所に急性の炎症反応（発赤・浮腫・疼痛）を生じる．炎症部位には，血液循環によっていろいろな免疫細胞が集合し，同時に多くの化学物質が動員される．

1) 好中球

　白血球で最も多く，顆粒が中性色素に染まる殺菌物質を含むことから名づけられた．炎症部位から放出される**サイトカイン**という物質に誘われて集まり，病原体を貪食・処理する．大部分は骨髄にあり，末梢血に出てからの寿命は数時間である．

2) マクロファージ

　血液中では単球と呼ばれる大型細胞で，好中球より遅れて炎症部位に到達する．組織中では病原体を貪食・処理するほか，貪食で得た病原体の情報（**抗原情報**）を免疫細胞（T 細胞・B 細胞）に伝える**抗原提示細胞**として働く．

3) ナチュラルキラー細胞

　ナチュラルキラー細胞（**NK 細胞**）は，がん細胞やウイルス感染した場合に働くリンパ球の 1 種である．ウイルス感染細胞では表面に特殊な物質が現れるため，これ

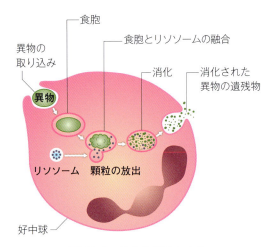

図12-8 貪食作用のしくみ
異物を細胞内に取り組んで食胞を形成，食胞は細胞内のリソソームと融合してリゾチームなどの酵素を放出し，細胞内消化を行う．

を認識して感染細胞そのものを破壊する．多くのリンパ球は特定の感染細胞に働くが，NK細胞はウイルスやがんの種類に関係なく，非特異的に異常細胞を認識してこれを破壊する．

4) サイトカイン

細胞間の情報伝達物質で，炎症部位の細胞から放出されたサイトカインは好中球に作用してこれを呼び寄せる．ウイルス感染細胞から分泌される**インターフェロン**もその1つで，ほかの細胞に結合すると，その細胞でのウイルス増殖を抑えるように働く．このほか，抗原を認識したT細胞がB細胞の抗体産生を促す際にも**インターロイキン（リンフォカイン）**と呼ばれるサイトカインが情報伝達物質として働く．

B 特異的防御機構（獲得免疫）

体内に侵入した外来異物や病原体の抗原情報は初回侵入時に記憶され，次回の侵入を察知するといち早く選択的抵抗反応（**免疫反応**）を起こす．このしくみを**特異的防御機構**といい，初回の侵入（感染）が前提となるので**獲得免疫（後天免疫）**とも呼ばれる．特異的防御機構はリンパ球の自己・非自己認識機能が主体となる免疫反応であり，非特異的防御機構（自然免疫）に比べて反応に時間がかかるが，目標病原体だけを選択的に攻撃する効率的なシステムである．通常，**T細胞（Tリンパ球）**が異物や病原体を直接攻撃・排除する**細胞性免疫**と，**B細胞（Bリンパ球）**由来の形質細胞が抗体を産生し，この抗体によって特定の抗原を排除する**液性免疫**とに大別される．

1. 免疫担当細胞とその役割

免疫反応に働く細胞をすべてまとめて**免疫担当細胞**という．主体となるのはリンパ球およびマクロファージで，侵入異物の抗原を認識してT細胞に知らせる**抗原提示細胞**，免疫反応の中でさまざまな機能を分担する**T細胞（Tリンパ球）**，抗体産生に働く**B細胞（Bリンパ球）**，傷害組織を除去する**清掃細胞（スカベンジャー細胞）**などに分けられる．

1）抗原提示細胞

侵入異物や病原体の抗原情報をT細胞に知らせる細胞をいい，**マクロファージ**や**樹状細胞**がこれに相当する．貪食された病原体の抗原が細胞表面の**主要組織適合抗原（MHC）**と結合して提示される．ここにT細胞の受容体が連結することで抗原情報が伝えられる．

2）T細胞（Tリンパ球）

骨髄で生成されたのち，胸腺に移行して成熟・分化したリンパ球をT細胞という．末梢血リンパ球の約70％を占め，特定の感染細胞やがん細胞を破壊する**キラーT細胞（細胞傷害性T細胞）**，マクロファージやキラーT細胞の活性化と抗体産生刺激に働く**ヘルパーT細胞**，抗体産生を抑える**サプレッサーT細胞**に分けられる．

3）B細胞（Bリンパ球）

骨髄から血液循環によって胸腺以外の末梢リンパ組織に移って成熟したリンパ球で，末梢血リンパ球の30％を占める．ヘルパーT細胞によって刺激されたB細胞は分化して**形質細胞（抗体産生細胞）**となる．1つの形質細胞は特定の抗原に対する抗体しか産生しないが，ひとたび抗体産生されるとその情報は**メモリーB細胞**に記憶され，次に同じ抗原が侵入すると速やかに抗体が産生される．

4）清掃細胞（スカベンジャー細胞）

炎症や免疫反応によって傷害された組織や異物を貪食・処理する細胞（マクロファージ，好中球）をさす．

2. 液性免疫とそのしくみ（図12-9）

B細胞から分化した**形質細胞**が産生する**抗体（免疫グロブリン）**により，対応する抗原をもつ病原体を排除するしくみを**液性免疫**という．抗体は特定の抗原とのみ結合し（**抗原抗体反応**），その抗原をもつ病原体を選択的に処理する．すなわち，侵入した病原体に特異的に結合してこれを無毒化・破壊するほか，マクロファージや好中球の貪食作用を刺激する．

1）抗体（免疫グロブリン）（表12-1）

抗体はそれぞれの抗原ごとに産生されるため，抗原の数だけつくられるが，その本態は血漿タンパク質に属するγグロブリンで，免疫グロブリン（Ig）G，IgM，IgA，IgE，IgDの5種類がある．

① IgG：血清中の免疫グロブリンの75％を占める代表的な抗体である．胎盤を通過できる唯一の抗体で，新生児は母体から受けとったIgGによって感染から守られている．ただ，IgGの半減期は28日であるため，新生児のIgG生成能の低い生後3カ月頃は最もIgG量が少なくなる．

② IgM：初回の抗原侵入時に最初に産生される抗体である．IgGが5個結合した形を示すため，マクログロブリンとも呼ばれ，その大きさから胎盤は通過できない．

③ IgA：粘膜からの分泌液に含まれ，ウイルスが粘膜から侵入するのを防ぐ．また，母乳に多く含まれ，新生児の消化管に入って病原体感染から守る．

④ IgE：好塩基球や肥満細胞の表面にあり，抗原が結合するとヒスタミンを放出する．過剰に生成されると即時型アレルギーを引き起こす．

⑤ IgD：大部分がB細胞表面に結合しており，B細胞の分化に関係するとされる．

2）形質細胞（抗体産生細胞）

侵入した抗原がマクロファージに貪食され，抗原提示されたヘルパーT細胞を介して**B細胞**に抗原情報が届けられる．この情報を受けたB細胞は増殖して集団をつくる．B細胞のほとんどは形質細胞に分化し，抗体を産生する．産生された抗体は侵入抗原に特異的に結合し（**抗原抗体反応**），これを攻撃するが，一部は**メモリーB細胞**となって抗原情報を記憶し，長く体内に留まる．

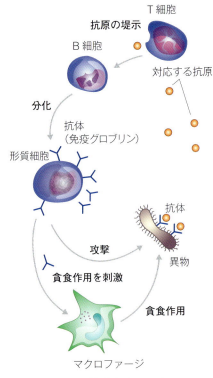

図12-9　液性免疫のしくみ

3) ヘルパーT細胞

抗原を貪食した抗原提示細胞から情報を受けたヘルパーT細胞は，**インターロイキン**と呼ばれるサイトカインを放出し，B細胞を抗体産生細胞に分化させて液性免疫を実行させる．なお，インターロイキンはT細胞にも作用して細胞性免疫を発現させる．

3. 細胞性免疫とそのしくみ（図12-10）

一部の細菌（結核菌，サルモネラ菌など）やウイルスは細胞内で増殖するため，体液中で働く抗体の作用は抗原に届かない．このような場合には，感染細胞自体を破壊する免疫機構が作動する．このように，侵入した抗原に対して免疫細胞が直接攻撃する生体防御機構を**細胞性免疫**といい，Tリンパ球のうちの**細胞傷害性T細胞（キラーT細胞）**がこれに働く．しかしながら，細胞性免疫の作動にも**抗原提示細胞**および**ヘルパーT細胞**が関与しており，キラーT細胞はヘルパーT細胞から放出される**インターロイキン**によって活動を開始する．

表12-1　各免疫グロブリンの構造と特徴

種類	基本構造	おもな役割・特徴
IgG	単体	胎盤を通過し，胎児に受動免疫を与える．液性免疫における感染防御の主役となる
IgM	五量体（J鎖）	細菌を凝集させ，溶菌させる効率が高い．B細胞の表面にも存在する
IgA	単体または二量体（J鎖）	粘膜からの分泌液中に多くあり，ウイルスが粘膜から侵入するのを防ぐ
IgE	単体	アレルギーを引き起こす．寄生虫の感染で増加する
IgD	単体	B細胞の表面に存在する

1）キラーT細胞

抗原をもつ病原体の破壊に働くリンパ球で，ヘルパーT細胞から分泌される**インターロイキン**によって増殖し，細菌などを攻撃する．ウイルス感染のように，抗原が細胞内に侵入している場合は，キラーT細胞は感染細胞の表面に結合して細胞膜を破り，細胞そのものを攻撃・破壊する．

4. 能動免疫と受動免疫

感染など，抗原侵入に対して生じる免疫を**能動免疫**といい，人為的に抗原を投与するワクチンもこれに含まれる．これに対し，抗体（抗血清など）の投与によって生じる一時的な免疫を**受動免疫**という．新生児が母乳から得る抗体も受動免疫に分類される．

5. 自己免疫疾患

外来異物を排除するためのシステムである免疫系が，自分の組織や細胞に対して過剰に反応してしまう病態を**自己免疫疾患**という．免疫系の基本である「**自己と非自己の認識**」が機能しないために起こる．自己免疫疾患には，特定の臓器に限局して排除機構が起こるタイプ（重症筋無力症，バセドウ病など）と，全身性に症状が発現するタイプ（SLEなど，いわゆる膠原病）とがある．

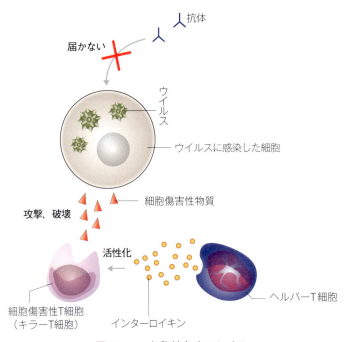

図12-10　細胞性免疫のしくみ

3 アレルギー

　免疫反応は，本来，外来異物（抗原）の侵入から身体を守るための生理機能であるが，この反応が病的に起こり，身体機能に障害をもたらすことがある．この反応を**アレルギー**といい，一度侵入（**感作**）して免疫系に記憶された抗原（**アレルゲン**）が，二度目に侵入した際に過剰に攻撃されることで生じる．この攻撃は抗原だけでなく生体にも害を及ぼすため，種々の症状を引き起こす．このように，アレルギーは免疫反応の異常発現によって生じる病態であり，その原因（抗原）には，病原体や薬剤などに加えて移植臓器も含まれる（**拒絶反応**）．通常，アレルギーは免疫学的な発症メカニズムの違いによりⅠ型〜Ⅴ型に分類されている．

A　アレルギーの分類（図12-11）

1. Ⅰ型アレルギー

　抗原に特異的に働くIgE抗体がつくられて起こるアレルギーで，二度目の抗原侵入後すぐに起こるため，**即時型アレルギー**とも呼ばれる．**花粉症**，**気管支喘息**，**アトピー性皮膚炎**，**ラテックスアレルギー**などに加え，虫刺（スズメバチなど）で起こす**アナフィラキシー・ショック**（全身の血管拡張による急激な血圧低下）もこれに含まれる．

　IgEは一度目の抗原侵入（感作）時に生成され，肥満細胞や好塩基球の表面に付着している．二度目に侵入した抗原はこれらの細胞表面のIgEと結合し，細胞内から**ヒスタミン**，**ロイコトリエン**，**プロスタグランジン**などの化学伝達物質を放出させる．これらの物質は平滑筋収縮，血管透過性亢進，末梢血管拡張などに作用するため，かゆみ，気道収縮，血圧低下などの症状を引き起こす．

2. Ⅱ型アレルギー

　自分の細胞にIgGやIgM抗体が結合することで起こるアレルギーで，細胞が免疫系から種々の攻撃を受けるため，**細胞傷害型アレルギー**とも呼ばれる．**血液型不適合輸血**，**橋本病**（慢性甲状腺炎）などが含まれる．

　何らかの原因（炎症・薬剤など）により，自己細胞の表面に抗原が現れて異物と誤認され，これにIgGやIgMが結合すると，以下のようなメカニズムが働いて細胞が

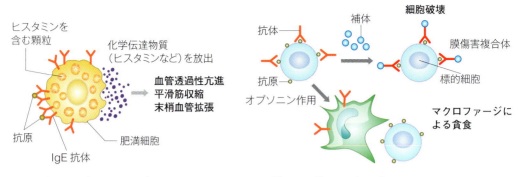

a. Ⅰ型アレルギーのメカニズム　　b. Ⅱ型アレルギーのメカニズム

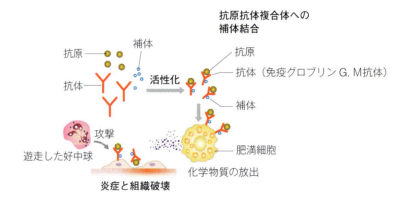

c. Ⅲ型アレルギーのメカニズム

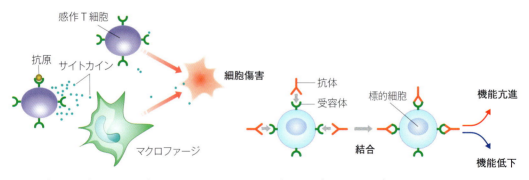

d. Ⅳ型アレルギーのメカニズム　　e. Ⅴ型アレルギーのメカニズム

図12-11　各種アレルギーのメカニズム

傷害される．
- ①細胞に結合した抗体に**補体**と呼ばれる血中物質が働いて**膜傷害複合体**が形成され，これによって細胞膜が破壊される．
- ②細胞に結合した抗体がマクロファージや好中球を刺激し（**オプソニン作用**），細胞が貪食・処理される．
- ③細胞に結合した抗体を目標に**キラーT細胞**が作用し，細胞を攻撃する．

3. Ⅲ型アレルギー

抗原と抗体の結合物（免疫複合体）が組織に沈着し，組織を傷害するアレルギーで，**免疫複合体型アレルギー**とも呼ばれる．**関節リウマチ**や**糸球体腎炎**などがこれに含まれる．

免疫複合体は補体を活性化し，**膜傷害複合体**の形成，肥満細胞からの化学物質放出，好中球遊走などを起こす．肥満細胞から放出された化学物質の作用で血管透過性が亢進し，免疫複合体は組織内に沈着する．その組織は遊走してきた好中球により異物として破壊・処理されるため，結果として組織が傷害される．

4. Ⅳ型アレルギー

T細胞やマクロファージによる細胞性免疫の過剰反応で起こるアレルギーである．抗原侵入から数日後に起こるため，**遅延型アレルギー**とも呼ばれる．臓器移植による**拒絶反応**，ピアスによる**接触皮膚炎**などがこれに含まれる．また，**ツベルクリン反応**はこのアレルギーを利用した検査法である．

侵入した抗原の情報はT細胞に記憶され，二度目に抗原が侵入すると，これに反応してインターロイキンと呼ばれる物質を放出，T細胞やマクロファージを刺激して局所に細胞性免疫反応（炎症）を引き起こす．炎症が長引くとマクロファージは形を変化させて集合し，肉芽腫（**過敏性肺臓炎**などでみられる）を形成する．

5. Ⅴ型アレルギー

何らかの理由で自己細胞表面の受容体に対する抗体が生成され，これに結合することで，細胞機能の過剰亢進や抑制を引き起こすアレルギーである．基本的な機序はⅡ型アレルギーと同様であるため，**Ⅱ型の亜型**ともいわれる．**バセドウ病**では抗体が甲状腺濾胞細胞を刺激してホルモン分泌亢進を起こし，**重症筋無力症**では神経筋接合部の受容体に結合して刺激伝達（筋収縮）をブロックする．

アレルギー性鼻炎と鼻粘膜

　鼻腔は気道の入口部であり，吸気はここを通過する間に温度37℃，湿度100％に加温・加湿される．このため，鼻粘膜には海綿状をなす血管網が含まれ，血流に応じて鼻粘膜の厚みを変えることで吸気の量や性状を調節する．

　鼻粘膜の粘膜下組織には，感作によってIgE抗体と結合した肥満細胞や好塩基球が存在する．花粉などの抗原がこれと結合するとⅠ型アレルギーが発現し，ヒスタミン，ロイコトリエン，プロスタグランジンなどの物質が放出される．

　これらの物質は，かゆみ，血管拡張，血管透過性亢進，平滑筋収縮などを起こすため，鼻づまりなどの鼻炎症状が発現する．なお，アレルギー性鼻炎の特徴とされる鼻汁中の好酸球も，これらの物質が直接あるいは間接的に働くことで集まってくると考えられている．

索 引

日本語索引

あ

アウェルバッハ神経叢	アウェルバッハしんけいそう	91
アクチンフィラメント		124
足	あし（そく）	12
アストログリア		29
アルブミン		190
アレルギー		237
暗順応	あんじゅんのう	214
アンチトロンビン		190
アンドロゲン		179

い

胃	い	92, 100
異化	いか	158
胃角	いかく	92
移行域	いこういき	144
移行上皮	いこうじょうひ	23
胃体	いたい	92
1回換気量	1かいかんきりょう	82
Ⅰ型アレルギー	Ⅰがたアレルギー	237
一次肺小葉	いちじはいしょうよう	80
1秒率	1びょうりつ	83
1秒量	1びょうりょう	83
遺伝子	いでんし	17
胃抑制ペプチド	いよくせいペプチド	182
陰核	いんかく	150
陰茎	いんけい	144
陰茎海綿体	いんけいかいめんたい	144
インスリン		108, 177
インターフェロン		232
インターロイキン		232, 235
咽頭	いんとう	75, 92
咽頭相	いんとうそう	96
咽頭鼻部	いんとうびぶ	74
咽頭扁桃	いんとうへんとう	226
陰嚢	いんのう	142, 144
陰裂	いんれつ	149

う

ウィリス動脈輪	ウィリスどうみゃくりん	38
ウォルフリング腺	ウォルフリングせん	210
右心室	うしんしつ	53
右心房	うしんぼう	53
ウロビリン		106
運動器系	うんどうきけい	10
運動路	うんどうろ	40

え

栄養膜細胞層	えいようまくさいぼうそう	154
液性調節機構	えきせいちょうせつきこう	70
液性免疫	えきせいめんえき	193, 233
エストロゲン		147, 180
エネルギー代謝	エネルギーたいしゃ	158
エリスロポエチン		182, 194
遠位	えんい	13
遠位尿細管	えんいにょうさいかん	131, 138
遠近調節	えんきんちょうせつ	212
嚥下	えんげ	96
遠心性線維	えんしんせいせんい	42
遠心路	えんしんろ	37, 40
延髄	えんずい	35
延髄化学受容器	えんずいかがくじゅようき	86

お

横隔神経	おうかくしんけい	57
横行結腸	おうこうけっちょう	92
黄体	おうたい	151
黄体期	おうたいき	151
黄体形成ホルモン	おうたいけいせいホルモン	146, 170
黄体ホルモン	おうたいホルモン	147, 180
黄斑	おうはん	209
横紋筋	おうもんきん	25, 121
オータコイド		166
オキシトシン		150
オッディ括約筋	オッディかつやくきん	103
オプソニン作用	オプソニンさよう	239
オリゴデンドログリア		29
温痛覚	おんつうかく	40
温度覚	おんどかく	202, 205

か

外陰部	がいいんぶ	149
外果	がいか	116
外眼筋	がいがんきん	210
開口期	かいこうき	156
外呼吸	がいこきゅう	72, 81
外骨格	がいこっかく	111
外耳	がいじ	215
外子宮口	がいしきゅうこう	149
外耳道	がいじどう	215
外生殖器	がいせいしょくき	147

索引

回旋枝	かいせんし	52
外側	がいそく	13
外側溝	がいそくこう	33
外側直筋	がいそくちょくきん	210
回腸	かいちょう	92
外転神経支配	がいてんしんけいしはい	210
解糖系	かいとうけい	159
外尿道括約筋	がいにょうどうかつやくきん	132
灰白質	かいはくしつ	32
外麦粒腫	がいばくりゅうしゅ	210
解剖学的正位	かいぼうがくてきせいい	12
海綿質	かいめんしつ	110
海綿体	かいめんたい	144
カイロミクロン		98
カウパー腺	カウパーせん	145
化学受容器反射	かがくじゅようきはんしゃ	86
下気道	かきどう	77
蝸牛	かぎゅう	217
核	かく	16
角化重層扁平上皮	かくかじゅうそうへんぺいじょうひ	204
核酸	かくさん	163
核小体	かくしょうたい	17
拡張期雑音	かくちょうきざつおん	59
獲得免疫	かくとくめんえき	232
角膜	かくまく	208
核膜	かくまく	16
核膜孔	かくまくこう	16
下行脚	かこうきゃく	137
下行結腸	かこうけっちょう	92
下行性伝導路	かこうせいでんどうろ	40
下行大動脈	かこうだいどうみゃく	60
下肢	かし	12, 112
下肢帯	かしたい	116
下斜筋	かしゃきん	210
下垂体	かすいたい	35, 169
下垂体前葉ホルモン	かすいたいぜんようホルモン	170
ガス交換	ガスこうかん	72, 81, 83
ガストリン		181
ガス分圧	ガスぶんあつ	84
肩	かた（けん）	12
下腿	かたい	12
肩関節	かたかんせつ	116
下腸間膜静脈	かちょうかんまくじょうみゃく	64
下直筋	かちょくきん	210
滑車神経支配	かっしゃしんけいしはい	210
活性型ビタミン	かっせいがたビタミン	119, 183
活動電位	かつどうでんい	31
滑面小胞体	かつめんしょうほうたい	19
果糖	かとう	98
可動結合	かどうけつごう	120
下鼻甲介	かびこうかい	74
ガラクトース		98
顆粒球	かりゅうきゅう	195
カルシトニン		119, 172
感覚	かんかく	202
感覚受容器	かんかくじゅようき	203
感覚路	かんかくろ	40
肝管	かんかん	103
眼球	がんきゅう	208
眼球運動	がんきゅううんどう	210
眼球壁	がんきゅうへき	208
換気率	かんきりつ	83
眼瞼	がんけん	210
眼瞼下垂	がんけんかすい	210
寛骨	かんこつ	113, 117
間質細胞	かんしつさいぼう	178
肝実質	かんじっしつ	102
冠状血管	かんじょうけっかん	52
冠状静脈	かんじょうじょうみゃく	52
冠状静脈口	かんじょうじょうみゃくこう	53
冠状静脈洞	かんじょうじょうみゃくどう	53
冠状動脈	かんじょうどうみゃく	52
冠状面	かんじょうめん	13
肝小葉	かんしょうよう	103
関節	かんせつ	120
関節円板	かんせつえんばん	120
関節腔	かんせつくう	121
関節包	かんせつほう	121
関節内靱帯	かんせつないじんたい	121
関節軟骨	かんせつなんこつ	121
関節半月	かんせつはんげつ	120
感染防御システム	かんせんぼうぎょシステム	88
肝臓	かんぞう	102
杆体細胞	かんたいさいぼう	209
肝動脈	かんどうみゃく	102
間脳	かんのう	32, 33, 35
眼房	がんぼう	211
眼房水	がんぼうすい	211
顔面頭蓋	がんめんとうがい	112, 114
肝門	かんもん	102
肝門脈	かんもんみゃく	63
肝門脈循環	かんもんみゃくじゅんかん	64
肝類洞	かんるいどう	102
関連痛	かんれんつう	57

き

キーゼルバッハ部位	キーゼルバッハぶい	74

気管	きかん	77
器官	きかん	3, 22
器官系	きかんけい	3
気管支	きかんし	77
基礎体温	きそたいおん	151
基礎体温周期	きそたいおんしゅうき	151
気道	きどう	74, 78
希突起膠細胞	きとっきこうさいぼう	29
機能局在	きのうきょくざい	34
機能的残気量	きのうてきざんきりょう	82
逆流性雑音	ぎゃくりゅうせいざつおん	59
嗅覚	きゅうかく	202
嗅覚器	きゅうかくき	219
嗅覚受容体	きゅうかくじゅようたい	219
球形嚢	きゅうけいのう	217
嗅細胞	きゅうさいぼう	219
吸収	きゅうしゅう	98
求心性線維	きゅうしんせいせんい	42
求心路	きゅうしんろ	37, 40
嗅腺	きゅうせん	219
吸息	きゅうそく	81
嗅粘膜	きゅうねんまく	219
橋	きょう	35
仰臥位	ぎょうがい	12
胸郭	きょうかく	112, 114
胸管	きょうかん	225
胸骨	きょうこつ	113
胸鎖関節	きょうさかんせつ	116
胸式呼吸	きょうしきこきゅう	81
胸神経	きょうしんけい	42
胸腺	きょうせん	228
胸大動脈	きょうだいどうみゃく	62
胸椎	きょうつい	114
胸部	きょうぶ	12
強膜	きょうまく	208
局所ホルモン	きょくしょホルモン	166
曲尿細管	きょくにょうさいかん	130
キラーT細胞	キラーTさいぼう	236
近位	きんい	13
近位尿細管	きんいにょうさいかん	131, 136
筋間神経叢	きんかんしんけいそう	91
筋原線維	きんげんせんい	124
筋収縮	きんしゅうしゅく	125
筋周膜	きんしゅうまく	123
筋性動脈	きんせいどうみゃく	62
筋線維	きんせんい	124
筋組織	きんそしき	25
筋内膜	きんないまく	123
筋フィラメント	きんフィラメント	124
筋膜	きんまく	123

く

空腸	くうちょう	92
クーパー靱帯	クーパーじんたい	150
クエン酸回路	クエンさんかいろ	159
クシャミ反射	クシャミはんしゃ	74
駆出性雑音	くしゅつせいざつおん	59
クモ膜	クモまく	37
グラーフ卵胞	グラーフらんほう	151
クラウゼ腺	クラウゼせん	210
グリア細胞	グリアさいぼう	25, 28
グリコーゲン		105
グルカゴン		108, 177
グルコース		98
グルココルチコイド		175
クレアチニン		136
クレブス回路	クレブスかいろ	159

け

頸管粘液周期	けいかんねんえきしゅうき	151
経口投与	けいこうとうよ	66
脛骨	けいこつ	113
形質細胞	けいしつさいぼう	234
頸神経	けいしんけい	42
頸椎	けいつい	114
頸部	けいぶ	12
血圧	けつあつ	68
血液	けつえき	25, 190
血液ガス組成	けつえきガスそせい	85
血液型	けつえきがた	198
血液凝固	けつえきぎょうこ	195
血液精巣関門	けつえきせいそうかんもん	146
血液脳関門	けつえきのうかんもん	39
血管	けっかん	60
血管極	けっかんきょく	130
血管周囲腔	けっかんしゅういくう	38
血球	けっきゅう	190
月経周期	げっけいしゅうき	149, 151, 152
結合組織	けつごうそしき	23, 190
血漿	けっしょう	190
血漿タンパク	けっしょうタンパク	105
血小板	けっしょうばん	193
結腸ヒモ	けっちょうヒモ	91
血糖	けっとう	98
解毒	げどく	105
腱	けん	123
肩甲挙筋	けんこうきょきん	122
肩甲骨	けんこうこつ	113
肩甲上腕関節	けんこうじょうわんかんせつ	116
腱索	けんさく	53

索引

減数分裂	げんすうぶんれつ	15
瞼板	けんばん	210
瞼板腺	けんばんせん	210

こ

好塩基球	こうえんききゅう	192
口蓋	こうがい	92
口蓋扁桃	こうがいへんとう	226
睾丸	こうがん	142
交感神経	こうかんしんけい	43, 44
抗菌分泌液	こうきんぶんぴつえき	231
口腔	こうくう	91
口腔相	こうくうそう	96
抗原抗体反応	こうげんこうたいはんのう	233, 234
抗原提示細胞	こうげんていじさいぼう	233
口腔前庭	こうくうぜんてい	91
虹彩	こうさい	209
後産期	こうざんき	156
好酸球	こうさんきゅう	192
恒常性	こうじょうせい	5, 187
甲状腺	こうじょうせん	171
甲状腺刺激ホルモン	こうじょうせんしげきホルモン	170
甲状腺刺激ホルモン放出ホルモン	こうじょうせんしげきホルモンほうしゅつホルモン	168
甲状腺ホルモン	こうじょうせんホルモン	171, 172
抗体	こうたい	233
抗体産生細胞	こうたいさんせいさいぼう	234
後大脳動脈	こうだいのうどうみゃく	38
好中球	こうちゅうきゅう	192, 231
後天免疫	こうてんめんえき	232
喉頭	こうとう	76
後頭葉	こうとうよう	33
広背筋	こうはいきん	122
興奮伝導系	こうふんでんどうけい	55
硬膜	こうまく	37
硬膜静脈洞	こうまくじょうみゃくどう	63
肛門管	こうもんかん	94
V型アレルギー	Vがたアレルギー	239
股関節	こかんせつ	116
呼吸運動	こきゅううんどう	81
呼吸器系	こきゅうきけい	6, 73
呼吸反射	こきゅうはんしゃ	85
呼吸部	こきゅうぶ	74
呼息	こそく	81
個体	こたい	3
骨	こつ	110
骨格筋	こっかくきん	122
骨芽細胞	こつがさいぼう	118
骨幹	こっかん	110
骨吸収	こつきゅうしゅう	111, 118
骨形成	こつけいせい	111, 118
骨結合	こつけつごう	120
骨質	こつしつ	112
骨小柱	こつしょうちゅう	110
骨髄	こつずい	111
骨組織	こつそしき	25, 112
骨端	こったん	110
骨単位	こつたんい	112
骨端線	こったんせん	112
骨端軟骨	こったんなんこつ	112
骨盤	こつばん	112
骨盤隔膜	こつばんかくまく	94
骨盤部	こつばんぶ	12
骨梁	こつりょう	110
ゴナドトロピン		152
鼓膜	こまく	216
固有口腔	こゆうこうくう	92
コラーゲン線維	コラーゲンせんい	204
ゴルジ装置	ゴルジそうち	20
コレシストキニン		108
コレシストキニン・パンクレオザイミン		181
コレステロール		161
コロニー刺激因子	コロニーしげきいんし	194

さ

細菌	さいきん	2
細動脈	さいどうみゃく	62
サイトカイン		232
細胞	さいぼう	3, 16
細胞外液	さいぼうがいえき	186
細胞核	さいぼうかく	16
細胞呼吸	さいぼうこきゅう	73
細胞骨格	さいぼうこっかく	16, 19, 21
細胞質	さいぼうしつ	16, 19
細胞傷害型アレルギー	さいぼうしょうがいがたアレルギー	237
細胞小器官	さいぼうしょうきかん	3, 16, 19
細胞性免疫	さいぼうせいめんえき	192, 235
細胞内液	さいぼうないえき	186
細胞内線維	さいぼうないせんい	21
細胞分裂	さいぼうぶんれつ	14
細胞膜	さいぼうまく	16
細胞膜タンパク質	さいぼうまくタンパクしつ	16
細網組織	さいもうそしき	24
杯細胞	さかずきさいぼう	23
鎖骨	さこつ	113
坐骨	ざこつ	117
左心室	さしんしつ	53
左心房	さしんぼう	53

語	読み	ページ
坐薬	ざやく	67
三角筋	さんかくきん	122
Ⅲ型アレルギー	Ⅲがたアレルギー	239
残気量	ざんきりょう	83
産褥	さんじょく	156
産褥期	さんじょくき	156
三尖弁	さんせんべん	53
酸素分圧	さんそぶんあつ	84
三大栄養素	さんだいえいようそ	90, 99, 158

し

語	読み	ページ
耳介	じかい	215
視覚	しかく	202
耳管	じかん	216
耳管扁桃	じかんへんとう	226
子宮	しきゅう	149
子宮外膜	しきゅうがいまく	149
子宮筋層	しきゅうきんそう	149
子宮腔	しきゅうくう	149
子宮頚	しきゅうけい	149
子宮頚管	しきゅうけいかん	149
子宮広間膜	しきゅうこうかんまく	147
子宮腺	しきゅうせん	149
糸球体	しきゅうたい	130
子宮体	しきゅうたい	149
糸球体毛細血管圧	しきゅうたいもうさいけっかんあつ	135
糸球体濾過	しきゅうたいろか	135
糸球体濾過量	しきゅうたいろかりょう	136
子宮内膜	しきゅうないまく	149
子宮内膜周期	しきゅうないまくしゅうき	151
死腔	しくう	83
軸骨格	じくこっかく	114
軸索	じくさく	30
刺激伝導系	しげきでんどうけい	55, 56
自己調節機能	じこちょうせつきのう	138
視細胞	しさいぼう	209
支持組織	しじそしき	23
脂質	ししつ	4, 98, 160
脂質分解酵素	ししつぶんかいこうそ	108
視床	ししょう	35
視床下部	ししょうかぶ	35, 168
視床下部ホルモン	ししょうかぶホルモン	168
耳小骨	じしょうこつ	216
矢状面	しじょうめん	13
視神経乳頭	ししんけいにゅうとう	209
自然免疫	しぜんめんえき	230
膝蓋骨	しつがいこつ	116
シナプス		31
シナプス小胞	シナプスしょうほう	31
脂肪組織	しぼうそしき	24
視野	しや	212
尺骨	しゃくこつ	113
射精管	しゃせいかん	144
自由下肢	じゆうかし	116
集合管	しゅうごうかん	131, 138
収縮期雑音	しゅうしゅくきざつおん	59
自由上肢	じゆうじょうし	116
重層扁平上皮	じゅうそうへんぺいじょうひ	23
十二指腸	じゅうにしちょう	92
十二指腸乳頭	じゅうにしちょうにゅうとう	108
終脳	しゅうのう	33
樹状細胞	じゅじょうさいぼう	226
樹状突起	じゅじょうとっき	30
主膵管	しゅすいかん	103
受精	じゅせい	154
出産	しゅっさん	156
受動免疫	じゅどうめんえき	236
主要組織適合抗原	しゅようそしきてきごうこうげん	199
主涙腺	しゅるいせん	210
循環器系	じゅんかんきけい	8, 48
瞬目	しゅんもく	210
小陰唇	しょういんしん	150
上咽頭	じょういんとう	75
消化	しょうか	98
消化管	しょうかかん	90
消化管壁	しょうかかんへき	90
消化管ホルモン	しょうかかんホルモン	181
消化器系	しょうかきけい	6
上気道	じょうきどう	74
上行脚	じょうこうきゃく	137
上行結腸	じょうこうけっちょう	92
小膠細胞	しょうこうさいぼう	29
上行性伝導路	じょうこうせいでんどうろ	40
上行大動脈	じょうこうだいどうみゃく	60
常在細菌	じょうざいさいきん	230
上肢	じょうし	12, 112
上肢帯	じょうしたい	116
硝子軟骨	しょうしなんこつ	24
上斜筋	じょうしゃきん	210
脂溶性ビタミン	しようせいビタミン	99
小腸	しょうちょう	92, 100
上腸間膜静脈	じょうちょうかんまくじょうみゃく	64
上直筋	じょうちょくきん	210
小脳	しょうのう	33, 35
小脳半球	しょうのうはんきゅう	35
上鼻甲介	じょうびこうかい	74
上皮組織	じょうひそしき	23

索引

小胞体	しょうほうたい	19
静脈還流	じょうみゃくかんりゅう	63
静脈注射	じょうみゃくちゅうしゃ	66
睫毛	しょうもう	210
睫毛腺	しょうもうせん	210
小葉間結合組織	しょうようかんけつごうそしき	80
小弯	しょうわん	92
上腕	じょうわん	12
上腕骨	じょうわんこつ	113
初回通過効果	しょかいつうかこうか	105
触圧覚	しょくあつかく	40, 206
触圧点	しょくあつてん	205
食道	しょくどう	91
食道相	しょくどうそう	96
植物機能	しょくぶつきのう	5
女性生殖器	じょせいせいしょくき	147
女性ホルモン	じょせいホルモン	179
触覚	しょっかく	202
自律神経系	じりつしんけいけい	43
視力	しりょく	212
腎盂	じんう	128, 130
心音	しんおん	57
心基部	しんきぶ	51
心筋	しんきん	122
神経核	しんけいかく	35
神経下垂体	しんけいかすいたい	169
神経膠細胞	しんけいこうさいぼう	25, 28
神経細胞	しんけいさいぼう	25, 28, 30
神経終末	しんけいしゅうまつ	31
神経性調節機構	しんけいせいちょうせつきこう	69
神経組織	しんけいそしき	25
心血管系	しんけっかんけい	48
深在性静脈	しんざいせいじょうみゃく	63
心雑音	しんざつおん	59
腎小体	じんしょうたい	130
腎静脈	じんじょうみゃく	130
腎髄質	じんずいしつ	130, 131
腎錐体	じんすいたい	130
心尖	しんせん	51
心尖拍動	しんせんはくどう	51
心臓	しんぞう	51
腎臓	じんぞう	128, 134
心臓神経叢	しんぞうしんけいそう	56
腎臓ホルモン	じんぞうホルモン	182
腎単位	じんたんい	131
新陳代謝	しんちんたいしゃ	158
陣痛	じんつう	156
心底	しんてい	51
浸透圧勾配	しんとうあつこうばい	137
腎動脈	じんどうみゃく	130
腎乳頭	じんにゅうとう	130
腎杯	じんぱい	130
心拍出量	しんぱくしゅつりょう	57
腎盤	じんばん	128, 130
真皮	しんぴ	204
新皮質	しんひしつ	32, 33
腎皮質	じんひしつ	130
深部感覚	しんぶかんかく	203
心房性ナトリウム利尿ペプチド	しんぼうせいナトリウムりにょうペプチド	59, 139
腎門	じんもん	130

す

随意筋	ずいいきん	122
水晶体	すいしょうたい	212
膵臓	すいぞう	107
膵体	すいたい	107
錐体細胞	すいたいさいぼう	209
錐体路	すいたいろ	40
膵頭	すいとう	107
膵島	すいとう	108, 176
膵島ホルモン	すいとうホルモン	177
膵尾	すいび	107
水平面	すいへいめん	13
髄膜	ずいまく	37
水溶性ビタミン	すいようせいビタミン	99
膵リパーゼ	すいリパーゼ	98
スカベンジャー細胞	スカベンジャーさいぼう	233
スパイログラム		82

せ

精液	せいえき	145
精管	せいかん	144
精細管	せいさいかん	142
精細胞	せいさいぼう	142, 146
精索	せいさく	144
精子	せいし	14, 146
精子形成	せいしけいせい	146
性周期	せいしゅうき	151
成熟卵胞	せいじゅくらんほう	151
星状膠細胞	せいじょうこうさいぼう	29
生殖器系	せいしょくきけい	7
生殖細胞	せいしょくさいぼう	14
性腺刺激ホルモン	せいせんしげきホルモン	152
性腺刺激ホルモン放出ホルモン	せいせんしげきホルモンほうしゅつホルモン	168
精巣	せいそう	142, 146, 178
清掃細胞	せいそうさいぼう	233
精巣上体	せいそうじょうたい	144, 146
精巣上体管	せいそうじょうたいかん	144
精祖細胞	せいそさいぼう	146
生体防御	せいたいぼうぎょ	195

索引

正中	せいちゅう	13
成長ホルモン	せいちょうホルモン	170
成長ホルモン放出ホルモン	せいちょうホルモンほうしゅつホルモン	168
成長ホルモン放出抑制ホルモン	せいちょうホルモンほうしゅつよくせいホルモン	169
精囊	せいのう	144
性ホルモン	せいホルモン	175
声門	せいもん	76
精路	せいろ	144
脊髄	せきずい	32, 35
脊髄灰白質	せきずいかいはくしつ	35
脊髄神経	せきずいしんけい	42
脊髄反射	せきずいはんしゃ	37
赤体	せきたい	151
脊柱	せきちゅう	112, 114
脊椎	せきつい	114
赤脾髄	せきひずい	229
セクレチン		108, 181
舌下錠	ぜっかじょう	67
赤筋	せっきん	126
赤血球	せっけっきゅう	191
設定温度	せっていおんど	197
セットポイント		197
舌扁桃	ぜつへんとう	226
セルトリ細胞	セルトリさいぼう	146
線維結合	せんいけつごう	120
線維性結合組織	せんいせいけつごうそしき	24
線維軟骨	せんいなんこつ	24
線維膜	せんいまく	208
仙骨	せんこつ	113, 115
仙骨神経	せんこつしんけい	42
浅在性静脈	せんざいせいじょうみゃく	63
腺上皮	せんじょうひ	23
染色体	せんしょくたい	17
全身ホルモン	ぜんしんホルモン	166
腺性下垂体	せんせいかすいたい	169
前大脳動脈	ぜんだいのうどうみゃく	38
穿通枝	せんつうし	39
前庭	ぜんてい	217
先天免疫	せんてんめんえき	230
蠕動	ぜんどう	96
蠕動運動	ぜんどううんどう	129, 132
前頭葉	ぜんとうよう	33
全肺気量	ぜんはいきりょう	83
線溶	せんよう	196
前立腺	ぜんりつせん	144
前腕	ぜんわん	12

そ

造血	ぞうけつ	111
造血因子	ぞうけついんし	194
造血幹細胞	ぞうけつかんさいぼう	193
桑実胚	そうじつはい	154
造精	ぞうせい	146
臓性神経	ぞうせいしんけい	22, 42
臓性部	ぞうせいぶ	22
総腸骨動脈	そうちょうこつどうみゃく	60
僧帽筋	そうぼうきん	122
僧帽弁	そうぼうべん	53
即時型アレルギー	そくじがたアレルギー	237
側頭葉	そくとうよう	33
鼠径管	そけいかん	144
組織	そしき	3, 22
咀嚼	そしゃく	96
疎性結合組織	そせいけつごうそしき	24
ソマトスタチン		108, 177, 182
粗面小胞体	そめんしょうほうたい	19

た

大陰唇	だいいんしん	150
体液	たいえき	186
体液環境	たいえきかんきょう	187
体液性調節	たいえきせいちょうせつ	108
体温調節	たいおんちょうせつ	197
体温調節中枢	たいおんちょうせつちゅうすう	197
体幹	たいかん	12, 112, 114
大胸筋	だいきょうきん	122
体腔	たいくう	22
大後頭孔	だいこうとうこう	112
体細胞	たいさいぼう	14
体細胞分裂	たいさいぼうぶんれつ	14
体肢	たいし	12, 112, 116
胎児	たいじ	14
胎児循環	たいじじゅんかん	66
代謝	たいしゃ	158
体循環	たいじゅんかん	50
大食細胞	たいしょくさいぼう	193
体性感覚	たいせいかんかく	203
体性神経	たいせいしんけい	22, 42
体性部	たいせいぶ	22
大蠕動	だいぜんどう	101
大腿	だいたい	12
大腿骨	だいたいこつ	113, 116
大腸	だいちょう	92, 100
大動脈	だいどうみゃく	60
大動脈弓	だいどうみゃくきゅう	60

索 引

大動脈洞	だいどうみゃくどう	52
大動脈弁	だいどうみゃくべん	53
大脳	だいのう	33
大脳基底核	だいのうきていかく	33
大脳髄質	だいのうずいしつ	33
大脳皮質	だいのうひしつ	33
大脳辺縁系	だいのうへんえんけい	32
胎盤	たいばん	154
大弯	だいわん	92
多細胞生物	たさいぼうせいぶつ	2
多糖類	たとうるい	4
多分化能	たぶんかのう	14
多列線毛上皮	たれつせんもうじょうひ	23
単球	たんきゅう	193
胆細管	たんさいかん	103
単細胞生物	たんさいぼうせいぶつ	2
胆汁	たんじゅう	106
炭水化物	たんすいかぶつ	4, 98, 159
男性生殖器	だんせいせいしょくき	142
弾性線維	だんせいせんい	204
弾性組織	だんせいそしき	24
弾性軟骨	だんせいなんこつ	24
男性ホルモン	だんせいホルモン	179
単層円柱上皮	たんそうえんちゅうじょうひ	23
単層立方上皮	たんそうりっぽうじょうひ	23
単糖類	たんとうるい	4
胆嚢	たんのう	103
胆嚢管	たんのうかん	102, 103
タンパク質	タンパクしつ	5, 98, 161
タンパク質合成	タンパクしつごうせい	21
タンパク分解酵素	タンパクぶんかいこうそ	108

ち

遅延型アレルギー	ちえんがたアレルギー	239
恥骨	ちこつ	116
智歯	ちし	92
腟	ちつ	149
腟前庭	ちつぜんてい	149
腟粘膜周期	ちつねんまくしゅうき	151
緻密質	ちみつしつ	110
着床	ちゃくしょう	154
中咽頭	ちゅういんとう	75
中間径フィラメント	ちゅうかんけいフィラメント	21
肘関節	ちゅうかんせつ	117
中耳	ちゅうじ	216
中心域	ちゅうしんいき	144
中心窩	ちゅうしんか	209
中心溝	ちゅうしんこう	33
中心枝	ちゅうしんし	39
中心小体	ちゅうしんしょうたい	20
中心静脈	ちゅうしんじょうみゃく	103
中心視力	ちゅうしんしりょく	209
中心リンパ管	ちゅうしんリンパかん	225
中枢化学受容器	ちゅうすうかがくじゅようき	85
中枢神経系	ちゅうすうしんけいけい	10, 32
中性脂肪	ちゅうせいしぼう	160
中大脳動脈	ちゅうだいのうどうみゃく	38
中動脈	ちゅうどうみゃく	62
中脳	ちゅうのう	35
中鼻甲介	ちゅうびこうかい	74
虫部	ちゅうぶ	35
聴覚	ちょうかく	202
腸骨	ちょうこつ	116
腸絨毛	ちょうじゅうもう	92
腸内細菌叢	ちょうないさいきんそう	100, 230
跳躍伝導	ちょうやくでんどう	30
直腸	ちょくちょう	92
チン小帯	チンしょうたい	209, 212

つ

ツァイス腺	ツァイスせん	210
椎間関節	ついかんかんせつ	114
椎間板	ついかんばん	114
椎孔	ついこう	114
椎骨	ついこつ	114
椎骨動脈	ついこつどうみゃく	38
痛覚	つうかく	206
痛点	つうてん	205
ツベルクリン反応	ツベルクリンはんのう	239

て

手	て（しゅ）	12
抵抗血管	ていこうけっかん	62
デーデルライン桿菌	デーデルラインかんきん	149
デオキシリボ核酸	デオキシリボかくさん	17, 163
電解質	でんかいしつ	98
電解質コルチコイド	でんかいしつコルチコイド	174
電気的興奮	でんきてきこうふん	31
電気伝導	でんきでんどう	30
伝導路	でんどうろ	40
殿部	でんぶ	12

と

同化	どうか	158
頭蓋	とうがい（ずがい）	112
頭蓋冠	とうがいかん	112
頭蓋腔	とうがいくう	112
頭蓋底	とうがいてい	112
動眼神経支配	どうがんしんけいしはい	210
頭頚部	とうけいぶ	12

瞳孔	どうこう	209		乳房提靱帯	にゅうぼうていじんたい	150
橈骨	とうこつ	113		乳輪	にゅうりん	150
糖質	とうしつ	4, 98, 159		乳輪腺	にゅうりんせん	150
糖質コルチコイド	とうしつコルチコイド	175		ニューロン		30
糖質分解酵素	とうしつぶんかいこうそ	108		尿管	にょうかん	128, 132
頭側	とうそく	12		尿細管	にょうさいかん	130, 131, 136
頭頂葉	とうちょうよう	33				
洞調律	どうちょうりつ	55		尿細管周囲毛細血管	にょうさいかんしゅういもうさいけっかん	132
頭部	とうぶ	12				
動物機能	どうぶつきのう	5, 8		尿生成機能	にょうせいせいきのう	134
洞房結節	どうぼうけっせつ	52, 55		尿素回路	にょうそかいろ	162
特異的防御機構	とくいてきぼうぎょきこう	232		尿道	にょうどう	132, 144
				尿道海綿体	にょうどうかいめんたい	144
特殊感覚	とくしゅかんかく	203		尿道球腺	にょうどうきゅうせん	145
トランスフェリン		190		尿道前立腺部	にょうどうぜんりつせんぶ	144
トリグリセリド		160				
トロンボポエチン		194		尿路	にょうろ	128, 132
貪食細胞	どんしょくさいぼう	231		妊娠	にんしん	154
				妊娠黄体	にんしんおうたい	151
な						
内果	ないか	116		**ね**		
内頸動脈	ないけいどうみゃく	38		ネガティブ・フィードバック		167
内呼吸	ないこきゅう	72				
内骨格	ないこっかく	111		ネフロン		131
内細胞塊	ないさいぼうこん	154		粘膜下神経叢	ねんまくかしんけいそう	90
内耳	ないじ	217		粘膜付属リンパ組織	ねんまくふぞくリンパそしき	226
内生殖器	ないせいしょくき	147				
内臓	ないぞう	22				
内臓感覚	ないぞうかんかく	203		**の**		
内側	ないそく	13		脳	のう	33
内側直筋	ないそくちょくきん	210		脳幹	のうかん	32, 33, 35
内分泌	ないぶんぴつ	164		脳溝	のうこう	33
内分泌機能	ないぶんぴつきのう	134		脳神経	のうしんけい	42
内分泌系	ないぶんぴつけい	8		脳性ナトリウム利尿ペプチド	のうせいナトリウムりにょうペプチド	59
内分泌腺	ないぶんぴつせん	164				
内包	ないほう	34		脳底動脈	のうていどうみゃく	38
ナチュラルキラー細胞	ナチュラルキラーさいぼう	231		脳頭蓋	のうとうがい	112, 114
				能動免疫	のうどうめんえき	236
軟骨結合	なんこつけつごう	120				
軟骨組織	なんこつそしき	24		**は**		
軟膜	なんまく	38		肺	はい	79
				背臥位	はいがい	12
に				肺活量	はいかつりょう	83
Ⅱ型アレルギー	Ⅱがたアレルギー	237		肺間質	はいかんしつ	80
二酸化炭素分圧	にさんかたんそぶんあつ	84		肺機能	はいきのう	82
二次肺小葉	にじはいしょうよう	80		肺気量	はいきりょう	82
二重らせん構造	にじゅうらせんこうぞう	17		配偶子	はいぐうし	14
二糖類	にとうるい	4		肺細葉	はいさいよう	80
乳腺	にゅうせん	150		胚子	はいし	14
乳頭	にゅうとう	150		肺実質	はいじっしつ	80
乳頭孔	にゅうとうこう	131		肺循環	はいじゅんかん	48
乳び管	にゅうびかん	225		肺小葉	はいしょうよう	80
乳房	にゅうぼう	150		背側	はいそく	12

索引

胚中心	はいちゅうしん	229
肺動脈弁	はいどうみゃくべん	53
排尿筋	はいにょうきん	132
背部	はいぶ	12
排便	はいべん	101
排便反射	はいべんはんしゃ	101
肺胞	はいほう	79
肺胞換気量	はいほうかんきりょう	83
肺胞上皮	はいほうじょうひ	79, 80
肺毛細血管	はいもうさいけっかん	79
排卵	はいらん	147, 151
ハヴァース管	ハヴァースかん	112
白質	はくしつ	32, 35
白体	はくたい	151
白脾髄	はくひずい	229
白膜	はくまく	144
破骨細胞	はこつさいぼう	118
破水	はすい	156
白筋	はっきん	126
白血球	はっけっきゅう	192
パラソルモン		119, 172
板間層	ばんかんそう	110
半規管	はんきかん	217
パンクレオザイミン		108
半月弁	はんげつべん	53
反射弓	はんしゃきゅう	37
反射的調節	はんしゃてきちょうせつ	108

ひ

皮下組織	ひかそしき	205
鼻腔	びくう	74, 219
腓骨	ひこつ	113
尾骨	びこつ	115
尾骨神経	びこつしんけい	42
膝	ひざ（しつ）	12
微細線維	びさいせんい	21
脾索	ひさく	228
肘	ひじ（ちゅう）	12
皮質核路	ひしつかくろ	40
皮質骨	ひしつこつ	110
皮質枝	ひしつし	39
皮質脊髄路	ひしつせきずいろ	40
微小管	びしょうかん	21
皮静脈	ひじょうみゃく	63
脾静脈	ひじょうみゃく	64, 228
ヒス束	ヒスそく	55
ヒスタミン		237
脾臓	ひぞう	228
尾側	びそく	12
ビタミン		98
左外縁枝	ひだりがいえんし	52
左冠状動脈	ひだりかんじょうどうみゃく	52
必須アミノ酸	ひっすアミノさん	162
脾動脈	ひどうみゃく	228
非特異的防御機構	ひとくいてきぼうぎょきこう	230
ヒト白血球型抗原	ヒトはっけっきゅうがたこうげん	199
泌尿器系	ひにょうきけい	7
皮膚	ひふ	204
皮膚感覚	ひふかんかく	203
非ヘム鉄	ひヘムてつ	99
脾門	ひもん	228
表皮	ひょうひ	204

ふ

ファーター乳頭	ファーターにゅうとう	108
ファーター・パチニ小体	ファーター・パチニしょうたい	206
フィードバック機構	フィードバックきこう	166
フィブリノーゲン		190
フィブリン		190
フォルクマン管	フォルクマンかん	112
腹臥位	ふくがい	12
副睾丸	ふくこうがん	144
副交感神経	ふくこうかんしんけい	43, 44
副甲状腺	ふくこうじょうせん	171
副甲状腺ホルモン	ふくこうじょうせんホルモン	172
腹式呼吸	ふくしきこきゅう	81
副腎	ふくじん	173
副腎髄質	ふくじんずいしつ	174
副腎髄質ホルモン	ふくじんずいしつホルモン	175
副腎皮質	ふくじんひしつ	173
副腎皮質刺激ホルモン	ふくじんひしつしげきホルモン	170
副腎皮質刺激ホルモン放出ホルモン	ふくじんひしつしげきホルモンほうしゅつホルモン	168
副腎皮質ホルモン	ふくじんひしつホルモン	174
腹側	ふくそく	12
腹大動脈	ふくだいどうみゃく	62
腹部	ふくぶ	12
腹膜	ふくまく	90
副涙腺	ふくるいせん	210
不随意筋	ふずいいきん	122
付着リボソーム	ふちゃくリボソーム	19
物質輸送	ぶっしつゆそう	195
ブドウ糖	ブドウとう	98
ブドウ膜	ブドウまく	209
浮遊肋	ふゆうろく	114
プルキンエ線維	プルキンエせんい	55
フルクトース		98

プロゲステロン		147, 150, 180
プロスタグランジン		237
プロラクチン		150, 170
プロラクチン抑制ホルモン	プロラクチンよくせいホルモン	169
分子	ぶんし	3
分娩	ぶんべん	154, 156

へ

平滑筋	へいかつきん	25, 121
平衡覚	へいこうかく	202
ヘム鉄	ヘムてつ	99
ヘモグロビン循環	ヘモグロビンじゅんかん	106
ヘルパーT細胞	ヘルパーTさいぼう	235
辺縁域	へんえんいき	144
娩出期	べんしゅつき	156
扁桃	へんとう	75, 226
片葉小節葉	へんようしょうせつよう	35
ヘンレのループ		131, 137

ほ

膀胱	ぼうこう	129, 132
抱合型ビリルビン	ほうごうがたビリルビン	106
膀胱括約筋	ぼうこうかつやくきん	132
膀胱内圧	ぼうこうないあつ	129
膀胱平滑筋	ぼうこうへいかつきん	132
房室弁	ぼうしつべん	53
胞状卵胞	ほうじょうらんほう	151
房水	ぼうすい	211
胞胚	ほうはい	154
ボウマン腺	ボウマンせん	219
ボウマン嚢	ボウマンのう	130
傍濾胞細胞	ぼうろほうさいぼう	171
ポジティブ・フィードバック		167
ホメオスタシス		5, 10, 187
ホルモン		164

ま

マイクロフィラメント		21
マイスネル小体	マイスネルしょうたい	206
マイスネル神経叢	マイスネルしんけいそう	90
マイボーム腺	マイボームせん	210
マクロファージ		193, 228, 231
末梢化学受容器	まっしょうかがくじゅようき	85, 86
末梢神経系	まっしょうしんけいけい	10, 42
マリオット盲点	マリオットもうてん	209

み

ミエリン		32
ミオシンフィラメント		124
味覚	みかく	202
味覚器	みかくき	221
味覚受容細胞	みかくじゅようさいぼう	221
味覚野	みかくや	221
右外縁枝	みぎがいえんし	52
右リンパ本幹	みぎリンパほんかん	225
ミクログリア		29
味細胞	みさいぼう	221
水	みず	4, 98
密性結合組織	みっせいけつごうそしき	24
ミトコンドリア		20
ミネラルコルチコイド		174
脈絡膜	みゃくらくまく	209
味蕾	みらい	221

む

無髄神経線維	むずいしんけいせんい	30

め

明順応	めいじゅんのう	214
免疫	めんえき	195
免疫グロブリン	めんえきグロブリン	233, 235
免疫担当細胞	めんえきたんとうさいぼう	233
免疫反応	めんえきはんのう	232
免疫複合体型アレルギー	めんえきふくごうたいけいアレルギー	239

も

毛細リンパ管	もうさいリンパかん	225
盲腸	もうちょう	92
盲点	もうてん	209
毛頭体小帯	もうとうたいしょうたい	209
毛包脂腺	もうほうしせん	210
網膜	もうまく	209
毛様体	もうようたい	209, 212
ものもらい		210
モル腺	モルせん	210
モンゴメリー腺	モンゴメリーせん	150
門脈	もんみゃく	102

ゆ

幽門	ゆうもん	92
遊離リボソーム	ゆうりリボソーム	19
輸出細動脈	ゆしゅつさいどうみゃく	132
輸出リンパ管	ゆしゅつリンパかん	226
輸入細動脈	ゆにゅうさいどうみゃく	130
輸入リンパ管	ゆにゅうリンパかん	226

よ

腰神経	ようしんけい	42
腰椎	ようつい	114

腰部	ようぶ	12	輪状ヒダ	りんじょうヒダ	92	
予備吸気量	よびきゅうきりょう	82	リンパ		224	
予備呼気量	よびこきりょう	82	リンパ管	リンパかん	225	
Ⅳ型アレルギー	Ⅳがたアレルギー	239	リンパ球	リンパきゅう	192, 226	
			リンパ系	リンパけい	48	
ら			リンパ性咽頭輪	リンパせいいんとうりん	75, 227	
ライディッヒ細胞	ライディッヒさいぼう	146, 178	リンパ節	リンパせつ	224, 226	
卵割	らんかつ	154	リンパ本幹	リンパほんかん	225	
卵管	らんかん	149	リンフォカイン		232	
卵管峡部	らんかんきょうぶ	149				
卵管采	らんかんさい	149	**る**			
卵管子宮部	らんかんしきゅうぶ	149	涙液	るいえき	210	
卵管膨大部	らんかんぼうだいぶ	149	涙腺	るいせん	210	
卵管漏斗	らんかんろうと	149	類洞	るいどう	103	
卵形嚢	らんけいのう	217				
ランゲルハンス島	ランゲルハンスとう	108, 176	**れ**			
卵子	らんし	14	レニン		130, 182	
卵巣	らんそう	147, 179	レニン・アンジオテンシン・アルドステロン系	レニン・アンジオテンシン・アルドステロンけい	139, 188	
卵巣周期	らんそうしゅうき	151				
ランビエの絞輪	ランビエのこうりん	30				
卵胞	らんほう	147	連合野	れんごうや	32	
卵胞期	らんほうき	151				
卵胞刺激ホルモン	らんほうしげきホルモン	146	**ろ**			
卵胞ホルモン	らんほうホルモン	147, 180	ロイコトリエン		237	
			濾過圧	ろかあつ	135	
り			濾過液	ろかえき	135	
リソソーム		21	肋軟骨	ろくなんこつ	114	
リトル部位	リトルぶい	74	肋骨	ろっこつ	114	
リボ核酸	リボかくさん	163	ロドプシン		214	
リボソーム		17, 19				
リモデリング		112, 118	**わ**			
両眼視野	りょうがんしや	212	ワルダイエル咽頭輪	ワルダイエルいんとうりん	75	
菱形筋	りょうけいきん	122				
リン脂質	リンししつ	16				

外国語索引

A
ABO 式血液型　198
ADP（adenosine diphospate）　125
ANP（atrial natriuretic peptide）　59
ATP（adenosine triphosphate）　21, 125

B
BBB（blood-brain barrier）　39
BNP（brain natriuretic peptide）　59
B 細胞　233
B リンパ球　229, 233

D・G
DNA（deoxyribonucleic acid）　17
γ グロブリン　190

I
IgA（immunoglobulin A）　234
IgD（immunoglobulin D）　234
IgE（immunoglobulin E）　234
IgG（immunoglobulin G）　234
IgM（immunoglobulin M）　234

L・N・P
LH サージ　168
NK 細胞　231
Plt（platelet）　193

R
RBC（red blood cell, erythrocyte）　191
Rh 式血液型　199
RNA（ribonucleic acid）　19

S
S 状結腸　92

T
TCA 回路（tricarboxylic acid cycle）　20, 126, 159
T 細胞　233
T リンパ球　233

W
WBC（white blood cell, leucocyte）　192

みてわかる薬学
図解 機能形態学　　　　　　　　　　　©2015

定価（本体 3,800 円＋税）

2015年2月1日　1版1刷

著　者　松村　讓兒
発行者　株式会社　南山堂
　　　　代表者　鈴木　肇

〒113-0034　東京都文京区湯島4丁目1-11
TEL 編集(03)5689-7850・営業(03)5689-7855
振替口座　00110-5-6338

ISBN 978-4-525-10351-4　　　　　　　Printed Japan

本書を無断で複写複製することは，著作者および出版社の権利の侵害となります．
JCOPY ＜(社)出版者著作権管理機構　委託出版物＞
本書の無断複写は著作権法上での例外を除き禁じられています．複写される場合は，そのつど事前に，(社)出版者著作権管理機構(電話 03-3513-6969，FAX 03-3513-6979，e-mail: info@jcopy.or.jp)の許諾を得てください．

スキャン，デジタルデータ化などの複製行為を無断で行うことは，著作権法上の限られた例外（私的使用のための複製など）を除き禁じられています．業務目的での複製行為は使用範囲が内部的であっても違法となり，また私的使用のためであっても代行業者等の第三者に依頼して複製行為を行うことは違法となります．